全国高等中医药院校教材配套用书

中医诊断学
核心考点与习题

主编 任 健 陈 宇

中国健康传媒集团·北京
中国医药科技出版社

内容提要

本书以全国高等中医药院校教材和教学大纲为基础，由长年从事一线中医教学工作且具有丰富教学及命题经验的教师编写而成。书中将本学科考试中的重点、难点进行归纳总结，并附大量精选习题，每题均附有正确答案、易错答案提示及答案分析，将本学科知识点及易错之处加以解析，对学生重点掌握理论知识及应试技巧具有较强的指导作用。书末附有3套模拟试卷及解析，方便读者自测。本书适合中医学专业或相关专业学生在校学习、备考使用，也可作为执业医师资格考试的复习用书。

图书在版编目（CIP）数据

中医诊断学核心考点与习题/任健，陈宇主编．—北京：中国医药科技出版社，2023.4（2025.6重印）．
全国高等中医药院校教材配套用书

ISBN 978-7-5214-2983-1

Ⅰ.①中…　Ⅱ.①任…②陈…　Ⅲ.①中医诊断学-中医学院-教学参考资料　Ⅳ.①R241

中国版本图书馆CIP数据核字（2022）第023728号

美术编辑　陈君杞
版式设计　友全图文

出版　**中国健康传媒集团**｜中国医药科技出版社
地址　北京市海淀区文慧园北路甲22号
邮编　100082
电话　发行：010-62227427　邮购：010-62236938
网址　www.cmstp.com
规格　889×1194mm $\frac{1}{16}$
印张　14 $\frac{1}{2}$
字数　355千字
版次　2023年4月第1版
印次　2025年6月第2次印刷
印刷　三河市万龙印装有限公司
经销　全国各地新华书店
书号　ISBN 978-7-5214-2983-1
定价　**53.00**元

获取新书信息、投稿、为图书纠错，请扫码联系我们。

编委会

主　编

任　健　陈　宇

编　委（按姓氏笔画排序）

刘方旻　周　唯　徐琬梨

编写说明

　　《中医诊断学核心考点与习题》以全国高等中医药院校教材和教学大纲《中医诊断学》为基础,将教材中的重点、难点内容进行精简提炼,帮助学生系统掌握课程的重点内容。其中,重点、难点及习题的覆盖范围与教学大纲及教材内容一致。全书编写顺序与教材章节顺序基本一致,方便学生同步学习。

　　本书的主要特点在于总结教材中需重点掌握的知识点和难点,并附大量习题,使学生在短时间内既能对已学知识进行复习回顾,又能熟悉题目、掌握考点,同时还可以对自己学习中的薄弱环节进行强化记忆和练习。书中覆盖了教材的全部重要知识点,题型多样,题量丰富,对需要掌握、熟悉的内容予以强化。重点、难点部分力求全面而精炼,并有所侧重;答案分析部分力求简单明了地概括知识点的学习方法和相关解题技巧,帮助学生在复习、练习的过程中及时发现自身知识的不足之处,并厘清学习和解题的思路,提示学生针对易错点进行分析、辨别,尽可能减少在考试中的失分,从而提高对知识的应用能力,增强应试能力。书后附有 3 套模拟试卷及详细的答案解析,均依据新版教材要求,将重点、难点结合经典题型编写而成,可用于备考前查缺补漏。

　　本书适合中医学专业或相关专业学生在校学习、备考使用,也可作为执业医师资格考试的复习用书。

编者

2022 年 3 月

目 录

绪　论

◎ 重点 ◎

1. 中医诊断学的主要内容（诊法、诊病、辨证、病历）

2. 中医诊断的基本原理（司外揣内、见微知著、以常衡变、因发知受）

3. 中医诊断的基本原则（整体审察、四诊合参、病证结合、动静统一）

4. 中医诊断学发展简史

◎ 难点 ◎

1. 症、病、证的关系

症、病、证是中医诊断学最基本的概念。症，即症状，广义症状的简称，包括症状和体征。症状是指患者主观感到的痛苦或不适，如头痛、耳鸣、胸闷、腹胀等；体征是指客观能检测出来的异常征象，如面色白、喉中哮鸣、大便腥臭、舌苔黄、脉浮数等。而症状和体征又可统称症状，或简称"症"。病是对该疾病全过程的特点与规律所做的概括与抽象。证是对疾病过程中所处一定（当前）阶段的病位、病性等病理本质所做的概括。

症是诊病和辨证的主要依据。证和病都是对疾病本质的认识，二者既有联系又有区别，证主要揭示病变当前阶段的主要矛盾，病主要体现疾病全过程的根本矛盾。特别要注意"阶段"与"全过程"的区别。病的本质一般规定了症的表现和证的动态变化规律，在病的全过程中可有不同的证，而同一证又可见于不同的病之中，所以病与证之间存在着同病异证、异病同证的相互关系。临床上既要辨证，又要辨病，才能使诊断更全面、更正确，治疗更有针对性。

2. 中医诊断学发展史上重要的医家及专著

（1）《黄帝内经》——注意四点：一是提及望神、察色、闻声、问病、切脉等诊法；二是诊病结合内、外；三是奠定了辨证学基础；四是提出病证结合。

（2）《难经》——将望、闻、问、切比喻为神圣工巧；提出了独取寸口诊脉法。

（3）淳于意——创立"诊籍"。

（4）《伤寒杂病论》——建立辨证论治的体系。

（5）《脉经》——晋代王叔和著，是最早的脉学专著。

（6）《诸病源候论》——隋代巢元方等编撰，是第一部论述病源与病候的专著。

（7）《察病指南》——南宋施发著，是第一部诊法专著，并绘脉图 33 种。

（8）金元四大家——刘河间重视辨识病机；李东垣重视四诊合参；朱丹溪主张内外相参；张从正重视症状的鉴别诊断。

（9）《点点金》《金镜录》——是论舌的第一部专著，后经清代杜清碧增补为36图，为现在所见的敖氏《伤寒金镜录》。

（10）清代温病学家——叶天士创立卫气营血辨证；吴鞠通创立三焦辨证。

精选习题

（一）单选题

1. 下列属于"病"概念的是（　　　）

A. 高热 　　　　　　B. 胸闷 　　　　　　C. 内风

D. 内痔 　　　　　　E. 气滞

【正确答案】D 　　　　　　【易错答案】C

【答案分析】中医对疾病的命名，有的以主症为主要依据，如咳嗽、泄泻等；有的以病位为主要依据，如肠痈、肺痈等；有的以病因为主要依据，如伤寒、温病等；还有的以季节为主要依据，如冬温、春温等。病名是对该疾病全过程的特点与规律所做的概括，要注意与证名区别。

2. 下列不属于"证"概念的是（　　　）

A. 心阳虚 　　　　　　B. 肝血虚 　　　　　　C. 湿温

D. 卫分证 　　　　　　E. 肝火盛

【正确答案】C 　　　　　　【易错答案】A、B、E

【答案分析】"证"是中医学的一个特有概念，是对疾病过程中某一阶段的病因、病位、病性、病势的病理概括，既是该疾病这一阶段的本质反应，也是这一阶段的主要矛盾，将其概括成一个诊断名称，这就是"证名"，如痰热壅肺证、卫分证。考试中往往将具体的病名、证名同时出现，需注意区分。

3. 建立辨证论治理论的医学典籍是（　　　）

A.《黄帝内经》 　　　　　　B.《难经》 　　　　　　C.《伤寒杂病论》

D.《景岳全书》 　　　　　　E.《诸病源候论》

【正确答案】C 　　　　　　【易错答案】A

【答案分析】《黄帝内经》从理论上对辨证学的形成和发展奠定了基础。东汉医家张仲景著的《伤寒杂病论》，总结了汉以前有关诊疗的经验，将病、证、症及治疗结合，建立了辨证论治的理论，被公认为是辨证论治的创始人，他通过以六经为纲辨伤寒，以脏腑为纲辨杂病，将理、法、方、药有机地结合在一起。

4.《濒湖脉学》所载脉象有（　　　）

A. 16 种 　　　　　　B. 24 种 　　　　　　C. 27 种

D. 28 种 　　　　　　E. 32 种

【正确答案】C　　　　　　　　【易错答案】D

【答案分析】部分重要医著中的重要数字需要重视。李时珍所撰的脉学典籍《濒湖脉学》，详述了27种脉象的鉴别。直至明末，李中梓（字士材）的《诊家正眼》增订脉象为28种。其他脉学典籍中，西晋王叔和的《脉经》载脉24种，明代张景岳的《景岳全书》载脉16种。

5.《察病指南》是诊法专著，其作者是（　　　　）

A. 李中梓　　　　　　　　B. 李东垣　　　　　　　　C. 施发

D. 陈言　　　　　　　　　E. 杜清碧

【正确答案】C　　　　　　　　【易错答案】E

【答案分析】《察病指南》是我国现存的第一部诊法专著，其作者为南宋施发。在学习中医诊断学发展史时，要对发展过程中的各种"第一""最早"等字眼加以注意，这些地方往往是考查点。

（二）多选题

1. 下列属于中医诊断基本原则的是（　　　　）

A. 整体审察　　　　　　　B. 诊法合参　　　　　　　C. 以常衡变

D. 病证结合　　　　　　　E. 舍脉从症

【正确答案】ABD　　　　　　　【易错答案】C、E

【答案分析】在中医诊断学中，"原理"通常指基本道理，是事物产生发展变化所具有普遍意义的基本规律。"原则"是指导人们认知、思想、言论和行为的规定或准则，原则是用来约束人们的行为的。

中医学中对人体生理病理的认识，是以直观的方法从总体方面看待其关系，构成了天人相应、神形相合、表里相关的整体观点。中医学认为，事物之间存在着相互作用的关系和因果联系，人体是一个有机的整体，局部的病变可以产生全身性的病理反应，全身的病理变化又可反映于局部。这就是中医学为什么能够诊断病证的基本道理。

而疾病的病情变化极其错综复杂，医生要在千变万化、错综复杂的临床表现中对病、证做出正确判断，就必须遵循中医诊断的基本原则，做到整体审察、诊法合参、病证结合。这些就是用来指导和约束医生的诊断行为的。

2. 下列不属于"体征"的是（　　　　）

A. 腹部隐痛　　　　　　　B. 耳鸣渐起　　　　　　　C. 舌青紫

D. 喉中哮鸣　　　　　　　E. 胸胁满闷

【正确答案】ABE　　　　　　　【易错答案】C、D

【答案分析】"症"包括症状与体征，症状主要是患者主观感到的痛苦或不适；体征是客观能检测出来的异常征象。本题的关键就是理解症状和体征的区别，一个是主观的，一个是客观的。

第一章　望诊

第一节　全身望诊

◎ **重点** ◎

1. 望神的概念、主要内容

2. 得神、失神、少神、假神的表现和临床意义

3. 假神与重病好转的区别

4. 望色的概念，色与泽的临床意义

5. 常色与病色、主色与客色、善色与恶色的概念及特点

6. 五种病色的主要表现和临床意义

7. 形体强弱、胖瘦的表现和临床意义

8. 望动静姿态、异常动作的表现和临床意义

◎ **难点** ◎

1. 望诊的内容

望诊，是指医生通过视觉对人体的全身、局部及排出物等方面进行有目的的观察，以了解健康状况，测知病情的方法。望全身情况包括望神、色、形、态四个方面，望局部情况包括望头面、五官、颈项、躯体、四肢、二阴及皮肤等，望舌包括望舌质、舌苔两部分，望排出物包括望分泌物、呕吐物及排泄物等。另外，儿科尚有望食指脉络的专门诊法。

2. 神与望神

神是人体生命活动的总的体现，其概念有狭义和广义之分。广义之神，即"神气"，指脏腑功能活动的外在表现；狭义之神，即"神志"，指人的意识、思维、情志活动。神不能脱离形体而单独存在，如《素问·上古天真论》所说的"形与神俱""形神合一"，有形才能有神，形健则神旺，形衰则神惫；神是以精气为物质基础的。《灵枢·本神》曰："两精相搏，谓之神。"可见神来自先天之精气与后天之水谷，精盛纳多则神旺，精衰纳少则神疲；《灵枢·平人绝谷》中云："五脏安定，血脉和利，精神乃居。"故神是脏腑精气盛衰的外在征象，是五脏六腑功能的体现。因此，对神的观察，可以了解患者的精气盈亏、脏腑盛衰、疾病轻重与预后。

作为生命活动表现的神，是通过意识状态、语言、呼吸、形体动作、反应能力等方面表现出来的，而主要可以通过两目反映出来。由于目为五脏六腑精气之所注，内通于脑，为肝之窍、

心之使，因而有"神藏于心，外候在目"的说法。因此，望神尤应重在察目。

3. 假神与重病好转

假神的表现是本已神识不清，却突然精神转佳，语言不休，想见亲人；本已目光晦暗，却突然目似有光而浮露；本已面色晦暗枯槁，却突然颧赤如妆；本已久病卧床不起，却忽思下床活动；本来毫无食欲或久不能食，而突然食欲大增或主动索食。古人喻为"残灯复明""回光返照"。假神说明脏腑精气极度衰竭，正气将脱，阴阳即将离决，常为临终前的征兆。

一般假神见于垂危患者，患者局部症状的突然"好转"，与整体病情的恶化不相符合，且为时短暂，病情很快恶化。重病好转，其好转是逐渐的，如食量渐增、精神渐佳、面色渐润等。其中任何一项好转，都与整个病情相一致。

假神的特点是"好转"突然出现，迅速消失，与整体状况不统一；重病好转的特点是由重而轻，逐渐好转，好转与整个病情相一致。

4. 常色、病色、善色、恶色

常色，指人体健康时面部皮肤的色泽。其特征是光明润泽，含蓄不露，五色和血色相间而见。总之，不论何色，只要有神气、有胃气便是常色。

病色，是指人体在疾病状态时的面部色泽。其特征是五色鲜明暴露，色泽晦暗枯槁，或虽明润含蓄，但不应时应位，或某色独见，皆为病色。

凡光明润泽者为善色，说明虽病而脏腑精气未衰，胃气尚荣于面，多预后良好。凡晦暗枯槁者为恶色，说明脏腑衰败，胃气已竭，不能荣润，多预后不佳。

5. 四季平色

人之肤色，特别是面色，随一年四季时令不同而微有变化，如春季稍青，夏季稍赤，秋季稍白，冬季稍黑，长夏稍黄，称之为四季平色。四季平色的产生是人体适应自然界的变化而形成的，其变化不十分明显，也是暂时的。四季平色属常色范畴。

精选习题

扫码获取
同步习题

（一）单选题

1. 若患者面色淡白消瘦，精神不振，动作迟缓，气短懒言，声低气怯，此属（　　　）

A. 无神　　　　　　　　　B. 得神　　　　　　　　　C. 少神

D. 失神　　　　　　　　　E. 假神

【正确答案】C　　　　　　　　【易错答案】A

【答案分析】少神的表现为两目晦滞，目光乏神，面色少华，暗淡不荣，精神不振，思维迟钝，少气懒言，肌肉松软，动作迟缓。提示精气不足，见于虚证患者或疾病恢复期患者。

2. 若患者阳气暴脱，面色特征多为（　　　）

A. 满面通红　　　　　　　B. 淡白　　　　　　　　　C. 惨白

D. 苍白   E. 两颧潮红

【正确答案】D   【易错答案】B、C

【答案分析】阳气暴脱的面色特征为苍白，即青白。淡白面色多见于血虚和失血患者。

3. 虚阳上越可见（   ）

A. 面目俱黄   B. 两颧潮红   C. 满面通红

D. 泛红如妆   E. 面色青黄

【正确答案】D   【易错答案】B

【答案分析】实热证的面色特征为满面通红，虚热证的面色特征为两颧潮红，虚阳上越的面色特征为泛红如妆，黄疸的面色特征为面目俱黄，肝郁脾虚的面色特征为面色青黄。

4. 小儿惊风的面色特点是（   ）

A. 阵发性面青   B. 眉间、鼻柱、唇周发青   C. 青紫

D. 青黑   E. 青黄

【正确答案】B   【易错答案】A

【答案分析】小儿于眉间、鼻柱、口唇四周出现青灰色，是惊风先兆或发作。由于外感寒邪，寒性凝滞，气血不畅；或阳气亏虚，气血瘀滞，经脉不利，面色多见青白、青紫或青黑晦暗。肝郁脾虚可见面色青黄相间。

5. 患者有水饮，面色黑主要是（   ）

A. 黑而干焦   B. 黧黑   C. 眼眶周围发黑

D. 口周黑   E. 青黑

【正确答案】C   【易错答案】A、B

【答案分析】面色黧黑、肌肤甲错见于血瘀；面黑而干焦见于肾阴虚。

6. 面目肌肤俱黄，黄而晦暗如烟熏属于（   ）

A. 萎黄   B. 黄胖   C. 阴黄

D. 阳黄   E. 淡黄

【正确答案】C   【易错答案】A

【答案分析】萎黄见于脾胃虚弱，气血亏虚，肌肤失养。

7. 若患者阳气不足，面色特征多为（   ）

A. 苍白   B. 㿠白而虚浮   C. 淡白

D. 面色黄而虚浮   E. 目眶周围晦黑

【正确答案】B   【易错答案】D

【答案分析】患者阳气不足，水湿不化而见虚浮，阳虚无力推动气血上养面部而见面白。

8. 脏腑阳热亢盛的实热证，面色多为（   ）

A. 面色稍红   B. 满面通红   C. 两颧潮红，色泽鲜艳

D. 面色苍白，时而泛红如妆　　　E. 以上都不是

【正确答案】B　　　　　　　　　【易错答案】C

【答案分析】实热证的面色特征为满面通红，虚热证的面色特征为两颧潮红，虚阳上越的面色特征为面色苍白，时而泛红如妆。

9.下列不会出现面色苍白的是（　　　）

A. 戴阳证　　　　　　　　B. 阳气暴脱　　　　　　　　C. 气随血脱

D. 阴寒凝滞　　　　　　　E. 脾胃虚弱

【正确答案】E　　　　　　　　　【易错答案】A

【答案分析】戴阳证，虚阳上越，其面色特征为面色苍白、时而泛红如妆。

10.气虚的面色特征为（　　　）

A. 青白　　　　　　　　　B. 淡白　　　　　　　　　　C. 苍白

D. 黄白　　　　　　　　　E. 青黄

【正确答案】B　　　　　　　　　【易错答案】A

【答案分析】气虚不能推动血行上养头面，可见面色淡白，故选B。

11.湿热郁蒸、胆汁外溢，常表现为（　　　）

A. 苍黄　　　　　　　　　B. 萎黄　　　　　　　　　　C. 阳黄

D. 黄胖　　　　　　　　　E. 阴黄

【正确答案】C　　　　　　　　　【易错答案】D

【答案分析】湿热郁蒸、胆汁外溢为阳黄的病机表达，故选C。

12.患者面色淡白而消瘦，多为（　　　）

A. 脾胃虚弱　　　　　　　B. 阳气不足　　　　　　　　C. 气血亏虚

D. 阳气暴脱　　　　　　　E. 脾虚湿盛

【正确答案】C　　　　　　　　　【易错答案】A

【答案分析】面色淡白而消瘦见于气血亏虚；脾胃虚弱见面色萎黄。

13.颧部潮红者属于（　　　）

A. 真热假寒　　　　　　　B. 阳明实热　　　　　　　　C. 阴虚内热

D. 心火亢盛　　　　　　　E. 真寒假热

【正确答案】C　　　　　　　　　【易错答案】B

【答案分析】实热证的面色特征为满面通红，虚热证的面色特征为两颧潮红。

（二）多选题

1.有神的患者可表现为（　　　）

A. 肌肉不削　　　　　　　B. 目光精彩　　　　　　　　C. 神志清楚

D. 面红如妆　　　　　　　E. 语言清亮

【正确答案】ABCE　　　　　　【易错答案】D

【答案分析】面色苍白，时而见面红如妆，为戴阳证表现，属阴盛格阳于外。

2. 假神多见于（　　　）

A. 精气极度衰弱者　　　　　B. 久病重病者　　　　　C. 脾气虚弱者

D. 肝气郁结者　　　　　　　E. 痰迷心窍者

【正确答案】AB　　　　　　【易错答案】C、D、E

【答案分析】久病重病患者，精气极度衰弱，出现假神，表现出突然的5种改变，即突然目似有光，但却浮光外露；突然面似有华，但为两颧泛红如妆；突然意识似清，但精神烦躁不安；忽思起床活动，但并不能自己转动；突然索食，且食量大增。

3. 以下不属于恶色的是（　　　）

A. 青如草兹　　　　　　　　B. 白如枯骨　　　　　　C. 黑如乌羽

D. 赤如衃血　　　　　　　　E. 黄如蟹腹

【正确答案】CE　　　　　　【易错答案】A、B、D

【答案分析】黑如乌羽、黄如蟹腹为仍有光泽的表现，属于善色。

4. 五色主病中，青色所主的病证有（　　　）

A. 惊风证　　　　　　　　　B. 寒证　　　　　　　　C. 痛证

D. 失血证　　　　　　　　　E. 瘀血证

【正确答案】ABCE　　　　　【易错答案】D

【答案分析】失血证可见面色淡白，为白色的主病之一。

5. 五色主病中，黄色所主的病证是（　　　）

A. 惊风证　　　　　　　　　B. 脾虚　　　　　　　　C. 寒证

D. 失血证　　　　　　　　　E. 湿证

【正确答案】BE　　　　　　【易错答案】A、C、D

【答案分析】惊风为青色的主病之一，寒证可见面色青、黑，失血证为白色的主病之一。

6. 望面色中，属于黑色主病的是（　　　）

A. 惊风　　　　　　　　　　B. 寒证　　　　　　　　C. 水饮

D. 瘀血　　　　　　　　　　E. 气滞

【正确答案】BCD　　　　　【易错答案】A、E

【答案分析】惊风、气滞为青色主病。寒证、痛证、瘀血为黑色与青色共同见证。水饮、肾虚为黑色主病。

7. 阴黄的病因病机是（　　　）

A. 脾阳被困　　　　　　　　B. 湿热内蕴　　　　　　C. 寒湿内盛

D. 痰湿内盛　　　　　　　　E. 肝胆失疏，胆汁外溢

【正确答案】ACE　　　　　【易错答案】B

【答案分析】湿热内蕴为阳黄的病因病机。

8.病态表现为动、强、仰、伸者（　　　）

A.多热　　　　　　　　　B.多实　　　　　　　　　C.属阴

D.属阳　　　　　　　　　E.多寒

【正确答案】ABD　　　　　【易错答案】C、E

【答案分析】动、强、仰、伸多属阳证、热证、实证；静、弱、俯、屈多属阴证、寒证、虚证。

9.患者表现为卧时身轻，自能转侧，面常向外，多属（　　　）

A.热证　　　　　　　　　B.阳证　　　　　　　　　C.阴证

D.实证　　　　　　　　　E.虚证

【正确答案】ABD　　　　　【易错答案】C、E

【答案分析】面常向里，喜静懒动，身重不能转侧者多见于阴证、寒证、虚证；面常向外，躁动不安，身轻自能转侧者多见于阳证、热证、实证。

（三）填空题

1.假神是_____的假象。

【正确答案】久病重病之人出现神气暂时好转。

【易错答案】容易漏答要点"久病重病"。

【答案分析】本题包括3部分要点：久病、重病，神气，暂时。

2.五色主病，黑色多主_____证、_____证、_____证、_____证、_____证。

【正确答案】肾虚　寒　痛　水饮　瘀血。

【易错答案】容易与青色主病混淆。

【答案分析】青色主病为寒证、气滞、血瘀、疼痛、惊风；黑色主病为肾虚、寒证、水饮、血瘀、疼痛。

3.面色黄而虚浮，多属_____。

【正确答案】脾虚湿蕴。

【易错答案】容易误答为水肿类病证。

【答案分析】面色黄而虚浮，多属脾虚湿蕴。脾虚不运水湿，水湿内停，泛溢肌肤，可见虚浮；脾虚不运水谷，机体失养，可见面黄。

4.五色主病，黄色主_____证、_____证。

【正确答案】脾虚　湿。

【易错答案】容易误答为气血亏虚等。

【答案分析】黄色与脾病相应，可见虚证，为脾虚；可见实证，为湿邪困脾等。

5.眼眶周围发黑，往往是_____或_____。

【正确答案】肾虚水饮　寒湿带下。

【易错答案】容易误答为黑色主病的其他病证，如肾虚、寒证、水饮、血瘀、疼痛。

【答案分析】眼眶周围发黑，多属肾虚水饮内停，或寒湿带下。

6. 善色是指_____，恶色是指_____。

【正确答案】光明润泽　枯槁晦暗。

【易错答案】容易误答为"明润含蓄　晦暗暴露"。

【答案分析】常色的特征为光明润泽，病色的特征是晦暗枯槁。病色光明润泽者为善色，病色晦暗枯槁者为恶色。

7. 突见面色青灰，口唇青紫，肢凉脉微伴有心胸刺痛，因_____所致。

【正确答案】心阳暴脱、心血瘀阻。

【易错答案】容易误答为"真心痛"。

【答案分析】真心痛为病名，此处要求答病机。

8. 形瘦食多为_____；形瘦食少是_____；久病卧床不起，骨瘦如柴为_____。

【正确答案】中焦有火　中气虚弱　（气液干枯）脏腑精气衰竭。

【易错答案】前两项容易答反。

【答案分析】中焦有火，受纳腐熟亢进，则见形瘦食多；中气虚弱，气血亏虚，机体失养，则见形瘦食少；久病耗伤精气，则见骨瘦如柴。

（四）名词解释

1. 少神

【正确答案】少神，又称"神气不足"。多属正气不足，精气轻度损伤，脏腑功能减退所致，多见于轻病或疾病恢复期的患者。素体虚弱者，平时亦多出现少神。

【易错答案】容易与失神混淆。

【答案分析】其临床表现为精神不振，嗜睡健忘，目光乏神，双目少动，面色淡白少华，肌肉松弛，倦怠乏力，动作迟缓，气少懒言，食欲减退等。

2. 假神

【正确答案】假神，是指久病、重病患者，精气本已极度衰竭，突然出现神气暂时"好转"的假象。

【易错答案】容易漏答"暂时"这一要点。

【答案分析】假神见于久病、重病精气大衰之人。

3. 主色

【正确答案】主色是人生来就有的肤色，一生基本不变。

【易错答案】容易误答为"主要的"。

【答案分析】主色具有种族特征，我国正常人的面色为红黄隐隐，明润含蓄，但因禀赋等原因可形成偏白，或偏黑，或偏黄，或偏红，或偏青等差异。

4.客色

【正确答案】因季节、气候、昼夜等外界因素变动而发生相应变化的肤色，称为客色。

【易错答案】容易与病色的概念混淆。

【答案分析】人的面色随昼夜四时、气候等变化，也会有所变化。此外，因职业、劳逸、情绪、运动等导致面色的短暂改变，亦属客色范畴。

（五）简答题

1.简述五色主病的要点。

【正确答案】青色，主寒证、气滞、血瘀、疼痛、惊风。赤色，主热证和戴阳证。黄色，主脾虚、湿证。白色，主虚证、寒证、失血、夺气。黑色，主肾虚、寒证、疼痛、水饮和瘀血。

【易错答案】容易漏答。

【答案分析】此题为简答题，只答要点即可，不需展开回答。

2.简述假神的临床表现、临床意义。

【正确答案】假神的表现是久病之人，本已神识不清，却突然精神转佳，语言不休，想见亲人；本已目光晦暗，却突然目似有光而浮露；本已面色晦暗枯槁，却突然颧赤如妆；本已久病卧床不起，却忽思下床活动；本来毫无食欲或久不能食，而突然食欲大增或主动索食。假神说明脏腑精气极度衰竭，正气将脱，阴阳即将离决，常为临终前的征兆。

【易错答案】容易漏答"原本"的表现类要点。

【答案分析】答题注意"原本""突然"的答题要点，假神的学习应注意与重病好转相区别。

3.简述望诊的临床意义。

【正确答案】通过外部观察之所以能够了解内在的病变，是因为人是一个有机的整体，人体的外部和五脏六腑有着密切的关系，特别是面部、舌部和脏腑的关系更为密切。因此，通过观察患者外部的异常变化，可以测知内在脏腑气血的病变。正如《灵枢·本脏》曰："视其外应，以知其内藏，则知所病矣。"

【易错答案】容易漏答"从外知内"的要点。

【答案分析】注意结合望诊原理进行分析回答。

4.简述为何望神重在望目。

【正确答案】作为生命活动表现的神，是通过意识状态、语言、呼吸、形体动作、反应能力等方面表现出来的，而主要可以通过两目反映出来。由于目为五脏六腑精气之所注，内通于脑，为肝之窍，心之使，因而有"神藏于心，外候在目"的说法。因此，望神尤应重在察目。

【易错答案】容易漏答"目为五脏六腑精气之所注"的要点。

【答案分析】重点在于答出"目为五脏六腑精气之所注"。

5.简述癫、狂、痫的异同点。

【正确答案】癫、狂、痫三者，虽都属于神志异常、精神错乱的疾病，但它们之间的病因病机，临床表现却不尽相同。癫证表现为表情淡漠，喃喃自语，哭笑无常，多因忧思气结，痰浊蒙蔽心神，或先天禀赋不足所致。狂证多表现为狂妄躁动，呼笑怒骂，打人毁物，不避亲疏，甚或登高而歌，弃衣而走，妄行不休，力逾常人，多因暴怒化火，炼津为痰，痰火扰神所致。痫证多表现为猝然昏仆，不省人事，口吐涎沫，口出异声，四肢抽搐，醒后如常，多与先天禀赋因素有关，因肝风夹痰，蒙蔽清窍所致。

【易错答案】容易漏答"神志异常、精神错乱的疾病"这一相同点。

【答案分析】此部分的学习应结合闻诊中的独语、狂言进行深入分析。

6. 简述得神、失神的临床表现、临床意义。

【正确答案】得神的表现是神志清楚，语言清晰，目光明亮，精彩内含，面色荣润含蓄，表情丰富自然，反应灵敏，动作灵活，体态自如，呼吸平稳，肌肉不削。这是正常人的神气，即使有病，也是脏腑功能不衰，预后良好。失神包括邪盛神乱与精亏神衰两种。邪盛神乱的表现是神昏谵语，循衣摸床，撮空理线，或猝倒神昏，两手握固，牙关紧急，提示邪气亢盛，热扰神明，或肝风挟痰蒙蔽清窍，闭阻经络，属精气失调，功能严重障碍，多见于急性重病实证，预后不良。精亏神衰的表现是两目晦暗，目光无神，面色无华，晦暗暴露，精神萎靡，意识模糊，骨枯肉脱，形体羸瘦，反应迟钝，手撒尿遗，提示精气大伤，功能衰减，多见于慢性久病虚证，预后不良。

【易错答案】容易漏答"邪盛神乱"的要点。

【答案分析】此题关键注意答出"失神包括邪盛神乱与精亏神衰两种"。

7. 简述我国健康人的面色特征。

【正确答案】我国健康人面色的特点是红黄隐隐，光明润泽，提示气血充足，精气内含，容光外发。由于体质差异，所处地理环境的不同，以及气候、季节、职业的不同，正常面色可稍有差别。此外，如因饮酒、跑步、七情等一时影响，可使面色有所变化，但只要光明润泽者，皆属正常范围。

【易错答案】容易漏答变化的要点。

【答案分析】此题注意需要答出正常面色可因某些因素稍有差别。

第二节　局部望诊

◎ **重点** ◎

1. 小儿囟门、颜面、目、口唇的病理形态、临床意义

2. 颈项、胸胁、腹部的常见病理形态、临床意义

3. 全身皮肤色泽变化及斑疹的表现和鉴别

◎ **难点** ◎

1. 望头面、五官、九窍

学习难点为根据藏象学说，内在的五脏各与外在的五官、九窍相连，而官窍又是人体与外界相联系的通道。十二经脉、三百六十五络，其血气皆上于面而走空窍。因此，头、面、耳、目、口、舌、鼻等五官、九窍的色泽形态，足以反映脏腑经络的生理与病理。

2. 望耳

望耳的学习难点是对耳之色泽变化的掌握。耳之色泽以嫩黄红润为正常；色白多属气血亏虚；色青而黑多见于阴寒内盛或有剧痛者；耳轮焦黑干枯，属肾精亏极；耳红而肿，属少阳相火上攻，或为肝胆湿热、火毒上蒸；若耳背有红络，伴耳根发凉，多为麻疹先兆。

3. 望咽喉

望咽喉的学习难点是望咽喉诊断内脏病变的原理。因为咽喉为肺、胃之门户，是呼吸、进食之要冲，而且手太阴肺经、足阳明胃经、足少阴肾经等经脉均经过咽喉，所以许多脏腑的病变可以从咽喉的异常变化反映出来，尤其是对肺、胃、肾病变的诊断。

4. 望颈项

望颈项的学习难点是项部望诊需注意外形和动态变化。外形变化主要观察有无肿瘤、结节及其部位、形态、大小；动态变化主要观察颈项部的动静姿态。

5. 望目

望目的学习难点是诊察目形异常变化。目胞浮肿，状如卧蚕者，是水肿初起。上下睑肿，如肿势急而色红者，为脾热；肿势缓而软者，为脾虚。眼窝凹陷者，多属津损或气血大伤之征，一般多见吐泻之后，或失血过多之时。若久病重病之中，目睛下陷窝内，是五脏六腑精气已衰，病属难治或预后不良之兆。眼睛突起而喘者，是肺胀。颈肿眼突者，是瘿病。

6. 望鼻

望鼻的学习难点是鼻之形色变化。鼻头色赤，是肺脾有热之征；色白是气血虚；色黄是内有湿热；色青多为虚寒或腹痛；色微黑是有水气内停。鼻肿为邪气盛，多属邪热壅肺；鼻头色红生粉刺，是酒齄鼻，多因肺胃热壅；鼻翼扇动，呼吸喘促者，称为"鼻扇"，新病兼喘多为邪热壅肺或痰饮停聚于肺所致，久病兼喘而汗出，是肺肾精气衰竭的危重证。

7. 斑疹

斑疹的学习难点是两者的辨别以及顺证、逆证的学习。斑和疹都是皮肤上的病变，是疾病过程中的一个症状。斑，色红，点大成片，平摊于皮肤下，摸不应手；疹，形如粟粒，色红而高起，摸之碍手。斑疹，若分布均匀，疏密适中，色红身热，先见于胸腹，后延及四肢，斑疹发后热退神清者，是顺证，为邪去正安；若分布不匀，稠密成团，色深红或紫暗，身凉，先见于四肢，后延及胸腹，斑疹发后身热不退，甚至神识昏迷者，是逆证，为邪气内陷。

精选习题

（一）单选题

1. 小儿津液损伤，常表现为（ 　　）

A. 头小 　　　　　　　　　B. 囟填 　　　　　　　　　C. 囟陷

D. 解颅 　　　　　　　　　E. 头大面肿

【正确答案】C 　　　　　　　　【易错答案】D

【答案分析】囟陷见于吐泻伤津，气血不足，肾精亏虚，脑髓失充。解颅见于肾气不足，发育不良。

2. 小儿头形过小的原因主要是（ 　　）

A. 脾气虚弱 　　　　　　　B. 肝血不足 　　　　　　　C. 心血亏损

D. 肾气不足 　　　　　　　E. 肾精不足

【正确答案】E 　　　　　　　　【易错答案】A

【答案分析】脾胃虚弱、后天失养可导致解颅。肾藏精生髓上通于脑，肾精不足，先天发育不良，可致小儿头形过小。

3. 囟填的形成主要由于（ 　　）

A. 肾气不足 　　　　　　　B. 气血不足 　　　　　　　C. 吐泻伤津

D. 温病火邪上攻 　　　　　E. 肾精不足

【正确答案】D 　　　　　　　　【易错答案】E

【答案分析】囟填指囟门突起，常见成因有温病火邪上攻、脑髓有病、颅内水液停聚。

4. 下列不可出现囟陷的是（ 　　）

A. 吐泻伤津 　　　　　　　B. 气虚 　　　　　　　　　C. 脾胃虚寒

D. 惊风 　　　　　　　　　E. 血虚

【正确答案】D 　　　　　　　　【易错答案】B、E

【答案分析】囟陷见于吐泻伤津，气血不足，肾精亏虚，脑髓失充。把气虚、血虚分成两个选项容易答错。

5. 若患者出现圆形或椭圆形片状脱发，并见光亮的头皮，常因（ 　　）

A. 脾胃虚弱 　　　　　　　B. 肾气亏虚 　　　　　　　C. 精血不足

D. 血虚受风 　　　　　　　E. 血热

【正确答案】D 　　　　　　　　【易错答案】B、C

【答案分析】患者出现圆形或椭圆形片状脱发，并见光亮的头皮为斑秃的表现，而斑秃的形成原因为血虚受风。

6. 患者出现苦笑貌，可见于（ ）

A. 麻风病　　　　　　　　B. 肝风内动　　　　　　　C. 破伤风

D. 狂犬病　　　　　　　　E. 白喉

【正确答案】C　　　　　　【易错答案】D

【答案分析】破伤风因肌肉痉挛而出现苦笑貌。

7. 目眦色赤，多属（ ）

A. 肺火　　　　　　　　　B. 脾火　　　　　　　　　C. 心火

D. 肝火　　　　　　　　　E. 肝经风热

【正确答案】C　　　　　　【易错答案】A、B、D、E

【答案分析】根据五轮学说，目眦血络属心，色赤主热。心火亢盛则目眦色赤。

8. 根据目与五脏的对应关系，白睛属（ ）

A. 肺　　　　　　　　　　B. 脾　　　　　　　　　　C. 心

D. 肝　　　　　　　　　　E. 肾

【正确答案】A　　　　　　【易错答案】B

【答案分析】《黄帝内经》谓"气之精为白眼"，故白精属肺。

9. 肾精耗竭可导致（ ）

A. 横目斜视　　　　　　　B. 眼睛突起　　　　　　　C. 目睛微定

D. 眼皮下垂　　　　　　　E. 瞳仁散大

【正确答案】E　　　　　　【易错答案】C

【答案分析】根据五轮学说，瞳仁属肾。肾藏精，滋养瞳仁，瞳仁扩大，多属肾精耗竭。

10. 若患者出现眼窝凹陷，属于（ ）

A. 水肿病　　　　　　　　B. 肝胆火炽　　　　　　　C. 肾精耗竭

D. 脾胃气衰　　　　　　　E. 五脏精气衰竭

【正确答案】E　　　　　　【易错答案】C、D

【答案分析】五脏六腑之精气皆上注于目，五脏六腑精气衰竭，不能滋养于目，则目睛下陷窝内。

11. 肝经风热可表现为（ ）

A. 黑晶赤　　　　　　　　B. 目眦赤　　　　　　　　C. 白睛赤

D. 眼胞红肿　　　　　　　E. 全目赤肿

【正确答案】E　　　　　　【易错答案】A

【答案分析】肝开窍于目，肝经风热可出现全目赤肿。

12. 肝风内动可见（ ）

A. 横目斜视　　　　　　　B. 眼球突出　　　　　　　C. 昏睡露睛

D. 瞳孔缩小   E. 瞳孔扩大

【正确答案】A   【易错答案】B

【答案分析】由于足厥阴肝经连目系，肝风内动，上扰目络，黑睛斜向一侧，为横目斜视的表现。眼球突出多见于肺胀、瘿病。

13. 脾虚证可出现（   ）

A. 胞睑湿烂   B. 全目红肿   C. 目眦赤烂

D. 目眦淡红   E. 目胞浮肿

【正确答案】E   【易错答案】A

【答案分析】胞睑湿烂见于脾有湿热。

14. 小儿昏睡露睛属（   ）

A. 肝虚   B. 肾虚   C. 肺虚

D. 脾虚   E. 心虚

【正确答案】D   【易错答案】B

【答案分析】五轮学说中胞睑属脾，小儿昏睡露睛为脾虚所致。

15. 若肾精亏损较重，精不上荣，可表现为（   ）

A. 耳轮色黄   B. 耳轮色白   C. 耳轮色青

D. 耳轮干枯焦黑   E. 耳轮甲错

【正确答案】D   【易错答案】B

【答案分析】此题重点在于"肾精亏损较重"，而不是一般的虚证，肾开窍于耳，肾精亏损较重可见耳轮干枯焦黑。

16. 患儿出现口糜，其病因病机为（   ）

A. 心脾积热   B. 肝胆湿热   C. 小肠实热

D. 胃火   E. 肝火

【正确答案】A   【易错答案】B

【答案分析】小儿心脾积热上熏于口，可见大片糜烂，称为口糜。

17. 热入营血者，口唇部位的特征为（   ）

A. 口唇青紫   B. 唇红绛而干   C. 唇色淡红

D. 唇色鲜红   E. 色泽红润

【正确答案】B   【易错答案】D

【答案分析】邪热甚则红愈深可成绛色。热盛伤津，灼伤营阴，则唇红绛而干。

18. 颈侧颌下肿块累累如串珠，称为（   ）

A. 瘰疬   B. 瘿瘤   C. 发颐

D. 痰核   E. 梅核气

【正确答案】A　　　　　【易错答案】B

【答案分析】肺肾阴虚，虚火灼津结成痰核，或感受风热时毒，气血壅滞，结于颈项肿块累累如串珠，为瘰疬。颈部结喉处有肿块突起，或大或小，或单侧或双侧，可随吞咽而上下移动为瘿瘤，由肝郁气结痰凝、水土失调、痰气搏结而致。

19.面色黧黑而肌肤甲错属于（　　　　）

A.瘀血 　　　　　B.肾虚 　　　　　C.水饮

D.肾绝 　　　　　E.脾虚

【正确答案】A　　　　　【易错答案】B

【答案分析】血瘀日久，肌肤失养，可出现面色黧黑而肌肤甲错的表现。

20.疮疡患者，见体表局部范围较大、红肿、根盘紧束，伴有焮热疼痛者，属于（　　　　）

A.痈 　　　　　B.疖 　　　　　C.疔

D.疽 　　　　　E.以上都不是

【正确答案】A　　　　　【易错答案】D

【答案分析】痈的特点为红肿热痛。肌肤局部红肿高起，根盘紧束，伴有焮热疼痛者为痈，属阳证，多因热毒内蕴，复感邪毒，致营卫不和，经络阻塞，气血壅滞不通，热盛肉腐成痈。

21.初起如粟，根脚坚硬较深、麻木、顶白而痛者为（　　　　）

A.痈 　　　　　B.疔 　　　　　C.疽

D.疖 　　　　　E.以上均不是

【正确答案】B　　　　　【易错答案】D

【答案分析】疔的特点为患部形小如粟，根深如钉，漫肿灼热，麻木疼痛，多发于颜面和手足。疖的特点为起于浅表，形小而圆，红肿热痛，容易化脓，根浅、脓出即愈。

22.疹的特征为（　　　　）

A.平铺于皮下，抚之不碍手 　　　　　B.高出于皮肤，抚之碍手

C.晶莹如粟的透明小疱疹 　　　　　D.如粟，根脚坚硬，顶白而痛

E.生于皮肤浅表，红肿热痛不甚

【正确答案】B　　　　　【易错答案】D

【答案分析】疹的特点为形小如粟粒，高出肌肤，抚之碍手。

23.皮肤漫肿无头，肤色不变，不热少痛者为（　　　　）

A.痈 　　　　　B.疖 　　　　　C.疔

D.疽 　　　　　E.丹毒

【正确答案】D　　　　　【易错答案】A

【答案分析】疽的特点为患部漫肿无头，皮色不变，难消、难溃、难敛，溃后易伤筋骨，属阴证，见于气血亏虚、阴寒凝滞。

（二）多选题

1. 望发可以判断（　　　）

A. 肝的病变　　　　　　B. 肾气充足与否　　　　　C. 津液的盛衰

D. 精血的盛衰　　　　　E. 肺气的盛衰

【正确答案】BD　　　　　【易错答案】C

【答案分析】肾藏精，其华在发，发又为血之余，故头发色黑润泽浓密者，是肾气充盛，精血充足的表现；头发稀疏，色黄干枯者，是肾气亏虚，精血不足所致。

2. 称耳为"宗脉"所聚是因为（　　　）

A. 手少阳经脉入耳中　　B. 手太阳经行耳之前后　　C. 足少阳经脉入于耳

D. 足太阳经脉到达耳　　E. 足阳明经行于耳之前

【正确答案】ABCDE　　　【易错答案】漏选 E

【答案分析】手足少阳经、手足太阳经及足阳明经入于耳或环绕其周围。

3. 若患者出现鼻翼扇动，可见于（　　　）

A. 脾气下陷　　　　　　B. 肺热　　　　　　　　　C. 肺肾精气虚衰

D. 阴虚内热　　　　　　E. 燥邪犯肺

【正确答案】BC　　　　　【易错答案】D、E

【答案分析】鼻翼扇动见于呼吸出现困难时，肺热、肺肾精气虚衰皆可致。

4. 望咽喉主要可以诊断哪些脏腑的病变（　　　）

A. 心　　　　　　　　　B. 肺　　　　　　　　　　C. 胃

D. 肝　　　　　　　　　E. 肾

【正确答案】BCE　　　　【易错答案】A、D

【答案分析】喉为肺之门户，咽内通于胃，肾之经脉循咽喉，故望咽喉可知肺、胃与肾之病变。

（三）填空题

1. 五轮学说认为，黑睛属_____，称为_____轮。

【正确答案】肝　风。

【易错答案】容易误答为五轮学说的其他内容。

【答案分析】瞳仁属肾，称水轮；黑睛属肝，称风轮；白睛属肺，称气轮；眼睑属脾，称肉轮；两眦血络属心，称血轮。

2. 耳背见有红络，伴耳根发凉，多为_____。

【正确答案】麻疹先兆。

【易错答案】容易误答为肝、胆、肾相关病证。

【答案分析】耳内病变多从肝、胆、肾相关病证进行辨证。

3. 龈肉萎缩，牙根暴露，牙齿松动，称为_____，多属_____或_____。

【正确答案】牙宣　肾虚　胃阴不足。

【易错答案】容易误答为其他牙病。

【答案分析】齿为骨余，骨为肾所主，龈护齿，有手足阳明经分布，上述表现属虚证。

4. 牙齿光燥如石是_____；枯燥如枯骨，是_____。

【正确答案】阳明热盛　肾阴枯竭。

【易错答案】两者容易答反。

【答案分析】阳明热盛之实热证可见牙齿光燥如石，而肾阴枯竭之虚热证可见枯燥如枯骨的病变。

5. 咽喉嫩红，肿而不甚，多为_____所致。

【正确答案】肾阴亏虚。

【易错答案】容易误答为"肺胃热毒炽盛"。

【答案分析】咽部深红，肿痛明显者，属实热证，由肺胃热毒炽盛导致，而上述表现属虚热证，由肾阴亏虚、虚火上炎而致。

6. 瘰疬，多由_____，_____，结成痰核；或_____，气血壅滞于颈项。

【正确答案】肺肾阴虚　虚火内灼　感受风热时毒。

【易错答案】容易误答为"肝郁气结痰凝、水土失调"。

【答案分析】肝郁气结痰凝、水土失调为瘿瘤的常见病机。

（四）名词解释

1. 囟填

【正确答案】小儿囟门高突，称为囟填，多属实热证。

【易错答案】容易漏答"小儿"这一要点。

【答案分析】囟填多因热邪炽盛，或颅内水液停聚，或脑髓有病所致。

2. 囟陷

【正确答案】小儿囟门下陷者，为囟陷，多属虚证。

【易错答案】容易漏答"小儿"这一要点。

【答案分析】囟陷多因吐泻伤津，气血不足和先天肾精亏虚，脑髓失充所致。但6个月以内的婴儿囟门微陷属正常。

3. 解颅

【正确答案】小儿囟门迟闭，骨缝不合，为解颅。

【易错答案】容易漏答"小儿"这一要点。

【答案分析】解颅多为先天肾精不足，或后天脾胃虚弱，发育不良的表现，多见于佝偻病患儿，常兼有"五迟"（立迟、行迟、发迟、齿迟、语迟）和"五软"（头项软、口软、手软、足软、肌肉软）等表现。

4. 五轮

【正确答案】中医眼科将目分为五个部分，各部分与五脏相对应，称为"五轮"。

【易错答案】容易漏答"各部分与五脏相对应"这一要点。

【答案分析】五轮学说即瞳仁属肾，称水轮；黑睛属肝，称风轮；白睛属肺，称气轮；两眦血络属心，称血轮；眼睑属脾，称肉轮。根据五轮变化可推测所对应之脏的病变。

5. 瘿瘤

【正确答案】瘿瘤为颈部结喉处有肿块突起，或大或小，或单侧或双侧，可随吞咽而上下移动。

【易错答案】容易漏答"颈部""随吞咽而上下移动"等要点。

【答案分析】瘿瘤多因肝郁气结痰凝，水土失调，痰气搏结所致。

6. 瘰疬

【正确答案】瘰疬为颈侧颌下有肿块如豆，累累如串珠。

【易错答案】容易漏答"颈侧""颌下"等要点。

【答案分析】瘰疬多由肺肾阴虚，痰火结于颈，或外感风热时毒，气血壅滞于颈部所致。

7. 乳蛾

【正确答案】咽喉部一侧或两侧喉核红肿突起，形如乳头，或如蚕蛾，表面或有黄白色脓样分泌物，咽痛不适者，为乳蛾，又名喉蛾。

【易错答案】容易漏答"形如乳头或蚕蛾"等要点。

【答案分析】乳蛾是风热外侵，邪客肺卫，或肺胃热盛，壅滞喉核，或肺肾阴虚，虚火上炎，气血瘀滞所致。

8. 水痘

【正确答案】小儿皮肤出现粉红色斑丘疹，很快变成椭圆形小水疱，其后结痂，常伴发热，称为水痘。本病为病情轻浅的一种儿童传染病。

【易错答案】容易漏答"小儿"这一要点。

【答案分析】可结合水痘呈椭圆形，顶满无脐，晶莹明亮，浆液稀薄，皮薄易破，大小不等，分批出现等特点进行回答。

9. 白㾦

【正确答案】皮肤出现白色小疱疹，为白㾦。其特点是晶莹如粟，高出皮肤，根部肤色不变，内含浆液，擦破流水，多分布于颈胸部，四肢偶见，面部不发，消失时有皮屑脱落。

【易错答案】容易漏答"内含浆液"这一要点。

【答案分析】白㾦见于外感湿热或湿温患者，特点为内含浆液、高出皮肤等。

10. 痔疮

【正确答案】肛门内、外生有紫红色柔软肿块，突起如峙者，常伴便血、疼痛、脱出、便秘，或肛周潮湿、瘙痒等症状，为痔疮。

【易错答案】容易漏答"内外"这一要点。

【答案分析】生于肛门齿线以内者为内痔，生于肛门齿线以外者为外痔，内外皆有者为混合痔。

11. 戴眼

【正确答案】两目固定上视，不能转动者，为戴眼。

【易错答案】容易漏答"固定"这一要点。

【答案分析】戴眼常与反折同时出现，称为戴眼反折。

第三节　舌诊

一、舌诊概说

◎ **重点** ◎

1. 舌质、舌苔、舌象、舌诊的含义

2. 舌的形态结构

3. 脏腑在舌面的分布理论

4. 舌与脏腑经络、气血津液的关系

5. 舌诊的内容

6. 正常舌象的特征及意义

7. 舌诊的体位，伸舌姿势，诊舌的顺序

8. 诊舌的注意事项

9. 舌象的生理变异，望舌质、望舌苔的临床意义

◎ **难点** ◎

1. 舌象的生理变异

舌象的生理变异的学习要注意理解以下几个方面：首先，掌握舌象的生理变异有年龄性别因素、体质禀赋因素、气候环境因素等方面。其次，要分辨是病理还是变异，注意结合其他病理特征，如无其他异常，则为先天所致。最后，掌握具体内容。老年人舌偏暗，儿童舌偏淡嫩。夏季暑湿盛，舌苔多厚；秋季多燥气，苔多薄而干；冬季严寒，舌常湿润。晨起舌苔多厚，白天进食后则舌苔变薄；刚刚起床，舌色可见暗滞，活动之后往往变得红活。

精选习题

扫码获取
同步习题

（一）单选题

心肺在舌的分属部位是（　　　）

A. 舌尖　　　　　　　　B. 舌中　　　　　　　　C. 舌根

D. 舌边　　　　　　　　E. 舌面

【正确答案】A　　　　　　【易错答案】E

【答案分析】以五脏划分，舌尖属心肺。

（二）多选题

下列经络与舌有联系的是（　　　　）

A. 足厥阴经　　　　　　　B. 手少阴经　　　　　　C. 手太阴经

D. 足太阴经　　　　　　　E. 足少阴经

【正确答案】ABCDE　　　　【易错答案】漏选

【答案分析】肝、心、脾、肺、肾五脏皆和舌有经络联系。

（三）填空题

1. 正常人的舌象，简称为_____、_____。

【正确答案】淡红舌　薄白苔。

【易错答案】容易出现"白润苔"而漏答"薄"这一要点。

【答案分析】正常人的舌象包括舌质和舌苔两部分，分别为淡红舌、薄白苔。

2. 舌诊最能反映心脾的病变，故有"舌为_____""舌为_____"之说。

【正确答案】心之苗　脾之外候。

【易错答案】容易出现心、脾混淆类错误。

【答案分析】五脏之中舌诊最能反映心脾的病变，如心脾热盛可见吐弄舌。

（四）名词解释

染苔

【正确答案】染苔指因食用某些食物或药物，使舌苔染上颜色。染苔并非疾病所致，无临床意义。

【易错答案】容易漏答"药物"这一要点。

【答案分析】答题要点包括"食物""药物""无病"。

（五）简答题

简述中医舌诊的原理。

【正确答案】舌与脏腑之间通过经络直接或间接地联系起来；舌为心之苗，且为呼吸、消化的共同通道之要冲，为多气多血的器官；口腔之唾液系肾胃津液上潮所致；舌苔乃胃气所生，胃为水谷之海，故脏腑精气上荣于舌。综上所述，由于舌与人体脏腑、气血、津液有密切联系，所以人体的生理、病理变化可以反映于舌。

【易错答案】容易漏答"经络"这一要点。

【答案分析】中医舌诊的原理要从脏腑、气血、津液3个方面进行回答，避免漏项。

二、望舌质

◎ **重点** ◎

1.淡白舌、红舌、绛舌、青紫舌、绛紫舌的表现和临床意义

2.正常舌形的特征，老嫩、胖瘦、点刺、裂纹、齿痕等舌形的表现和临床意义

3.正常舌态的特征，痿软、强硬、歪斜、颤动、吐弄、短缩等舌态的表现和临床意义

4.舌下络脉的内容，舌下络脉异常的表现和临床意义

◎ **难点** ◎

1.青紫舌

青紫舌的学习要注意理解以下几个方面：首先，掌握青紫舌的基本临床意义，青紫舌主气血瘀滞；其次，形成气血瘀滞的原因不同，青紫舌的表现也不同，热盛伤津，气血壅滞，多表现为绛紫、紫红而干枯少津，寒凝血瘀或阳虚生寒，气血运行不畅，舌淡紫湿润，气滞或气虚，血行不畅，舌见青紫。

2.胖瘦舌

胖瘦舌的学习要注意理解以下几个方面：首先，掌握胖瘦舌的基本临床意义，胖大舌主水湿、痰饮内停，瘦薄舌由气血阴液不足，不能充盈舌体，舌失濡养所致；其次，胖瘦舌的分析需要结合舌色进行分析，舌淡白而胖大为脾肾阳虚，津液不化，积水停饮，舌红而胖大为湿热痰饮，舌瘦薄而色淡为气血两虚，舌瘦薄而色红绛为阴虚火旺。

3.裂纹舌

裂纹舌的学习要注意理解以下几个方面：首先，裂纹舌的基本临床意义为舌失润养，常见病因病机有邪热炽盛、阴液亏虚、血虚不润；其次，结合其他舌象特征进行分析，红绛舌而有裂纹为热盛伤津或阴虚液损，淡白舌而有裂纹为血虚不润。

精选习题

扫码获取
同步习题

（一）单选题

1.下列不属于正常舌象的是（　　　）

A.舌苔较润　　　　　　　　B.舌体柔软　　　　　　　　C.舌质娇嫩

D.舌质淡红　　　　　　　　E.舌苔薄白

【正确答案】C　　　　　　　【易错答案】A

【答案分析】娇嫩舌的特征为舌质纹理细腻，浮胖娇嫩，舌色浅淡，见于虚证，不属于正常舌象。其余各项的描述皆为正常舌象的特征。舌苔润泽是正常舌象中舌苔的特征之一。故选A。

2.痿软舌、强硬舌两者均可见于（　　　）

A.湿热蕴结　　　　　　　　B.痰湿内阻　　　　　　　　C.寒凝经脉

D. 热盛津伤   E. 肝风内动

【正确答案】D   【易错答案】B、C

【答案分析】热盛津伤,舌体失养可出现痿软舌、强硬舌。痿软舌常见于伤阴或气血俱虚;强硬舌常见于热入心包、高热伤津、风痰阻络;短缩舌常见于病情危重者(寒凝筋脉、气血亏虚、热病伤津、痰湿阻络)。故选 D。

3. 下列既可见于热证,又可见于寒证的舌象是(   )

A. 淡红舌   B. 红舌   C. 绛舌

D. 淡白舌   E. 紫舌

【正确答案】E   【易错答案】C

【答案分析】淡紫舌,见于阴寒凝滞,阳气虚衰;紫红舌、绛紫舌见于热毒炽盛,内入营血。故选 E。

4. 歪斜舌常见于(   )

A. 阳虚   B. 气虚   C. 血虚

D. 邪热亢盛   E. 肝风夹痰

【正确答案】E   【易错答案】D

【答案分析】歪斜舌见于中风或中风先兆、喑痱。故选 E。

5. 舌淡白而胖嫩可见于(   )

A. 气血凝滞   B. 气血亏虚   C. 阳气亏虚

D. 风寒表证   E. 阴寒内盛

【正确答案】C   【易错答案】B

【答案分析】本题主要考查舌色与舌质的综合分析。淡白舌见于气血两虚、阳虚;嫩舌见于虚证;胖舌见于痰(湿)邪。阳气亏虚可导致水液代谢障碍,气血亏虚不出现胖舌。故选 C。

6. 舌尖红赤可见于(   )

A. 肝胆湿热   B. 心火亢盛   C. 肝胆火旺

D. 胃肠热极   E. 下焦热盛

【正确答案】B   【易错答案】C

【答案分析】红舌主热,包括实热和虚热,本题中选项皆为实热证,因而应根据舌面脏腑分属的内容进行判断,舌尖属心肺。故选 B。

(二)多选题

1. 弄舌不已常见于(   )

A. 疫毒攻心   B. 寒凝经脉   C. 正气已绝

D. 小儿智能发育不良   E. 热毒闭神动风

【正确答案】DE   【易错答案】A、B、C

【答案分析】吐弄舌的临床意义为热毒闭神动风，小儿智能发育不良，神识痴呆，需结合其他临床表现综合分析。

2. 正常舌象可以出现（　　　）

A. 润苔　　　　　　　　　B. 淡红舌　　　　　　　　C. 齿痕舌

D. 裂纹舌　　　　　　　　E. 薄白苔

【正确答案】ABCDE　　　　　　【易错答案】漏选

【答案分析】正常舌象的特征为淡红舌、薄白而润的舌苔，而齿痕舌、裂纹舌均可见部分正常人群。

3. 气血亏虚的舌象可表现为（　　　）

A. 瘦薄舌　　　　　　　　B. 淡白舌　　　　　　　　C. 痿软舌

D. 震颤舌　　　　　　　　E. 短缩舌

【正确答案】ABCDE　　　　　　【易错答案】漏选 C、D、E

【答案分析】痿软舌见于伤阴或气血俱虚；颤动舌见于肝风内动，而引起肝风内动的原因为肝阳化风、热极生风、血虚生风、阴虚动风；短缩舌见于寒凝筋脉、气血亏虚、热病伤津、痰湿阻络。故选 ABCDE。

4. 红舌常见于（　　　）

A. 血瘀证　　　　　　　　B. 里热证　　　　　　　　C. 热极证

D. 阴虚证　　　　　　　　E. 气虚证

【正确答案】BD　　　　　　　【易错答案】C

【答案分析】红舌见于热证，包括实热证和虚热证，而热极证可见绛舌。故选 BD。

5. 绛舌的主病为（　　　）

A. 表热　　　　　　　　　B. 湿热　　　　　　　　　C. 肺热壅盛

D. 阴虚火旺　　　　　　　E. 热入营血

【正确答案】CDE　　　　　　　【易错答案】A、B

【答案分析】绛舌的主病为热盛，即脏腑热盛、阴虚火旺、热入营血。表热证不会引起舌质颜色的明显改变，湿热证多见红舌。故选 CDE。

6. 舌质淡紫或青紫湿润多因（　　　）

A. 阳气不足　　　　　　　B. 邪热壅滞　　　　　　　C. 阴寒凝滞

D. 阴液耗伤　　　　　　　E. 血脉瘀滞

【正确答案】ACE　　　　　　　【易错答案】B、D

【答案分析】邪热壅滞可见红紫或绛紫舌，由红舌或绛舌发展而来，阴液耗伤一般不出现典型的紫舌类表现。故选 ACE。

7. 紫舌的成因为（　　　）

A. 气血亏虚　　　　　　　B. 热入营血，气血不畅　　　C. 阴寒凝滞，血行不畅

D. 气滞不通，血行不畅　　　　　E. 气虚血瘀

【正确答案】BCDE　　　　　【易错答案】A

【答案分析】紫舌见于各种原因导致的气血瘀滞，B、C、D、E 皆可导致气血瘀滞。故选 BCDE。

8. 痿软舌的主病是（　　　）

A. 阴亏已极　　　　　B. 热灼津伤　　　　　C. 气血俱虚

D. 肝风内动　　　　　E. 痰热阻络

【正确答案】ABC　　　　　【易错答案】E

【答案分析】痿软舌多由阴血亏虚，舌肌失养所致。舌淡白而渐痿者，属气血两亏；舌红绛而渐痿者，属肝肾阴亏已极；新病舌干红而暴痿，属热灼津伤。

（三）填空题

1. 望舌质分为_____、_____、_____、_____。

【正确答案】神　色　形　态。

【易错答案】容易忽视"神"。

【答案分析】本题可以前后联系进行记忆，全身望诊的内容也包括神、色、形、态 4 个方面。

2. 望舌苔分为_____、_____两方面。

【正确答案】苔质　苔色。

【易错答案】容易与望舌质的内容混淆。

【答案分析】回答本题应掌握纲目类的内容。

3. 察舌质重在辨别_____，察舌苔重在辨别_____。

【正确答案】脏腑虚实、气血津液的盛衰　病邪的性质、邪正的消长及胃气的存亡。

【易错答案】容易出现两方面内容的混淆。

【答案分析】从"正邪"角度联系记忆，察舌质重在诊察患者的"正"，察舌苔重在诊察患者的"邪"。

4. 痿软舌的主病为_____、_____、_____。

【正确答案】气血俱虚　热灼津伤　阴亏已极。

【易错答案】容易错答为阳虚证。

【答案分析】痿软舌的主病总结一个字为"虚"，包括气虚、血虚、阴虚、津亏。

5. 淡白舌主_____、_____。

【正确答案】气血两虚　阳虚。

【易错答案】容易错答为阴虚证。

【答案分析】淡白舌主虚证，由舌体失养导致，注意此处的虚证不包括阴虚。

6. 望苔质的内容有_____、_____、_____、_____、_____、_____等几方面。

【正确答案】厚薄 润燥 腐腻 剥落 偏全 真假。

【易错答案】容易与望舌质的内容混淆。

【答案分析】望苔质的内容涉及较多，包括厚薄、润燥、腐腻、剥落、偏全、真假。学习这部分内容时，既要掌握每个小知识点的内容，也要注意纲目类内容的掌握。

（四）名词解释

1. 镜面舌

【正确答案】镜面舌，指全舌之苔剥脱，舌面光洁如镜者，多因胃气匮乏，胃阴枯涸。

【易错答案】容易漏答"光洁如镜"的要点。

【答案分析】作为名称的来源，应注重答出"镜面"，相似的题目如潮热的解释一定要答出"潮汐"。

2. 齿痕舌

【正确答案】齿痕舌，指舌体边缘有牙齿痕迹者，多因舌体胖大而舌受齿缘压迫所致，多见于脾虚、湿盛。

【易错答案】容易出现过于强调"牙齿痕迹"而忽视"舌体胖大"类错误。

【答案分析】齿痕舌的形成最常见的直接因素是舌体胖大。

3. 弄舌

【正确答案】舌微露出口，立即收回，或舌舐口唇四周，掉动不停者，称为弄舌。

【易错答案】容易与"吐舌"的概念混淆。

【答案分析】吐舌强调的是舌伸出口外，不即回缩。

4. 歪斜舌

【正确答案】歪斜舌，指舌体不正，伸舌时偏斜向一侧，或左或右，多为中风或中风先兆。

【易错答案】容易与强硬舌混淆。

【答案分析】歪斜舌强调的是"歪"，强硬与否皆可。

（五）简答题

比较胖嫩舌与肿胀舌的异同点。

【正确答案】胖嫩舌和肿胀舌均属舌形胖大的病理形态，其区别在于胖嫩舌的舌质纹理细致，舌形浮胖娇嫩，舌色多浅淡，主病多为虚为寒；肿胀舌的舌体肿大而不嫩，若舌红而肿多因心脾热盛，若青紫舌而肿胀多为毒邪上攻于舌。

【易错答案】容易漏答"舌色"。

【答案分析】本题的答题要点有舌形、舌色、主病3个方面。

三、望舌苔

◎ **重点** ◎

1. 掌握舌苔薄厚、润燥、腻腐、剥落、真假、偏全等苔质的表现和临床意义

2. 掌握白苔、黄苔、灰黑苔等苔色的表现和临床意义

◎ **难点** ◎

1. 真、假苔

真、假苔的学习要注意理解以下几个方面：首先，掌握判定标准，真、假苔是以有根、无根为诊断标准。其次，掌握具体表现，舌苔紧贴舌面，刮之不净，为有根之苔，即真苔；舌苔似浮涂于舌面，刮之即净，为无根之苔，即假苔。第三，对"刮"的理解，临床上一般应用压舌板（或刮舌板）进行刮舌苔的操作。最后，掌握临床意义，真苔提示胃气尚存，假苔多为胃气匮乏。

2. 白苔

白苔的分析一定要结合苔质和舌质进行全面分析，其临床特征并不像黄苔代表热如此单纯。苔薄白而润，见于正常人、表证、轻证、阳虚内寒；苔薄白而干，见于风热表证；苔薄白而滑，见于外感寒湿，或水湿内停。白厚腻苔，见于湿浊、痰饮、食积；苔白如积粉，见于瘟疫和内痈。

3. 灰黑苔

灰黑苔的学习要注意理解以下几个方面：首先，灰黑苔本身只代表疾病较重，并且舌中部、根部多见；其次，灰黑苔里热炽盛和阴寒内盛皆可以见到；最后，苔质的润燥为判断灰黑苔寒热属性的关键。

4. 舌质与舌苔的综合分析

舌苔和舌质变化反映的生理和病理意义各有侧重，故临床诊舌必须舌苔与舌质合参。舌苔的色、质变化主要与所感邪气及病证的性质有关；舌体的色、形、质主要反映脏腑气血津液的状况。

在一般情况下，舌质和舌苔的变化是统一的，其主病往往是两者的综合。例如，内有实热，多见舌红苔黄而干；病属虚寒，多见舌淡苔白而润。但也有舌质和舌苔变化不一致的情况，此时需要结合临床实际情况具体分析。舌苔的色、质变化主要与所感邪气及病证的性质有关；舌体的色、形、质主要反映脏腑气血津液的状况。当然，舌象是重要的参考指标，但不是唯一的指标。除了舌质、舌苔合参外，更需要四诊合参。

精选习题

扫码获取
同步习题

（一）单选题

1. 舌苔有根、无根主要用来辨别（　　　）

A. 正邪盛衰　　　　　　　B. 气血盛衰　　　　　　　C. 胃气存亡

D. 津液存亡　　　　　　　E. 脏腑虚实

【正确答案】C　　　　　　【易错答案】D

【答案分析】舌苔紧贴舌面，刮之不净，为有根之苔，即真苔；舌苔似浮涂于舌面，刮之即

净，为无根之苔，即假苔。真苔提示胃气尚存，假苔多为胃气匮乏。

2. 舌苔坚敛着实，紧贴舌面，刮之不脱者为（　　）

A. 腐苔　　　　　　　　　B. 腻苔　　　　　　　　　C. 真苔

D. 假苔　　　　　　　　　E. 厚苔

【正确答案】C　　　　　　　【易错答案】B

【答案分析】胃气尚存，夹食积浊气上蒸，则舌苔坚敛着实，紧贴舌面，刮之不脱，为有根苔，称真苔。

3. 苔白厚如积粉多由于（　　）

A. 湿热蕴结　　　　　　　B. 痰湿内阻　　　　　　　C. 外感秽浊之邪

D. 表邪不解，津液已伤　　E. 邪初入里，热未伤津

【正确答案】C　　　　　　　【易错答案】A、B

【答案分析】苔白厚如积粉，称为积粉苔，见于瘟疫、内痈。瘟疫的形成原因为外感秽浊之邪。故选 C。

4. 阴虚火旺的舌象是（　　）

A. 舌鲜红苔黄厚　　　　　B. 舌淡苔白而润　　　　　C. 舌红苔黄腻

D. 舌淡红苔薄白　　　　　E. 舌红绛少苔

【正确答案】E　　　　　　　【易错答案】A

【答案分析】舌红绛主热，在内伤杂病中，阴虚火旺则舌质红绛，胃津匮乏不能上承则苔少。舌鲜红苔黄厚常见于实热证。故选 E。

5. 辨病邪深浅与性质、胃气的存亡，重在察（　　）

A. 舌质　　　　　　　　　B. 舌色　　　　　　　　　C. 舌形

D. 舌苔　　　　　　　　　E. 舌态

【正确答案】D　　　　　　　【易错答案】E

【答案分析】舌苔与舌质相比重在辨病邪深浅与性质，而舌苔由胃气化生，观察舌苔可了解胃气的存亡。故选 D。

6. 湿热蕴结的舌苔特征为（　　）

A. 白厚而腻　　　　　　　B. 黄薄而干　　　　　　　C. 黄白相兼

D. 薄黄而滑润　　　　　　E. 苔黄而腻

【正确答案】E　　　　　　　【易错答案】A

【答案分析】黄主热，腻主湿，故选 E。若只关注湿邪，或没有掌握黄主热，则易错选 A。

7. 阴虚的舌象可见（　　）

A. 舌红苔薄黄　　　　　　B. 舌红苔黄厚　　　　　　C. 舌红苔少

D. 舌绛苔黄　　　　　　　E. 舌红苔灰黑而腻

【正确答案】C　　　　　　　　【易错答案】A、B、D

【答案分析】红舌主热，包括实热和阴虚而致的虚热，同时阴虚可见苔少。故选 C。

8. 舌质红，舌苔焦黄，多属（　　　）

A. 湿热蕴结　　　　　　　B. 寒湿内盛　　　　　　　C. 燥热内结

D. 阴精亏虚　　　　　　　E. 邪热入营

【正确答案】C　　　　　　　　【易错答案】A、E

【答案分析】舌质红主热，包括实热和虚热。舌苔黄主热，按颜色可分浅黄、深黄、焦黄，其中焦黄主热极。而邪热入营可见舌红绛，无苔。故选 C。

9. 久病舌红少苔多见于（　　　）

A. 湿热内蕴　　　　　　　B. 邪热蕴肺　　　　　　　C. 胃热亢盛

D. 肝胆火盛　　　　　　　E. 阴虚内热

【正确答案】E　　　　　　　　【易错答案】B

【答案分析】阴虚内热的典型舌象特征为舌红少苔。B、C、D 皆为实热证，可见红舌，往往同时见黄苔，湿热内蕴可见黄厚腻苔。

10. 舌淡白而胖嫩苔白滑多见于（　　　）

A. 瘀血阻滞　　　　　　　B. 气血亏虚　　　　　　　C. 阳虚水停

D. 热盛津伤　　　　　　　E. 表寒夹湿

【正确答案】C　　　　　　　　【易错答案】E

【答案分析】瘀血阻滞可见青紫舌，气血亏虚可见淡白而瘦舌，阳虚可见淡白舌，水停可见胖嫩与白滑苔，热盛伤津可见红舌黄燥苔，表寒夹湿可见淡红舌滑苔。故选 C。

11. 舌色淡白而有裂纹，苔薄白而干，多属（　　　）

A. 气虚　　　　　　　　　B. 阳虚　　　　　　　　　C. 血虚

D. 阴虚　　　　　　　　　E. 热盛津伤

【正确答案】C　　　　　　　　【易错答案】E

【答案分析】淡白舌见于气血两虚、阳虚；裂纹舌见于热盛伤津、血虚不润。故选 C。

12. 舌红苔薄黄而少津，见于（　　　）

A. 胃肠热结　　　　　　　B. 邪热入营伤津　　　　　C. 邪热深重

D. 邪热入气，津液已伤　　E. 风热犯表伤津

【正确答案】D　　　　　　　　【易错答案】E

【答案分析】风热犯表不会明显影响舌质的变化而呈红色，而邪热入气可见舌红。故选 D。

13. 新病舌绛而颤动，苔黄而干燥，多属（　　　）

A. 肝阳上亢　　　　　　　B. 血虚生风　　　　　　　C. 阴虚动风

D. 热极生风　　　　　　　E. 肝阳化风

【正确答案】D 【易错答案】C

【答案分析】热极生风、阴虚动风皆可见舌红绛而颤动，但阴虚患者舌苔较少，实热可见苔黄而干燥。故选 D。

14. 下列不是热证表现的是（ ）

A. 舌绛 B. 舌淡而青紫湿润 C. 舌红

D. 苔灰黑而干 E. 苔黄

【正确答案】B 【易错答案】D

【答案分析】A、C、D、E 皆可见于热证。灰黑苔既可见于热证，也可见于寒证。寒热属性要结合舌苔的润燥进行判断，其中干燥者为热证。

15. 下列不属于血虚舌象的是（ ）

A. 薄白苔 B. 淡白舌 C. 瘦薄舌

D. 裂纹舌 E. 强硬舌

【正确答案】E 【易错答案】A

【答案分析】强硬舌常见于热入心包、高热伤津、风痰阻络，不见于血虚，并且血虚不会影响舌苔出现变化。故选 E。

（二）多选题

1. 形成剥苔的机制是（ ）

A. 阴阳两亏 B. 胃气匮乏 C. 胃阴损伤

D. 中气下陷 E. 气血两虚

【正确答案】BCE 【易错答案】A

【答案分析】剥苔的形成是因胃气匮乏不得上蒸于舌，或胃阴枯涸不能上潮于口所致。若痰热湿浊内阻者出现剥苔，则是邪气渐退而胃阴耗伤之象。

2. 黄腻苔的常见临床意义为（ ）

A. 热入营血 B. 湿热蕴结 C. 痰饮化热

D. 食积化腐 E. 外感风寒

【正确答案】BCD 【易错答案】A

【答案分析】黄苔见于热证，腻苔见于食积、痰湿等，而热入营血可见舌红绛。故选 BCD。

3. 腻苔的常见临床意义为（ ）

A. 胃热炽盛 B. 阴血亏虚 C. 痰饮内停

D. 湿浊内蕴 E. 食积不化

【正确答案】CDE 【易错答案】A、B

【答案分析】腻苔的常见临床意义为痰饮、湿热、食积。故选 CDE。

4. 胃阴亏虚的舌象可见（　　）

A. 黄厚苔　　　　　　　　　　B. 红舌　　　　　　　　　　C. 胖舌

D. 瘦薄舌　　　　　　　　　　E. 剥落苔

【正确答案】BDE　　　　　　【易错答案】漏选 D、E

【答案分析】胃阴亏虚的舌象需综合判断，阴虚产生虚热可见舌红，舌体失养可见瘦薄舌，舌苔的形成与胃气、胃阴关系密切，胃阴亏虚可见舌苔剥脱。故选 BDE。

5. 阳气虚弱者可见（　　）

A. 淡白舌　　　　　　　　　　B. 齿痕舌　　　　　　　　　　C. 芒刺舌

D. 苍老舌　　　　　　　　　　E. 胖嫩舌

【正确答案】ABE　　　　　　【易错答案】D

【答案分析】阳气亏虚不能运血上养于舌而见淡白舌，阳虚不能温化水湿而见胖嫩舌，同时可见齿痕舌，而芒刺舌见于热证，苍老舌见于实证。故选 ABE。

6. 下列舌象的主病有寒热之分的是（　　）

A. 紫舌　　　　　　　　　　　B. 绛舌　　　　　　　　　　C. 青舌

D. 灰苔　　　　　　　　　　　E. 黑苔

【正确答案】ADE　　　　　　【易错答案】B

【答案分析】紫舌、灰黑苔的主病有寒热之分，绛舌主热，青舌主寒凝血瘀。故选 ADE。

7. 肝风内动，痰瘀交阻可出现（　　）

A. 青紫舌　　　　　　　　　　B. 强硬舌　　　　　　　　　　C. 歪斜舌

D. 颤动舌　　　　　　　　　　E. 腻苔

【正确答案】ABCDE　　　　　【易错答案】漏选 B、C

【答案分析】肝风内动可见强硬舌、歪斜舌、颤动舌，痰瘀交阻可见青紫舌、腻苔。故选 ABCDE。

8. 热极生风可出现（　　）

A. 黄苔　　　　　　　　　　　B. 淡白舌　　　　　　　　　　C. 红绛舌

D. 震颤舌　　　　　　　　　　E. 白苔

【正确答案】ACD　　　　　　【易错答案】B、E

【答案分析】"生风"可见震颤舌，而热极可见红绛舌、黄苔。故选 ACD。

9. 阴寒凝滞，血行不畅可出现（　　）

A. 黄燥苔　　　　　　　　　　B. 淡红舌　　　　　　　　　　C. 淡白舌

D. 青紫舌　　　　　　　　　　E. 白滑苔

【正确答案】DE　　　　　　　【易错答案】C

【答案分析】血行不畅可见青紫舌，阴寒可见白滑苔。故选 DE。

10. 阳气虚弱，痰湿内盛可出现（ ）

A. 腻苔   B. 淡白舌   C. 胖嫩舌

D. 白苔   E. 灰黑苔

【正确答案】ABCDE   【易错答案】漏选 D、E

【答案分析】阳气虚弱可见淡白舌、胖嫩舌，痰湿内盛可见腻苔、白苔、灰黑苔。故选ABCDE。

（三）填空题

1. 常见的4种主要苔色主病为白苔主＿＿＿＿、＿＿＿＿；黄苔主＿＿＿＿，灰黑苔主＿＿＿＿、＿＿＿＿。

【正确答案】表证 寒证 热证 里热炽盛 阴寒内盛。

【易错答案】容易出现对"主"的理解偏差。

【答案分析】本题主要考查苔色主病的基本内容。注意白苔的主病，尤其需要结合苔质的内容进行分析。

2. 舌红绛、苔白腻，在外感病中出现提示＿＿＿＿；在内伤杂病中出现提示＿＿＿＿。

【正确答案】营分有热，气分有湿 阴虚火旺之体，复感寒湿之邪，痰食停积。

【易错答案】容易出现外感与内伤两方面的混淆。

【答案分析】本题主要考查舌质与舌苔变化不一致时的分析方法。应遵循察舌质重在诊察患者的"正"，察舌苔重在诊察患者的"邪"的基本观点。

3. 舌神主要表现在舌质的＿＿＿＿和＿＿＿＿方面。

【正确答案】荣枯 灵动。

【易错答案】容易错答为望舌质其他方面的内容。

【答案分析】本题主要考查望舌神的表现。可以结合望神中"神"的概念进行深入联系理解记忆。

（四）名词解释

1. 有根苔

【正确答案】有根苔，指舌苔紧贴舌面，刮之难去，似从舌体长出来者。

【易错答案】容易漏答"刮之难去"的要点。

【答案分析】舌苔有根、无根的判断主要根据刮舌的结果。

2. 腐苔

【正确答案】苔质颗粒疏松，粗大而厚，形如豆腐渣堆积舌面，揩之易去，称为腐苔。

【易错答案】容易漏答"如豆腐渣堆积"的要点。

【答案分析】本题的答题要点有"疏松""大""揩""豆腐渣"。

（五）简答题

1. 简述舌苔的形成机制。

【正确答案】舌苔的生长是由脾胃之气上熏凝聚而成。正常舌苔是由于胃气上熏，胃津上潮，凝聚于舌面而成；病理舌苔是由胃气夹邪气或食浊积滞上泛而成。若舌上无苔，则往往是胃气亏虚，胃津枯涸的表现。

【易错答案】容易与西医学知识混淆。

【答案分析】本题的答题要点为正常舌苔与病理舌苔两个方面。

2. 简述观察舌苔厚薄、润燥的临床意义。

【正确答案】观察舌苔的厚薄可以帮助了解病邪的轻重及病情的进退。初病，邪在表，病轻，舌苔多薄；病传里，病情重，或内有积食、痰湿积滞者，舌苔多厚。苔由薄增厚，为病邪由表入里，病情由轻转重，为病进；苔由厚变薄，为邪气得以内消外达，病情由重转轻，多属病退。观察舌苔的润燥可以帮助了解津液的盈亏及输布情况。舌面润泽，是正常舌象，说明病中津液未伤；燥苔提示热盛伤津，阴液亏耗，阳虚气不化津；滑苔常见于阳虚而痰饮水湿内停。

【易错答案】易错把舌苔的厚薄与津液、胃气等相联系。

【答案分析】本题的答题要点有"厚薄与病势""润燥与津液"。

3. 简述薄白苔的临床意义。

【正确答案】白苔可为正常舌苔之薄白苔，病中主表证、寒证、湿证，亦可见于热证。舌苔薄白而润，可为正常舌象或表证初起等；薄白而滑为外感寒湿，或脾肾阳虚，水湿内停；薄白而干，为外感风热。

【易错答案】易误把所有白苔的临床意义都答出。

【答案分析】注意要结合苔质进行分析。

4. 简述腐苔和腻苔的特征与临床意义。

【正确答案】腐苔颗粒粗大、疏松，揩之可去，如豆腐渣布于舌面，因阳热有余，蒸腾胃中腐浊邪气上升而成，多为食积、痰浊，亦见于内痈或湿热口糜。腻苔颗粒细腻、致密，揩之不去，如舌面涂有油腻之物，多因湿浊内盛，阳气被遏，湿浊停积于舌面，主病为湿浊、痰饮、食积、湿热等。

【易错答案】容易漏答"豆腐渣""油腻"这两点。

【答案分析】腐苔和腻苔的特征要从颗粒大小、排列、揩之的表现、形象比喻进行回答。

5. 如何通过望舌辨别病邪的性质、病势的进退？

【正确答案】辨别病邪的性质：红舌主热证，舌淡主虚、主寒，青紫舌主瘀血内阻；黄苔主热，腐苔多为热盛，腻苔主湿盛。判断病势的进退：舌苔由润转燥，主津伤、主病进；舌苔由燥转润，由厚变薄，主津液复生，病邪渐退；苔色由白转黄变黑，提示病邪由表入里，由寒化热，由轻变重。

【易错答案】容易错误理解"病势进退"。

【答案分析】本题的答题要点有两个，一是如何通过望舌辨别病邪的性质，二是如何通过望舌判断病势的进退。其中，辨别病邪的性质要从寒热等角度分析，判断病势的进退注意从变化角度分析。

第四节　望小儿食指络脉

◎ 重点 ◎

1. 望小儿食指络脉的概念
2. 望小儿食指络脉的方法
3. 风、气、命三关的划分
4. 小儿正常食指络脉的表现
5. 常见病理食指络脉及其临床意义

◎ 难点 ◎

1. 望小儿食指络脉的方法

诊察小儿指纹时，可抱小儿面向光亮，医生用左手拇指和食指（示指）握住小儿食指末端，再以右手拇指的侧缘在小儿食指掌侧前缘从指尖向指根部轻推几次，用力要适中，使络脉显露，便于观察。

2. 风、气、命三关

食指的第一节部位为风关，即掌指关节横纹向远端至第二节横纹之间；第二节为气关，即第二节横纹至第三节横纹之间；第三节为命关，即第三横纹至食指末端。

3. 观察络脉的色泽、长短、浮沉

浮沉分表里：纹浮而显露，为病邪在表，见于外感表证；指纹沉隐不显，为病邪在里，见于内伤里证。

淡滞辨虚实：色浅者病轻，深者病重。指纹色淡不泽者，多属虚证，往往是气血不足，脉络失养所致；指纹色深暗滞者，多属实证，为邪气有余，脉络郁滞所致。

红紫辨寒热：指纹鲜红者，多属外感风寒之邪；色紫红者，多属里热证；色淡黄为脾虚；色白为疳病；色紫黑者为血络郁闭，多属病危之象；指纹色青，多主惊风或痛证。

三关测轻重：络脉显现于风关者，为邪在络，邪浅病轻；透于气关者，为邪入经，病邪深入，病重；指纹达命关者，多为邪入脏腑，病情危重；若伸至甲根，称为"透关射甲"，病情多属凶险。

精选习题

（一）单选题

1.小儿指纹在气关者多为（　　　）

A.邪浅　　　　　　　　B.正常表现　　　　　　C.病情较重

D.病情较轻　　　　　　E.病情危重

【正确答案】C　　　　　【易错答案】D

【答案分析】小儿指纹显于风关者，为邪气入络，邪浅病轻；指纹达于气关者，为邪气入经，邪深病重；指纹达于命关者，为邪入脏腑，病情严重；指纹直达指端（透关射甲）者，提示病情凶险，预后不良。

2.小儿食指络脉诊法适用于（　　　）

A.7岁以下　　　　　　　B.10岁以下　　　　　　C.1岁以内

D.3岁以内　　　　　　　E.2岁以内

【正确答案】D　　　　　【易错答案】C、E

【答案分析】小儿食指络脉诊法适用于3岁以内。

3.若小儿外感风寒，则其食指纹色常表现为（　　　）

A.嫩红　　　　　　　　B.淡红　　　　　　　　C.鲜红

D.紫红　　　　　　　　E.淡白

【正确答案】C　　　　　【易错答案】B

【答案分析】鲜红色多数情况下主热证，但在小儿食指络脉中主外感风寒。

4.小儿食指络脉色紫红的主病为（　　　）

A.里热证　　　　　　　B.表热证　　　　　　　C.血瘀证

D.惊风证　　　　　　　E.里寒证

【正确答案】A　　　　　【易错答案】C

【答案分析】里热证者小儿食指络脉多见紫红。

（二）填空题

小儿食指络脉，正常形色为＿＿＿＿。色紫红，主＿＿＿＿；色鲜红，主＿＿＿＿。

【正确答案】纹色浅红，红黄相间，粗细适中，络脉隐隐显露于风关之内　内热　外感风寒表证。

【易错答案】容易误答为"血瘀与热证"。

【答案分析】小儿食指络脉的临床特征与常见色诊内容规律有别，容易误答。

（三）名词解释

透关射甲

【正确答案】关，指风、气、命三关；甲，指甲。小儿食指络脉透过风、气、命三关直达指尖，称"透关射甲"。

【易错答案】容易漏答"小儿食指络脉"这一要点。

【答案分析】透关射甲提示病情凶险，预后不佳。

第五节　望排出物

◎ **重点** ◎

1.痰涕、呕吐物的主要表现及其临床意义

2.大便、小便的异常改变及其临床意义

◎ **难点** ◎

望呕吐物

望呕吐物的学习难点是在对病因病机了解并不深入的基础上掌握其要点。呕吐是胃气上逆的表现，若呕吐清稀无臭之物，多为寒呕，常因胃阳不足或寒邪犯胃所致；若呕吐秽浊酸臭之物，多为热呕，常因邪热或肝经郁火犯胃所致；若呕吐酸腐夹杂不消化食物，多为食积，常因暴饮暴食，脾运不及，胃失和降所致；若呕吐清稀痰涎而胸闷苔腻者，多为脾失健运，痰饮停聚脏腑之症；若呕吐黄绿苦水，多属肝胆湿热或肝经郁热犯胃，胆汁上溢所致。

精选习题

扫码获取
同步习题

（一）单选题

1.痰少而黏、难咯出者多属（　　　）

A.热痰　　　　　　　　　B.风痰　　　　　　　　　C.寒痰

D.燥痰　　　　　　　　　E.湿痰

【正确答案】D　　　　　　　【易错答案】B

【答案分析】痰白清稀为寒痰，痰黄稠有块为热痰，痰少而黏为燥痰，痰白滑量多易咯出为湿痰，痰中带血色鲜红为咯血。

2.肺痈常表现为（　　　）

A.痰白清稀　　　　　　　　B.痰稀多泡沫　　　　　　　C.咳脓血腥臭痰

D.干咳痰少，夹有血丝　　　E.痰多色黄而稠

【正确答案】C　　　　　　　【易错答案】E

【答案分析】肺痈典型的表现为咳脓血腥臭痰，为热盛肉腐的表现。痰多色黄而稠为热痰的

表现。

3. 胃阳虚病证可见（　　　）

A. 呕吐物臭秽　　　　　B. 呕吐痰涎清稀量多　　　　　C. 呕吐酸腐食物

D. 呕吐物色黄味苦　　　E. 呕吐物混浊质稠味酸

【正确答案】B　　　　　　　【易错答案】A

【答案分析】呕吐物清稀无酸臭味，或呕吐清水痰涎，为胃阳不足或寒邪犯胃；呕吐物秽浊有酸臭味，为邪热犯胃；呕吐不消化、味酸腐的食物，为伤食；呕吐黄绿苦水，为肝胆郁热或湿热。

（二）填空题

痰白滑而量多，易咳出者，属＿＿＿＿痰；痰少而黏，难于咳出者，属＿＿＿＿痰。

【正确答案】湿　燥。

【易错答案】容易误答为"寒痰""黏痰"。

【答案分析】痰白滑而量多，易咳出者，称湿痰；痰少而黏，难于咳出者，称燥痰；黄稠有块者，称热痰；脓血痰，多见于肺痈；痰中带血，色鲜红者，称咯血。

（三）简答题

如何通过望痰辨别疾病的性质？

【正确答案】寒痰，痰稀色白，是外感风寒之征；热痰，痰黄而稠，为外感风热所致；痰白滑量多，易咯出为湿痰，是脾虚湿蕴，聚而为痰；燥痰，干咳少痰，夹有血丝，是燥热犯肺，损伤肺络，或肺阴亏虚，虚火灼络；咯血，吐痰痰中带血，是邪热蕴肺，损伤肺络；脓血痰，咯唾脓痰腥臭，多为痰热搏结之肺痈。

【易错答案】容易漏答"燥痰"这一要点。

【答案分析】本题应回答寒痰、热痰、湿痰、燥痰、咯血、脓血痰6个要点，每个要点注意答出主要特征及常见临床意义。

第二章　闻诊

闻诊是通过听声音和嗅气味来诊察疾病的方法。闻诊是四诊之一，由于各种声音、气味等，产生于脏腑的生理活动和病理变化过程中，并与某些脏腑组织的结构形态有关，所以闻诊可以了解脏腑的功能情况。

第一节　听声音

听声音是指听辨患者语言和气息的高低、强弱、清浊、缓急变化，以及咳嗽、呕吐、肠鸣等声响，以判断脏腑功能与病变性质的诊病方法。

◎ **重点** ◎

1. 正常声音的特点

2. 病理性发声的一般辨证规律

3. 音哑与失音的含义和临床意义

4. 鼻鼾、呻吟、惊呼、喷嚏、呵欠、太息的临床意义

5. 语言异常的一般规律

6. 谵语、郑声、独语、错语、狂言、言謇的特点和临床意义

7. 闻呼吸声的辨证要点

8. 喘和哮的特点及鉴别

9. 短气和少气的特点

10. 常见咳嗽声的临床意义

11. 呕吐、呃逆、嗳气、肠鸣的临床意义

◎ **难点** ◎

1. 音哑与失音的辨证

语声嘶哑者为音哑，语而无声者为失音，或称为"喑"。二者均属于病变所导致的发声障碍，与肺关系密切，可见于同一病证的轻重不同阶段。新病音哑与失音多为实证，因外感风寒、风热袭肺或痰湿壅肺，肺失清肃，邪闭清窍，即"金实不鸣"；久病音哑与失音多为虚证，各种原因所致的阴虚火旺，或肺气不足，津亏肺损，声音难出，即"金破不鸣"。若久病重病之人，突然发声嘶哑，乃至失音者，是脏气将绝的征象，病属危重。妇女妊娠后期出现声音嘶哑，甚或不能出声音，称为妊娠失音，古称"子喑"，多为胞胎阻碍肾之精气不能上荣而致，一般不必治疗，分娩之后即愈。

2. 谵语与郑声的虚实鉴别

谵语和郑声均是患者在神志不清的情况下语言错乱的症状，但二者不同，谵语属实，患者出现语无伦次，声高有力，常伴有高热等多种热象；而郑声属虚，患者语言重复，时断时续，语声低弱模糊，多伴有全身脏腑功能衰竭的多种表现，故可予以鉴别。

3. 顿咳和白喉的咳声特征

咳声短促，呈阵发性、痉挛性，连声不断，咳后有鸡鸣样回声，并反复发作者，称为顿咳。因其病程较长，缠绵难愈，又称为百日咳，多因风邪与痰热搏结所致，常见于小儿。咳声如犬吠，伴有声音嘶哑，吸气困难，且喉间有白膜，不易剥去，此为白喉，多属时行疫毒攻喉。

4. 短气与少气的鉴别

短气是指气急而短促，气短不足以息，数而不能接续的症状，其表现似喘而不抬肩，呼吸虽急促而无痰声，自觉短促，但他觉症状不明显。少气是指呼吸微弱，虚怯声低，气少不足以息，言语无力的症状，属诸虚劳损证，多为内伤久病体虚或肺肾气虚所致。

少气与短气不同，少气呼吸比较自然，静而无声，以气少不足以息、声低不足以听为主要临床表现；短气呼吸粗而勉强，气若有所窒，临床以呼吸急而短促、不相接续为特点。少气纯属虚证，短气则有虚有实。

5. "咳嗽不止于肺，而不离乎肺"的含义

咳嗽是肺失肃降、肺气上逆的一种症状，多见于肺脏疾病，但其他脏腑病证亦可出现咳嗽。故《素问·咳论》有"五脏六腑皆令人咳，非独肺也"的记载。咳嗽可因外邪侵袭直接犯肺，也可因脏腑内伤累及肺脏而致咳嗽。故有"咳嗽不止于肺，而不离乎肺"之说。

6. 喘与哮的鉴别

喘即气喘，指呼吸困难、短促急迫，甚至鼻翼扇动，张口抬肩，难以平卧，常由肺、心病变及白喉、急喉风等导致，而辨证还与脾、肾相关。

哮是指呼吸急促似喘，喉间有哮鸣音。哮往往时发时止，缠绵难愈，多因痰饮内伏，复感外邪，或因久居寒湿之地，或过食酸咸生冷所诱发。

鉴别：哮与喘均表现为呼吸急促，哮必兼喘，而喘未必兼哮。哮以呼吸急促、喉间发出哮喘声为特征；而喘虽呼吸急促，但喉间一般并无哮鸣声，故有"哮以声响言，喘以气息言"之说。哮多有宿根，经年累月，常反复发作，缠绵难愈；而喘则属并发于多种急、慢性病证的主要症状，无反复发作的特点。因此，哮与喘在病因、病机及临床表现上均有不同，应予区分。

7. 虚实寒热不同证中呕吐的特点

临床可根据呕吐的声响强弱、吐势缓急、呕吐物的性状、气味及兼见症状来判断病证的寒热虚实。吐势徐缓，声音微弱，吐物清稀，多属虚寒证，多由胃气不足，或中阳不振，致使胃失利降而成。吐势较猛，声音壮厉，吐出黏痰黄水，或酸腐或苦者，多属实热证，常因邪热犯胃，或食积痰饮等停滞于胃，造成胃气上逆所致。重证热扰神明，或因头颅外伤，或脑髓有病等呕吐呈喷射状。患者朝食暮吐，或暮食朝吐，称为胃反，多因脾胃阳虚证。若患者渴欲饮水，水入则吐，称为水逆，因饮邪停胃，胃气上逆所致。若呕吐脓汁，其味臭秽，属胃痈，多是热

毒壅滞于胃，热蒸肉腐，蕴热成脓。呕吐酸腐味的食糜，多因暴饮暴食，或过食肥甘厚味，以致食滞胃脘，胃失和降，胃气上逆所致。

精选习题

扫码获取
同步习题

（一）单选题

1. 外感风寒或风热之邪，或痰湿壅肺，肺失宣肃，导致的音哑或失音，称为（　　）

A. 子喑　　　　　　　　　B. 金破不鸣　　　　　　　　C. 金实不鸣

D. 少气　　　　　　　　　E. 短气

【正确答案】C　　　　　　　【易错答案】B

【答案分析】外感风寒或风热之邪，或痰湿壅肺，肺失清肃，邪闭清窍所致的音哑或失音，即为"金实不鸣"。若阴虚火旺，肺肾精气内伤所致的音哑或失音，即为"金破不鸣"。子喑是指妇女妊娠后期出现的音哑或失音。

2. 太息多因（　　）

A. 肺失宣降　　　　　　　B. 肺气不足　　　　　　　　C. 脾气虚弱

D. 肝气郁结　　　　　　　E. 肾不纳气

【正确答案】D　　　　　　　【易错答案】E

【答案分析】太息即叹息，在情志抑郁是发出的长吁或短叹声。因太息后自觉舒畅，故常常不自觉地发出太息声。情志抑郁多与肝关系最为密切，故选D。

3. 与语言异常关系最密切的脏腑是（　　）

A. 心　　　　　　　　　　B. 肺　　　　　　　　　　　C. 肾

D. 肝　　　　　　　　　　E. 脾

【正确答案】A　　　　　　　【易错答案】B

【答案分析】言为心声，语言的异常主要是心神的病变，故与心关系最为密切。肺、肾等脏腑主要与发声关系密切。

4. 神识不清，语言重复，时断时续，声音低弱，属于（　　）

A. 谵语　　　　　　　　　B. 郑声　　　　　　　　　　C. 错语

D. 独语　　　　　　　　　E. 夺气

【正确答案】B　　　　　　　【易错答案】A

【答案分析】语言异常是考查闻诊的重点内容，准确掌握其临床表现，才能准确回答。郑声是在患者神识不清的情况下，出现语言重复，时断时续，语声低弱模糊的表现。

5. 谵语的病机是（　　）

A. 心气大伤　　　　　　　B. 热扰心神　　　　　　　　C. 瘀阻心窍

D. 风痰阻络   E. 心气虚弱

【正确答案】B   【易错答案】A

【答案分析】语言的异常，多与心的病变有关。谵语患者神志不清，语无伦次，声高有力，属实证，见于外感热病，温邪内入心包或阳明实热证，故选B。心气大伤是郑声的病机。

6. 独语、错语的共同病因是（   ）

A. 风痰阻络   B. 热扰心神   C. 心气大伤

D. 心气不足   E. 痰火扰心

【正确答案】D   【易错答案】A

【答案分析】独语是在无人时独自言语，喃喃不休，见人则止，首尾不续，多因心气虚弱或痰蒙心神所致。错语是指语后自知言错，有虚实之分，虚证多因心气虚弱所致，实证多因痰湿、瘀血、气滞阻碍心窍所致。可见两者的共同的病因病机为心气虚弱或痰阻心窍，故选D。选项A虽然提到痰，但不是痰阻心窍。

7. 语言謇涩的病因多属（   ）

A. 热扰心神   B. 痰火扰心   C. 风痰阻络

D. 心气不足   E. 心阴大伤

【正确答案】C   【易错答案】D

【答案分析】语言謇涩的病因多为风痰阻络所致，乃中风之先兆或后遗症，并非心气不足。

8. 呼吸气急而短促，数而不相接续的是（   ）

A. 少气   B. 夺气   C. 气粗

D. 短气   E. 气微

【正确答案】D   【易错答案】A

【答案分析】呼吸气急而短促，气短不足以息，数而不相接续为短气的表现，要注意与少气区别。少气主要以气少不足以息，言语无力为表现。

9. 下列与虚喘发作关系最密切的是（   ）

A. 心、肺   B. 肝、肺   C. 肺、肾

D. 脾、肺   E. 脾、肾

【正确答案】C   【易错答案】A

【答案分析】喘可分虚实，根据发作的缓急、呼吸的深长或短浅、声音的高低来区分，多与肺、心病变有关，也与脾、肾有关。实喘多与肺失宣肃有关，而虚喘多由肺肾亏虚，气失摄纳，或心阳气虚所致。故选C。

10. 咳声重浊，痰稀色白者，辨证属（   ）

A. 风寒   B. 痰湿   C. 燥热

D. 脾虚   E. 肺气虚

【正确答案】A   【易错答案】B、E

【答案分析】咳声重浊，多属实证，可见于寒痰湿浊停聚于肺，痰稀色白多为风寒所致咳嗽。痰湿所致的咳嗽，其痰的特征应为量多色白，易于咯出。燥邪所致咳嗽，多为干咳无痰或少痰。肺气虚所致的咳嗽，其咳声应为轻清低微，而且痰稀量少。故选 A。

11. 热邪壅肺证，多属热邪犯肺，肺津被灼所致，表现为（　　　）

A. 咳嗽，咯痰稀白　　　　　B. 咳嗽，痰多泡沫　　　　C. 咳喘，咯痰黄稠

D. 咳嗽，痰少难咯　　　　　E. 咳喘，痰多易咯

【正确答案】C　　　　　　　【易错答案】D

【答案分析】咳喘，咳痰黄稠，多属热邪犯肺，肺津被灼所致。咳嗽，痰少难咯，多属燥邪犯肺或阴虚肺燥所致。

12. 咳声不扬，痰稠色黄，不易咯出者，证属（　　　）

A. 风热袭表　　　　　　　　B. 寒邪客肺　　　　　　　C. 热邪犯肺

D. 寒痰阻肺　　　　　　　　E. 阴虚肺燥

【正确答案】C　　　　　　　【易错答案】E

【答案分析】咳声不扬，痰稠色黄，不易咯出，多属热证，因热邪犯肺所致。阴虚肺燥者，多见干咳无痰或少痰。寒痰阻肺者，多见咳有痰声，痰多易咯。风热袭表者一般不出现咳嗽的表现。

13. 干咳无痰或痰少而黏者，证属（　　　）

A. 热邪犯肺　　　　　　　　B. 燥邪犯肺　　　　　　　C. 风热犯肺

D. 痰湿阻肺　　　　　　　　E. 肺肾阴虚

【正确答案】B　　　　　　　【易错答案】A

【答案分析】干咳无痰或痰少而黏，多见于燥邪犯肺或阴虚肺燥。热邪犯肺者，咳声不扬，痰稠色黄，不易咯出。痰湿阻肺者，咳嗽，痰多易咯。

14. 呕吐物秽浊有酸臭味者，多属于（　　　）

A. 寒呕　　　　　　　　　　B. 热呕　　　　　　　　　C. 伤食

D. 痰饮　　　　　　　　　　E. 肝胆郁热

【正确答案】C　　　　　　　【易错答案】B

【答案分析】呕吐可根据呕吐声音的强弱、吐势的缓急及呕吐物的性状等，判断其寒热虚实等病因病机。呕吐物秽浊有酸臭味者，多有暴饮暴食病史，致食滞胃脘，胃失和降，胃气上逆。呕吐物清稀，多数寒呕；呕吐物黏稠，多属热呕。

15. 热扰神明引起的呕吐多表现为（　　　）

A. 呕声微弱，吐势较徐缓　　B. 呕声壮厉，吐势较猛　　C. 喷射状呕吐

D. 朝食暮吐或暮食朝吐　　　E. 口干欲饮，饮后则吐

【正确答案】C　　　　　　　【易错答案】B

【答案分析】喷射状呕吐，多为热扰神明所致；呕声微弱，吐势较徐缓，多属虚寒证；呕声壮厉，吐势较猛，多属实热证；口干欲饮，饮后则吐，多因饮邪内停所致；朝食暮吐或暮食朝吐，

为胃反。

16. 水逆证的呕吐特点是（　　　）

A. 吐利并作　　　　　　　B. 饮后即吐　　　　　　　C. 朝食暮吐

D. 呕吐酸腐　　　　　　　E. 呕吐如喷

【正确答案】B　　　　　　【易错答案】A

【答案分析】口干欲饮，饮后则吐，即为水逆证。吐利并作多为霍乱。朝食暮吐为胃反。呕吐酸腐为伤食。呕吐如喷为热扰神明。

17. 嗳气频作连续，兼脘腹冷痛者，辨证属（　　　）

A. 寒邪客胃　　　　　　　B. 湿困脾胃　　　　　　　C. 肝气犯胃

D. 宿食内停　　　　　　　E. 胃虚气逆

【正确答案】A　　　　　　【易错答案】E

【答案分析】嗳气频作连续，兼脘腹冷痛，得温痛减者，多为寒邪犯胃或胃阳亏虚。嗳气声低沉断续，无酸腐气味，兼纳呆食少，多为胃虚气逆。嗳气酸腐，兼脘腹胀满，多因宿食内停。

18. 嗳气频作响亮，常因情志变化而增减者，证属（　　　）

A. 胃虚气逆　　　　　　　B. 寒邪客胃　　　　　　　C. 食滞胃脘

D. 肝气犯胃　　　　　　　E. 胃肠实热

【正确答案】D　　　　　　【易错答案】B

【答案分析】嗳气频作响亮，嗳气后胀减，常因情志变化而增减者，多见于肝气犯胃。嗳气频作，兼脘腹冷痛，得温痛减者，多为寒邪犯胃。

19. 下列不属于呃逆常见原因的是（　　　）

A. 偶感风寒　　　　　　　B. 热邪客胃　　　　　　　C. 寒邪客胃

D. 脾失健运　　　　　　　E. 胃气衰败

【正确答案】D　　　　　　【易错答案】A

【答案分析】呃逆常见的原因有寒邪或热邪客胃，胃气衰败。若饮食刺激，或偶感风寒，一般多为暂时性的，不治自愈。

（二）多选题

1. 语声洪亮有力，多属（　　　）

A. 阳证　　　　　　　　　B. 阴证　　　　　　　　　C. 寒证

D. 实证　　　　　　　　　E. 热证

【正确答案】ADE　　　　　【易错答案】漏选

【答案分析】语声洪亮有力，声音连续，多属阳、热、实证。语声低微，懒言，声音断续，多属阴、虚、寒证。

2. 新病音哑或失音的病因有（　　　）

A. 风寒袭肺　　　　　　　B. 风热袭肺　　　　　　　C. 肺肾精气内伤

D. 痰湿壅肺   E. 气阴耗伤

【正确答案】ABD   【易错答案】C、E

【答案分析】新病音哑或失音，多属实证，多因外感风寒或风热袭肺，或痰湿壅肺，肺失清肃所致。气阴耗伤、肺肾精气内伤多见于久病音哑或失音者。

3. 错语是指（　　　）

A. 语言错乱   B. 说后自知   C. 笑骂无常

D. 喃喃不休   E. 以上都不是

【正确答案】AB   【易错答案】D

【答案分析】错语是指患者神识清楚而语言时有错乱，语后自知言错的症状。喃喃不休是独语的表现。

4. 独语可见于（　　　）

A. 心气不足   B. 气郁痰结   C. 温病热入心包

D. 阳明腑实证   E. 伤寒蓄血证

【正确答案】AB   【易错答案】C、D、E

【答案分析】独语可见于心气虚弱，气郁痰阻。温病热入心包或阳明腑实证者，可见谵语。伤寒蓄血证者可出现狂言。

5. 痰火扰心，精神失常可见（　　　）

A. 谵语   B. 郑声   C. 错语

D. 独语   E. 狂言

【正确答案】AE   【易错答案】漏选或多选

【答案分析】谵语、郑声、狂言都是在神识不清的状态下出现的语言异常，但谵语、狂言多属实证、阳证，可见于痰火扰心证。而郑声多见于虚证。错语是在神识清楚的情况下出现的语言错乱，语后自知。独语是指自言自语，喃喃不休，见人语止的症状，有虚实之分，多属阴证。

6. 喘证常见于（　　　）

A. 风寒袭肺   B. 痰热壅肺   C. 肺肾亏虚

D. 痰火扰心   E. 心气不足

【正确答案】ABC   【易错答案】漏选 A

【答案分析】喘证有虚实之分。实证多与肺有关，分为外感与内伤，外感风寒袭肺，或内有痰热壅肺，饮停于肺、水气凌心等所致；虚证多与肺、肾及心有关，多是肺肾亏虚，心阳气虚所致，故选 ABC。风寒袭肺证常见咳嗽，但严重者也可见气喘，注意不要漏选。

7. 下列属于顿咳表现的有（　　　）

A. 咳声阵发，发则连声不绝   B. 声音嘶哑，吸气困难

C. 咳声终止时有鸡鸣样回声   D. 咳声如犬吠

E. 伴有哮鸣音

【正确答案】AC 　　　　　　【易错答案】B

【答案分析】顿咳即百日咳，咳声短促，呈阵发性、痉挛性，连声不断，咳后回声，多见于小儿。咳声如犬吠、声音嘶哑、吸气困难均是白喉的表现，故不选。

8. 嗳气的病因有（　　　）

A. 宿食停滞 　　　　　　 B. 胃虚气逆 　　　　　　 C.寒邪客胃

D. 肝气犯胃 　　　　　　 E. 风寒袭肺

【正确答案】ABCD 　　　　　　【易错答案】漏选或多选

【答案分析】嗳气多由宿食内停，肝气犯胃，寒邪犯胃，胃阳亏虚，胃虚气逆等导致胃气上逆而出现。风寒袭肺一般不见嗳气，但偶感风寒，一时胃气上逆动膈可出现呃逆。

9. 呃逆的病因为（　　　）

A. 寒邪客胃 　　　　　　 B. 热邪客胃 　　　　　　 C.胃气衰败

D. 肝郁脾虚 　　　　　　 E. 肝胃不和

【正确答案】ABC 　　　　　　【易错答案】E

【答案分析】引起呃逆的原因有寒邪或热邪客胃，胃气衰败，饮食刺激等。久病、重病呃逆不止多是胃气衰败，故选ABC。而肝胃不和可出现嗳气。故在学习中应注意区分引起嗳气、呃逆原因的异同。

10. 胃反的临床特点是（　　　）

A. 食后即吐 　　　　　　 B. 朝食暮吐 　　　　　　 C.暮食朝吐

D. 呕吐如喷 　　　　　　 E. 干呕无物

【正确答案】BC 　　　　　　【易错答案】多选或错选

【答案分析】胃反多为脾胃阳虚所致，其表现为朝食暮吐，暮食朝吐。

（三）判断题

呃逆不都属于病态。（　　　）

【正确答案】正确。

【答案分析】因饮食刺激或偶感风寒导致一时性胃气上逆动膈时可出现短暂呃逆，可不治自愈，不属病态。

（四）简答题

1. 简述闻呼吸的一般临床意义。

【正确答案】患者呼吸正常，说明形病气未病；患者呼吸异常，说明形气俱病。呼吸气粗、疾出疾入，多属热证、实证；呼吸气微、徐出徐入，多属寒证、虚证。

【答案分析】闻呼吸属于听声音的范畴。一般根据患者的呼吸是否出现异常、呼吸音的粗细、呼吸的缓急等方面来评定寒热虚实。

2. 如何鉴别实喘和虚喘?

【正确答案】实喘病程短，发病急骤，息粗声高，以呼出为快，多为风寒袭肺或痰热壅肺，痰饮停肺，肺失宣肃所致。虚喘病程长，病势缓慢，时轻时重，息微声低，以吸入为快，为肺肾亏虚，气失摄纳，或心阳气虚所致。

【答案分析】喘分虚实，多从病程长短、发作的缓急、呼吸声的高低、以呼出还是吸入为主等方面来区分。

3. 简述喘和哮的鉴别。

【正确答案】患者呼吸困难、急迫，张口抬肩，甚至鼻翼扇动，难以平卧，称为喘。若呼吸急促似喘，且喉中有哮鸣声音者为哮。喘和哮常并称，其区别在于喘以气息急促为主，哮以喉中鸣响而言。喘不兼哮，但哮必兼喘。

【答案分析】哮和喘是临床常见的症状，关键的鉴别点是有无哮鸣音。

4. 呕吐如何辨别寒热虚实?

【正确答案】吐势徐缓，声音微弱，呕吐物清稀者，多属虚寒证;吐势较猛，声音壮厉，吐出黏稠黄水，或酸或苦者，多属实热证。

【答案分析】根据呕吐声音的强弱和吐势的缓急，可判断其寒热虚实。

5. 如何根据患者呃逆的特点分辨虚实寒热?

【正确答案】呃声频作，高亢而短，其声有力者，多属实证、热证;呃声低沉而长，声弱无力，多属虚证、寒证。

【答案分析】呃逆可根据呃逆声音的高低、有力无力等分辨寒热虚实。

6. 如何根据嗳气和气味来辨别病情?

【正确答案】嗳气酸腐多为宿食内停，属实证。嗳气频作而响亮，因情志变化而增减者，多为肝气犯胃，属实证。嗳气声低沉断续，无酸腐气味多为胃虚气逆，多见于年老体虚久病之人，属虚证。嗳声频作而无酸腐气味，多为寒邪客胃，属寒证。

【答案分析】根据嗳气的声响和气味的不同，可判断寒热虚实。

第二节　嗅气味

嗅气味，是指嗅患者身体所发出的各种气味以及分泌物、排泄物的气味的一种诊病方法。凡物腐败，则气味变异。正常人气血流畅，脏腑经络功能正常，不会出现异味。患病后，气血失运，秽浊不除，故产生异常气味。

◎ **重点** ◎

1. 嗅气味包括的内容及意义

2. 口气异常的临床意义

3. 异常汗气的特点及临床意义

4. 痰、涕之气改变的一般临床意义

5. 二便之气异常变化的临床意义

6. 经、带、恶露气味变化的临床意义

7. 病室气味的临床意义

◎ **难点** ◎

1. 辨呕吐物之气的临床意义

辨呕吐物气味，可判断病证的寒热性质。呕吐物清稀无臭味者，多属胃寒；气味酸臭秽浊者，多属胃热。呕吐未消化食物，气味酸腐者，为食积。呕吐脓血而腥臭者，为内有溃疡。

2. 病室气味的常见病证

若是病室中有血腥臭，多是患有失血证者；有尿臊臭（氨味），可见于肾虚水肿病晚期者；有烂苹果气味（酮体气味），多见于消渴病患者，均属病之危重证候。若因服有毒食物或药物的患者，病室亦有相应的气味，如服敌敌畏及饮酒过量等。但病室的异常气味，也与卫生护理较差有关，应加以注意。

精选习题

扫码获取
同步习题

（一）单选题

1. 胃有宿食者，可闻到（　　）

A. 口气臭秽　　　　　　　B. 口气酸臭　　　　　　　C. 口气酒臭

D. 口气腐臭　　　　　　　E. 口中散发烂苹果气味

【正确答案】B　　　　　　【易错答案】A、D

【答案分析】正常人呼吸或讲话时，口中没有异常气味散发。口气酸臭，多属食积胃肠；口气臭秽，多属胃热；口气腐臭，多是内有溃腐脓疡；口气臭秽难闻，牙龈腐烂者，为牙疳。口中散发烂苹果气味可见于消渴重症，口气酒臭可见于饮酒。

2. 病室有烂苹果样气味提示（　　）

A. 溃腐疮疡　　　　　　　B. 有机磷中毒　　　　　　C. 消渴病危重期

D. 失血　　　　　　　　　E. 脏腑衰败

【正确答案】C　　　　　　【易错答案】B

【答案分析】病室气味是由病体本身或排出物所散发的。临床上通过嗅病室气味，可作为推断病情及诊断特殊疾病的参考。腐臭气见于溃腐疮疡；有蒜臭味见于有机磷中毒；病室有烂苹果样气味见于消渴病危重期酮症；有血腥味见于失血；有尸臭见于脏腑衰败。其中，蒜臭和烂苹果味是常考内容，注意区分。

（二）多选题

口臭多见于（　　　）

A. 口腔不洁   B. 热毒内盛   C. 消化不良

D. 湿热内蕴   E. 龋齿

【正确答案】ACE   【易错答案】多选或错选

【答案分析】口中散发臭气，即为口臭，多与口腔不洁、龋齿、便秘或消化不良有关。

第三章 问诊

第一节 问诊的意义及方法

◎ **重点** ◎

1. 问诊的意义

2. 问诊的具体方法

3. 问诊的注意事项

◎ **难点** ◎

问诊的方法

问诊必须熟练掌握问诊内容，在掌握理论知识，积累临床经验的同时，还应注意：①环境要安静适宜，以免受到干扰，必要时单独询问；②态度要严肃和蔼；③不用医学术语询问，应用通俗易懂的语言进行询问；④避免资料片面失真，全面地收集但不可暗示、套问；⑤重视主诉的询问，要围绕主诉进行询问，但危重患者应扼要询问，不必面面俱到。

精选习题

扫码获取
同步习题

单选题

《难经》中认为问而知之谓之（　　）

A. 神　　　　　　　　　　B. 圣　　　　　　　　　　C. 巧

D. 工　　　　　　　　　　E. 能

【正确答案】D　　　　　　【易错答案】E

【答案分析】《难经》认为，望、闻、问、切四诊是一种神圣工巧的技能。其曰："望而知之谓之神，闻而知之谓之圣，问而知之谓之工，切而知之谓之巧。"同时应注意"神圣工巧"皆指技能，没有高低的差别。

第二节 问诊的内容

◎ **重点** ◎

1. 问一般情况的内容

2. 主诉的含义，书写主诉的要求

3. 现病史的含义和内容，现病史的询问方法

4. 既往健康状况和既往患病情况询问的内容

5. 个人生活史询问的内容

◎ **难点** ◎

1. 主诉

主诉的学习首先要掌握主诉的概念。主诉指患者就诊时最感痛苦的症状或体征及其持续时间。其次要掌握问主诉的重要意义。主诉往往是疾病的主要矛盾所在，通过对主诉的询问可初步估计疾病的范畴、类别和病情的轻重缓急。

2. 现病史

现病史的学习，首先掌握现病史的概念。现病史是指患者从起病到此次就诊时疾病发生、发展和变化，以及治疗经过和现在症状。其次应当注意与既往史和个人生活史的鉴别。

精选习题

扫码获取
同步习题

（一）单选题

1. 下列不属于问诊中一般情况的是（　　　）

A. 姓名　　　　　　　　B. 性别　　　　　　　　C. 年龄

D. 职业　　　　　　　　E. 主诉

【正确答案】E　　　　　　　　【易错答案】D

【答案分析】问诊的内容中"一般情况"与"主诉"为同级别内容，而不是包含与被包含的关系。

2. 下列不属于问诊中问现病史的是（　　　）

A. 发病情况　　　　　　　B. 病变过程　　　　　　　C. 诊治经过

D. 接种疫苗情况　　　　　E. 现在症状

【正确答案】D　　　　　　　　【易错答案】E

【答案分析】现病史的内容包括起病到此次就诊疾病发生、发展和变化，以及治疗经过和现在症状，而接种疫苗情况属于问既往史中的内容。

3. 下列属于问既往史的是（　　　）

A. 问患者社会经历　　　　B. 问发病的时间与诱因　　　　C. 问素体健康状况

D. 问患者的饮食嗜好　　　E. 问配偶的患病情况

【正确答案】C　　　　　　　　【易错答案】A

【答案分析】既往史是指患者以往的患病情况和健康状况，包括素体康状况，如健康、虚弱

或多病等。问患者社会经历属于问个人生活史的相关内容。

4. 下列不属于问诊中问个人生活史的是（　　　）

A. 生活经历　　　　　　B. 精神情志　　　　　　C. 饮食起居

D. 素体健康状况　　　　E. 婚姻生育

【正确答案】D　　　　　【易错答案】B

【答案分析】素体健康状况属于既往史的内容。患者精神情志的询问容易被误认为既往史。

5. 婚姻生育情况属于问诊中的（　　　）

A. 一般情况　　　　　　B. 现病史　　　　　　　C. 既往史

D. 家族史　　　　　　　E. 个人生活史

【正确答案】E　　　　　【易错答案】C

【答案分析】婚姻生育情况属于问诊内容中的个人生活史。既往史又称为过去病史，包括平素的身体健康状况和过去的患病情况。

（二）名词解释

1. 主诉

【正确答案】主诉是指患者就诊时感受最明显或最痛苦的主要症状、体征及其持续的时间。

【易错答案】容易漏答持续时间这一要点。

【答案分析】主诉的解释应包括症状、体征及其持续的时间两部分，如头痛 3 天。

2. 现病史

【正确答案】现病史是指患者从起病到本次就诊时疾病的发生、发展及其诊治的经过。

【易错答案】容易漏答诊治经过这一要点。

【答案分析】现病史的解释应包括发生、演变、诊治和现在症状等要点。

3. 既往史

【正确答案】既往史是指患者平素的身体健康状况和过去的患病情况，又称过去病史。

【易错答案】容易与个人生活史混淆。

【答案分析】既往史的解释应包括"健康"与"患病"两个要点。

（三）简答题

1. 简述问诊的主要内容。

【正确答案】问诊是指医生对患者或陪诊者进行询问，以了解病情的诊病方法。问诊的主要内容有一般情况、主诉、现病史、既往史、个人生活史、家族史等。

【易错答案】容易漏答个人生活史。

【答案分析】问诊的重点内容是现在症状的问诊。

2. 简述询问个人生活史的意义。

【正确答案】个人生活史与疾病的发生和疾病的病理变化有一定的关系，如询问出生地、居住地及经历，对某些区域性的流行病的诊断有一定意义。

【易错答案】容易漏答"区域性的流行病"这一要点。

【答案分析】可结合询问个人生活史的概念答题，询问个人生活史是指询问患者的生活习惯、社会经历、饮食嗜好、工作情况及婚姻生育史等。

3. 简述问家族史的意义。

【正确答案】询问家族史对于了解患者有无可能发生传染病和遗传性疾病具有重要意义。

【易错答案】容易漏答"传染病"这一要点。

【答案分析】可结合询问家族史的概念答题，询问家族病史是指对患者的直系亲属，如子女、父母、兄弟姐妹及配偶的健康状况和患病情况的询问。

第三节　问现在症

◎ **重点** ◎

1. 问寒热的含义，恶寒、恶风、畏寒的区别，恶寒发热、但寒不热、但热不寒、寒热往来的概念和临床意义

2. 问汗的内容，有汗无汗、特殊汗出、局部汗出的概念、分类、表现及临床意义，自汗、盗汗、绝汗、战汗的概念、表现及临床意义

3. 导致疼痛的病因和病机，疼痛的性质，不同部位疼痛的特点和诊断意义

4. 头晕、胸闷、心悸、胁胀、脘痞、腹胀、身重、拘挛、乏力、身痒、麻木的含义及临床意义

5. 耳鸣、耳聋、重听、目痒、目痛、目眩的含义

6. 失眠、嗜睡的含义和临床意义

7. 临床常见饮食异常症状的含义和意义

8. 大便便次、便质、便色、排便感异常的主要表现和临床意义，小便尿次、尿量、尿色、排尿感异常的主要表现和临床意义

9. 问月经、问带下的内容，正常月经、正常带下的表现

10. 问小儿出生前后情况，预防接种、发病原因

◎ **难点** ◎

1. 恶寒

恶寒的学习，首先要掌握恶寒的概念。恶寒是指患者自觉怕冷的感觉，加厚衣被，或近火取暖，寒冷不缓解者。其次要理解"有一分恶寒就有一分表证"的表述。这种表述是用来强调"恶寒"这一症状在诊断表证方面的重要意义，并非完全绝对，因为还有如肠痈、疮疡、瘟疫等也可见到。第三要结合卫气的功能深入理解恶寒。卫气的功能为防御外邪、温养全身和调控腠理。卫气具有防御外邪入侵的作用，卫气充盛则护卫肌表，不易招致外邪侵袭。卫气充足，机

体得卫阳之温养，则可维持人体体温的相对恒定。卫气能够调节控制腠理开合，促使汗液有节制地排泄。外邪侵袭体表，卫阳失温则出现恶寒，卫阳郁遏则出现发热。

2. 寒热往来

寒热往来的学习，首先是概念方面要和恶寒发热相区别，两者皆有寒热特征，恶寒发热是寒热同时出现，寒热往来是指恶寒与发热交替出现。其次是寒热往来发无定时产生的机制，少阳为少火，也称为小阳、嫩阳、一阳，抗邪力弱于太阳、阳明，于是邪犯少阳，正邪相争，从而正胜则发热，邪胜则恶寒。

3. 问疼痛

问疼痛的内容一是询问疼痛的部位，二是询问疼痛的性质，三是询问疼痛的时间及对按压的反应。问疼痛发生的部位，对了解病变所在的脏腑经络有一定的意义。问清疼痛的性质，可以分辨引起疼痛的病因与病机。问清疼痛的时间及对按压的反应，有助于对病证寒、热、虚、实的判断。

4. 泄泻

泄泻是指便次增多，大便稀软不成形，甚或呈水样的病症，常见的有湿热泻、食积泻、脾虚泻、肾虚泻和肝郁脾虚泻等。临证可据大便的性状及兼症鉴别不同原因所致之泄泻。暴注下泄，便如黄糜，伴肛门灼热者，为大肠湿热泻；腹胀腹泻，泄下物酸腐臭如败卵，伴嗳腐吞酸者，为伤食泻；食后腹痛而泻，伴有纳少者，为脾虚泻；泻在黎明，下利清谷，伴腰膝酸软者，为脾肾阳虚；腹痛即泻，泻后痛减，泄泻与情绪变化有关者，为肝郁脾虚泻。

5. 问小便

小便为津液所化，与肾之气化、脾之运化、肺之宣降、三焦气化活动均有关，了解小便情况对察知津液盈亏和相关内脏功能是否正常有重要的作用。问小便时要重点询问每日小便次数，小便的颜色、质地（有无血液、砂石）、量的多少，排尿时的感觉，以及伴见症状等。

6. 失眠

失眠又称不寐，是指患者难以入睡，或睡后易醒，或彻夜难眠的病症。心肾不交所致失眠，伴有心悸、心烦、腰膝酸软，或梦遗等症；心脾两虚所致失眠，伴有心悸、纳差、腹胀、便溏等症；胆郁痰（火）内扰所致失眠伴有惊悸、多梦、口干苦等症；食积胃脘所致失眠，伴有脘胀、厌食、嗳腐吞酸等症。

7. 问月经

经期异常有先期、后期和先后不定期 3 类。月经先期多因血热迫血妄行，或气虚，气不摄血而致；月经后期多因寒凝气滞，或痰郁血瘀；月经先后不定期多因肝气郁滞，气机逆乱，或脾肾虚损而致。

精选习题

（一）单选题

1. 以"十问"总结概括问诊的医学家是（　　）

A. 张仲景 　　　　　　　　　B. 陈修园 　　　　　　　　　C. 李时珍

D. 叶天士 　　　　　　　　　E. 张景岳

【正确答案】E　　　　　　　　　【易错答案】B

【答案分析】明代医家张景岳在总结前人问诊经验的基础上，编成《十问篇》，经清代陈修园略做修改，而成《十问歌》。张景岳为总结者，陈修园为修改者。故选 B。

2. 如果寒邪直中内脏，患者可见到的症状是（　　）

A. 恶寒重发热轻 　　　　　　　B. 但寒不热 　　　　　　　　C. 发热轻而恶风

D. 但热不寒 　　　　　　　　　E. 寒热往来

【正确答案】B　　　　　　　　　【易错答案】A

【答案分析】但寒不热是患者只觉怕冷而无发热的表现。若寒邪直中脏腑，可见但寒不热的里寒之征。

3. 风寒表证的寒热症状特点是（　　）

A. 但热不寒 　　　　　　　　　B. 但寒不热 　　　　　　　　C. 发热轻而恶风

D. 恶寒重发热轻 　　　　　　　E. 寒热往来

【正确答案】D　　　　　　　　　【易错答案】C

【答案分析】恶寒重发热轻是外感寒邪所致表寒证的特征。因为寒为阴邪，易伤阳气，又可阻遏阳气的宣散，故见此症。恶寒发热并见为表证特征之一，若此点不明则易错选 C。

4. 素体阳虚之人可见的症状是（　　）

A. 恶寒 　　　　　　　　　　　B. 发热 　　　　　　　　　　C. 畏寒

D. 潮热 　　　　　　　　　　　E. 壮热

【正确答案】C　　　　　　　　　【易错答案】A

【答案分析】素体阳虚之人，阳气不足，失于温煦，或久病伤阳者，由于温煦机体的热量减少，所以可见畏寒症状，而恶寒常与发热同时出现而见于表证。

5. 午后和夜间有低热形成的病因是（　　）

A. 阴虚 　　　　　　　　　　　B. 阳虚 　　　　　　　　　　C. 营分有热

D. 阳明腑实证 　　　　　　　　E. 气虚

【正确答案】A　　　　　　　　　【易错答案】C

【答案分析】阴虚潮热的特点为午后和夜间有低热；温病热入营分，潮热特点为发热以夜间为甚，两者需要重点鉴别。

6. 可出现自汗与盗汗并见的是（　　　）

A. 气虚证 　　　　　　　　B. 血瘀证 　　　　　　　　C. 气阴两虚证

D. 血虚证 　　　　　　　　E. 气血两虚证

【正确答案】C 　　　　　　【易错答案】E

【答案分析】自汗常见于气虚证、阳虚证，盗汗常见于阴虚证，而气阴两虚证可自汗与盗汗并见。

7. 里实热证的汗出特点为（　　　）

A. 冷汗淋漓 　　　　　　　B. 日间汗出，活动尤甚 　　C. 战栗而后汗出

D. 蒸蒸发热，汗出不已 　　E. 睡则汗出，醒则汗止

【正确答案】D 　　　　　　【易错答案】B

【答案分析】A项为亡阳的特点，B项为自汗的特点，C项为战汗的特点，E项为盗汗的特点。只有D项的表述为里实热证的汗出特点，由阳气盛蒸腾津液外达而导致。

8. 出现战汗多提示（　　　）

A. 邪去正安 　　　　　　　B. 邪胜正衰 　　　　　　　C. 邪正相争剧烈

D. 阴阳离决 　　　　　　　E. 阴虚

【正确答案】C 　　　　　　【易错答案】A、B

【答案分析】邪去正安、邪胜正衰为战汗后的两类不同结果。

9. 出现半身汗出的原因是（　　　）

A. 风痰阻滞经络 　　　　　B. 中焦郁热 　　　　　　　C. 阳气虚损

D. 阴虚火旺 　　　　　　　E. 以上都不是

【正确答案】A 　　　　　　【易错答案】C

【答案分析】半身汗出的病机是气血运行不畅，而且健侧有汗，患侧无汗，患侧气血不畅，营卫不通，津液皆通于另一侧。

10. 脾胃虚弱而致脘腹疼痛的特点是（　　　）

A. 隐隐作痛 　　　　　　　B. 痛如刀绞 　　　　　　　C. 冷痛喜温

D. 胀满疼痛 　　　　　　　E. 走窜不定

【正确答案】A 　　　　　　【易错答案】C

【答案分析】脾胃虚弱而致脘腹疼痛属于虚证疼痛，症见隐痛，脾胃虚寒的寒证疼痛则可见冷痛喜温。

11. 厥阴头痛的部位特点是（　　　）

A. 前额疼痛连及眉棱骨 　　B. 后头痛连项 　　　　　　C. 两侧太阳穴附近痛

D. 巅顶头痛 　　　　　　　E. 头痛连齿

【正确答案】D 【易错答案】C

【答案分析】足厥阴肝经上达巅顶，故选D。足少阳胆经行于头两侧，故头两侧痛，为少阳头痛。

12.胸闷，壮热，鼻翼扇动者，多属（ ）

A.心阳不足 B.痰饮停肺 C.痰热壅肺

D.寒邪客肺 E.肺肾气虚

【正确答案】C 【易错答案】B

【答案分析】壮热提示患者有肺热，B项与C项的相同之处都有痰邪，不同之处为一寒一热。

13.耳鸣渐生，声小时止者，辨证属（ ）

A.瘀血阻滞 B.肝胆火盛 C.痰浊上蒙

D.肾气虚弱 E.风邪上袭

【正确答案】D 【易错答案】A、C

【答案分析】肾开窍于耳，肾气虚弱，耳失充养，故有耳鸣渐生，声小时止，常兼重听之症。

14.突发耳鸣，声大如潮声，按之不减者，多因（ ）

A.肝胆火盛 B.阴虚火旺 C.肝肾阴虚

D.肾精亏损 E.心火亢盛

【正确答案】A 【易错答案】E

【答案分析】手足少阳经脉分布于耳，肝胆火盛可见突发耳鸣，答错原因往往是只记得病性不清楚病位。

15.耳鸣，以手按之可减轻者，多属（ ）

A.肝胆火盛 B.肾虚精亏 C.痰湿内蕴

D.外感风邪 E.肝火上炎

【正确答案】B 【易错答案】D

【答案分析】耳之虚证多责之肾，故选B。"以手按之可减轻"提示病证为虚证，而不是疾病较轻的表述。

16.目眩的表现为（ ）

A.视物不清 B.视物旋转 C.视物昏花

D.视力丧失 E.目睛上视

【正确答案】B 【易错答案】A、C

【答案分析】目眩多与头晕并见，而A、C两项仅是视力方面的问题。

17.饭后嗜睡，少气懒言，神疲倦怠，食少纳呆者者，多属（ ）

A.肝郁犯脾 B.痰湿困脾 C.心肾阳气虚衰

D.热入心包 E.脾气亏虚

【正确答案】E   【易错答案】B

【答案分析】痰湿困脾、脾气亏虚皆可见嗜睡，食少纳呆，但痰湿困脾可见头目昏沉、肢体困重等湿邪的症状，脾气亏虚可见气虚的表现，如少气懒言、神疲倦怠。

18. 症见渴喜热饮者，其病机是（   ）

A. 寒湿内盛   B. 湿热内蕴   C. 痰饮内停

D. 瘀血阻滞   E. 胃阴不足

【正确答案】C   【易错答案】A

【答案分析】渴喜热饮为痰饮内停的表现，由于津液停聚，化为痰饮，不能上承口腔而导致，寒湿不出现渴的症状。

19. 温病热入营分可见（   ）

A. 口渴喜饮   B. 渴喜热饮   C. 渴不冷饮

D. 渴不多饮   E. 但欲漱水不欲咽

【正确答案】D   【易错答案】A

【答案分析】热入营分，热伤津液出现口渴，但又因为热进入营分，可蒸腾营阴上腾于口，故不多饮。

20. 但欲漱水不欲咽者，其病机是（   ）

A. 湿热内蕴   B. 寒湿内盛   C. 痰饮内停

D. 瘀血阻滞   E. 胃阴不足

【正确答案】D   【易错答案】A

【答案分析】渴不多饮可见4种情况，其中，若瘀血阻滞，气不化津，可见但欲漱水而不欲下咽的症状。

21. 胃阴不足可见（   ）

A. 厌食   B. 消谷善饥   C. 食欲不振

D. 饥不欲食   E. 食量减少

【正确答案】D   【易错答案】C、E

【答案分析】饥不欲食是指患者有饥饿感但不欲进食或进食不多，常由胃阴不足，虚火内扰而致，饥不欲食的一个方面为"饥"，故易错选C、E。

22. 口酸是因为（   ）

A. 胃气上逆   B. 脾胃气虚   C. 脾胃湿热

D. 燥热伤津   E. 肝胃不和

【正确答案】E   【易错答案】C

【答案分析】口酸多见于伤食、肝胃郁热。形成口酸的原因为食滞胃脘，化腐生酸；酸味入肝，肝郁化热犯胃，胃失和降，则泛吐酸水。

23. 下列不属于导致便秘常见原因的是（ ）

A. 胃火炽盛   B. 津液亏虚   C. 阴血不足

D. 寒凝胃肠   E. 肝胃不和

【正确答案】E   【易错答案】D

【答案分析】排便正常需要大肠传导之职正常，大肠之气下降的同时需要津液的滋润。便秘有虚实之分，实证多由热邪内结或寒邪凝滞大肠所致，虚证多由阴血、津液亏虚，肠道失润，或气虚、阳虚、肠道传导无力所致。

24. 肝郁脾虚时的粪便特点是（ ）

A. 完谷不化   B. 便下脓血   C. 下注黄糜

D. 时干时稀   E. 先干后稀

【正确答案】D   【易错答案】E

【答案分析】肝郁脾虚所致的便质异常特点是时干时稀，其与先干后稀同属溏结不调中的内容，先干后稀的病机为脾虚。

25. 大便中夹杂有脓血黏液者，辨证属（ ）

A. 脾肾阳虚   B. 肝郁脾虚   C. 食积肠胃

D. 脾气不足   E. 湿热蕴结

【正确答案】E   【易错答案】B、C

【答案分析】由于湿热蕴结大肠，肠道脉络受损，故大便中夹杂有脓血黏液，为湿热痢疾的主要见症。

26. 大便夹有不消化食物，酸腐臭秽者，多因（ ）

A. 大肠湿热   B. 肝胃不和   C. 伤食积滞

D. 脾胃虚弱   E. 肝郁乘脾

【正确答案】C   【易错答案】D、E

【答案分析】D、E两项也可出现大便夹有不消化食物，但酸腐臭秽多由伤食而引起。

27. 小便频数，色黄而急迫者，病机为（ ）

A. 消渴病   B. 瘀血阻滞   C. 肾气不固

D. 肾阳不足   E. 膀胱湿热

【正确答案】E   【易错答案】C、D

【答案分析】膀胱的功能为贮尿和排尿，湿热侵袭膀胱，膀胱气化不利时，可见小便频数，尿少色黄而急迫。

28. 若月经推迟7天以上，量少、色淡而质稀者，辨证属（ ）

A. 血寒   B. 血虚   C. 血热

D. 血瘀   E. 气滞

【正确答案】B   【易错答案】A

【答案分析】血虚可导致冲任空虚,胞宫失养,故见月经推迟,且血量少,色淡而质稀。

29. 妇女月经先期而来,量多,色深而质稠,其辨证多属( )

A. 气虚不能摄血   B. 肝气郁滞   C. 血热内迫

D. 瘀血积滞   E. 寒凝血滞

【正确答案】C   【易错答案】A

【答案分析】血热迫血妄行,月经可提前而至;气虚不能摄血,同样可导致月经可提前而至,但气虚者色淡质稀。

30. 妇女带下色白,清稀如涕,无臭味,其病机为( )

A. 湿热下注   B. 冲任亏虚   C. 肝经郁热

D. 脾肾阳虚   E. 脾胃阳虚

【正确答案】D   【易错答案】B

【答案分析】冲任亏虚多引起月经病变,一般不引起带下病。

31. 带下状如凝乳或豆腐渣者,多因( )

A. 冲任亏虚   B. 湿浊下注   C. 肝经郁热

D. 脾虚湿盛   E. 肾精亏虚

【正确答案】B   【易错答案】D

【答案分析】带下量多常因湿邪,色黄多为有热,色白则为寒,凝乳或豆腐渣多为湿浊。

(二)多选题

1. 下列与微热有关的是( )

A. 气虚   B. 胃肠热盛   C. 小儿夏季热

D. 气郁   E. 阴虚

【正确答案】ACDE   【易错答案】B

【答案分析】微热指体温在38℃以下或仅自觉发热,病因较复杂,常见的原因有劳累后加重的气虚发热,兼有颧红、五心烦热的阴虚发热,与情志相关的气郁发热,还有秋凉自愈,多属气阴两虚的小儿夏季热。

2. 引起心悸的主要原因是( )

A. 心胆气虚   B. 胆郁痰扰   C. 心阳不足

D. 心血不足   E. 肝胃郁热

【正确答案】ABCD   【易错答案】E

【答案分析】心胆气虚、胆郁痰扰、心阳不足、心血不足皆是引起心悸的常见原因,而肝胃郁热一般不直接引起心悸。

3. 引起头晕的常见原因是( )

A. 气血亏虚   B. 肝阳上亢   C. 湿热蕴脾

D. 痰湿内阻　　　　　　　　　E. 肾虚精亏

【正确答案】ABDE　　　　　　　【易错答案】C

【答案分析】气血亏虚、肝阳上亢、肝火上炎、痰湿内阻、肾虚精亏是引起头晕的常见原因。

4. 引起嗜睡的主要原因是（　　　　）

A. 痰湿困脾　　　　　　B. 脾失健运　　　　　　C. 心肾阳虚

D. 邪闭心神　　　　　　E. 湿热蕴脾

【正确答案】ABCD　　　　　　　【易错答案】漏选 D

【答案分析】痰湿困脾、脾失健运、心肾阳虚、邪闭心神可引起嗜睡，湿热蕴脾不引起嗜睡，注意邪闭心神容易漏选。

5. 厌食的常见病机是（　　　　）

A. 湿热蕴脾　　　　　　B. 食滞胃脘　　　　　　C. 肝胆湿热

D. 脾胃虚弱　　　　　　E. 妊娠恶阻

【正确答案】ABCE　　　　　　　【易错答案】D

【答案分析】湿热蕴脾、食滞胃脘、肝胆湿热、妊娠恶阻是引起厌食的常见病机，脾胃虚弱一般不见于厌食，其饮食方面的改变为食欲减退、食量减少。

6. 泄泻的病因是（　　　　）

A. 肾阳虚衰　　　　　　B. 肾阴亏损　　　　　　C. 肠胃积滞

D. 大肠湿热　　　　　　E. 脾胃虚弱

【正确答案】ACDE　　　　　　　【易错答案】B

【答案分析】脾肾阳虚、肠胃积滞、大肠湿热、肝郁乘脾、外感风寒和湿热疫毒之邪是引起泄泻的常见原因。

7. 下列属于排便感异常的是（　　　　）

A. 排便不爽　　　　　　B. 里急后重　　　　　　C. 肛门气坠

D. 完谷不化　　　　　　E. 大便失禁

【正确答案】ABCE　　　　　　　【易错答案】D

【答案分析】完谷不化为便质异常中的内容。

8. 引起尿量减少的主要原因是（　　　　）

A. 热盛伤津　　　　　　B. 水液内停　　　　　　C. 湿热蕴结膀胱

D. 汗吐下伤津　　　　　　E. 心气亏虚

【正确答案】ABCD　　　　　　　【易错答案】E

【答案分析】引起尿量减少的主要原因有热、泻、汗、吐、下导致尿液化源不足，肺、脾、肾功能失常导致水液内停，湿热、瘀血、结石等导致水道不利。

9. 下列可由肾气不足而致的是（　　　）

A. 小便失禁　　　　　　　　B. 小便频数　　　　　　　　C. 小便涩痛

D. 小便余沥不尽　　　　　　E. 遗尿

【正确答案】ABDE　　　　　　【易错答案】C

【答案分析】小便涩痛可由湿热内蕴，热灼津伤，结石、瘀血阻滞，肝气郁结，阴虚火旺等导致。

10. 下列可见于大肠湿热的是（　　　）

A. 泻下黄糜　　　　　　　　B. 下利脓血　　　　　　　　C. 肛门灼热

D. 大便先干后稀　　　　　　E. 里急后重

【正确答案】ABCE　　　　　　【易错答案】D

【答案分析】湿热蕴结大肠，气机不畅，传导不利，则里急后重、泻下黄糜、下利脓血、肛门灼热，以上症状见于痢疾中的湿热痢疾。

11. 下列不可引起月经后期的是（　　　）

A. 阴虚火旺　　　　　　　　B. 阳盛血热　　　　　　　　C. 阳气亏虚

D. 肝郁血热　　　　　　　　E. 营血亏损

【正确答案】ABD　　　　　　【易错答案】C、E

【答案分析】引起月经后期的常见原因为营血亏虚，或阳气亏虚，无以化血，也可因气滞血瘀、寒凝血瘀、痰湿阻滞。

12. 引起痛经的原因是（　　　）

A. 气滞血瘀　　　　　　　　B. 湿热蕴结　　　　　　　　C. 寒凝胞宫

D. 气血两虚　　　　　　　　E. 痰湿内阻

【正确答案】ABCD　　　　　　【易错答案】E

【答案分析】痛经指经期或行经前后，周期性发生下腹部疼痛，或痛引腰骶，甚至剧痛难忍。其常见病因有气滞血瘀、湿热蕴结、寒凝胞宫、阳虚、气血两虚、肾精不足等。临床辨证需结合其他临床表现。

（三）名词解释

1. 潮热

【正确答案】潮热是指按时发热，或按时热势加重，如潮汐之有定时的症状。

【易错答案】容易漏答"如潮汐之有定时"。

【答案分析】潮热的解释应包括临床特征与"潮"的解释两个要点。

2. 但寒不热

【正确答案】但寒不热是指只感觉怕冷而无发热的症状。

【易错答案】对"但"的解释容易出错。

【答案分析】但寒不热的解释"但"是指"只是"。

3.完谷不化

【正确答案】完谷不化是指大便中夹有较多未消化的食物的症状。

【易错答案】容易漏答要点"大便中"。

【答案分析】完谷不化的解释要点为"大便中""未消化",多见于脾肾阳虚或伤食停滞。

4.里急后重

【正确答案】里急后重是指腹痛窘迫,时时欲泻,肛门重坠,便出不爽,常见于痢疾。

【易错答案】容易漏答要点"排便不爽"。

【答案分析】里急后重的解释要点为排便不爽,包括"里急——腹痛欲便""后重——肛门重坠",多为湿热蕴结大肠所致。

5.崩漏

【正确答案】崩漏是指非经期阴道出血的症状,其势急大量为"崩",势缓量少为"漏",两者合称"崩漏"。

【易错答案】容易漏答"阴道"这一部位要点。

【答案分析】崩漏的解释要点有时间、部位、势量3个要点。

6.闭经

【正确答案】闭经是指女子年逾18岁月经尚未来潮,或女子非孕期、哺乳期月经中止超过3个月的症状。

【易错答案】容易漏答要点"女子年逾18岁月经尚未来潮"。

【答案分析】闭经的解释要点为原发性与继发性两部分。

7.癃闭

【正确答案】癃闭是指排尿异常中小便不畅,点滴而出为"癃";小便不通,点滴不出为"闭",两者合称癃闭。

【易错答案】容易漏答要点两部分中的一部分。

【答案分析】癃闭的解释要点为"小便不畅""小便不通"两部分。

(四)简答题

1.简述十问歌的内容。

【正确答案】一问寒热二问汗,三问头身四问便,五问饮食六问胸,七聋八渴俱当辨,九问旧病十问因,再兼服药参机变,妇人尤必问经期,迟速闭崩皆可见,再添片语告儿科,天花麻疹全占验。

【易错答案】容易漏答第十问之后的内容。

【答案分析】张景岳编的《十问篇》,经清代陈修园略做修改,编成《十问歌》。

2.简述寒热往来的常见临床意义。

【正确答案】如果寒热往来发无定时,伴有口苦、咽干、目眩者,为伤寒少阳证;若寒战与高热交替，发有定时，一日一发，二日一发，或三日一发兼有头痛，多汗者，为疟疾。

【易错答案】容易混淆"发无定时""发有定时"两个要点。

【答案分析】可结合概念答题，寒热往来是指恶寒与发热交替而作的症状。这是邪正相争，互为进退而相持不下之故。

3. 简述泄泻的常见临床意义。

【正确答案】暴注下泄，便如黄糜，伴肛门灼热者，为大肠湿热泻；泄下物酸腐臭秽，伴嗳腐吞酸者，为伤食泻；食后腹痛而泻，伴有纳少者，为脾虚泻；泻在黎明，下利清谷，伴腰膝酸软者，为肾虚泻；腹痛即泻，泻后痛减，泄泻与情绪变化有关者，为肝郁脾虚泻。

【易错答案】容易漏答"肝郁脾虚泻"这一要点。

【答案分析】泄泻是指便次增多，大便稀软不成形，或呈水样的病症，常见的有湿热泻、食积泻、脾虚泻、肾虚泻和肝郁脾虚泻等。

4. 简述问小便的要点。

【正确答案】问小便时要重点询问每日小便次数，小便的颜色、质地（有无血液、砂石）、量的多少，排尿时的感觉，以及伴见症状等。

【易错答案】容易误答为小便改变的病症。

【答案分析】小便为津液所化，与肾之气化、脾之运化、肺之宣降、三焦气化活动均有关，了解小便情况对察知津液的盈亏和相关内脏功能是否正常有重要的作用。

5. 简述失眠的常见临床意义。

【正确答案】心肾不交的失眠，伴有心悸、心烦、腰膝酸软，或梦遗等症；心脾两虚的失眠，伴有心悸、纳差、腹胀、便溏等症；胆郁痰（热）扰的失眠，伴有惊悸、多梦、口干苦等症；心火炽盛的失眠，伴有面赤、口渴、口疮等症；食积胃脘的失眠，伴有脘胀、厌食、嗳腐吞酸等症。

【易错答案】容易漏答心肾不交、心脾两虚、胆郁痰（热）扰、心火炽盛、食积胃脘中的要点。

【答案分析】失眠又称不寐，是指患者难以入睡，或醒后易醒，或彻夜难眠的病症。

6. 简述妇女经期异常的常见临床意义。

【正确答案】月经先期多因血热迫血妄行，或气虚，气不摄血而致；月经后期多因寒凝气滞，或痰郁血瘀而致；月经先后不定期多因肝气郁滞、瘀血内阻、脾肾虚损而致。

【易错答案】答题容易偏重于答某一要点，需要注意的是"月经先期""月经后期""月经先后不定期"3个要点。

【答案分析】经期异常有先期、后期和先后不定期3类。

7. 简述妇女经量异常的常见临床意义。

【正确答案】月经量多，常因血热、气虚、瘀血阻滞所致；月经量少，多因于阴精不足、血寒、血瘀、痰湿阻滞等所致；闭经，多因气虚血少、气滞血瘀、血寒等所致；崩漏，多因阳热迫血妄行，或气虚气不摄血引起。

【易错答案】容易漏答"闭经""崩漏"等要点。

【答案分析】经量异常有月经量多、月经量少、闭经、崩漏等不同情况。

（五）论述题

1. 试述但热不寒的问诊内容及其意义。

【正确答案】患者只觉发热、恶热而无怕冷的症状称为但热不寒，多为阳盛或阴虚所致。根据热势、发热时间及发热的特点等，其可分为3型：①壮热：指患者持续高热不退者，多见于外感热病的极期，为里实热证。②潮热：指发热如潮汐之有规律者，临证中又有阴虚潮热、阳明潮热和温病营分潮热3种。③微热：指患者自觉发热而体温并无升高或轻度升高者，临证中可见于阴虚证，或脾气虚损，及气阴不足之证。

【易错答案】要点不全面。

【答案分析】答题时要答出壮热、潮热、微热的要点，每个要点要答出概念和常见临床意义。

2. 试述汗出的问诊内容及其意义。

【正确答案】问汗时要询问患者有无汗出、汗出的时间、汗出的部位、汗出的多少、汗出的性质、颜色以及主要伴见的兼症等。问汗的主要内容：一是问汗出的有无。若表证无汗，多为表寒证；表证有汗，为表虚证或太阳中风证。里证无汗，多为阴液亏虚或津血不足，汗出无源所致；里证有汗，多为里热炽盛或气虚、阳虚、阴虚所致。二是特殊汗出的辨别。自汗，是阳气虚弱，腠理不固所致；盗汗，是阴虚阳盛，虚热蒸腾所致；战汗，是邪正剧争所致，为疾病的转折点；绝汗，往往见于亡阴、亡阳之危重证。三是问汗出的部位。头汗者，多因邪气侵袭上焦，或中焦湿热蕴结，或久病气虚；半身汗，多见于偏瘫、截瘫或痿证；手足汗，常因阳明胃肠蕴热之故。

【易错答案】容易侧重于某一方面详细答题，忽视了其他要点，最常见的是围绕"特殊汗出"这一要点进行答题。

【答案分析】答题要答出"汗出的有无""特殊汗出""问汗出的部位"3个要点。

3. 试述不同性质疼痛的问诊内容及其意义。

【正确答案】不同性质的疼痛，可以反映引起疼痛的病因和病机，对临床辨证有很重要的价值，因此对疼痛性质的询问十分必要。

胀痛见于胸胁脘腹为肝郁气滞，见于头目为肝火上炎、肝阳上亢；刺痛为各种原因所致瘀血阻滞；冷痛见于寒证，可为实寒、虚寒；灼痛多见于热证，无论实热或虚热均可致之；绞痛多为有形之邪如结石、瘀血、蛔虫或寒邪凝滞引起；隐痛多是气血不足，或阳虚，失去充养或温煦引起；重痛多是湿邪阻滞经脉之故；掣痛与筋脉有关，多因血虚或寒侵肝脉所致；空痛多是气血衰少，精髓空虚所致的虚性疼痛；酸痛有虚实之分，实证为湿邪阻滞引起，虚证为肾虚骨髓失充引起；走窜痛常因风邪或气机阻滞所致；固定痛多因瘀血阻滞引起。另外，在询问疼痛性质的同时，还应询问疼痛持续的时间及是否喜按。

【易错答案】要点回答不全面。

【答案分析】应答出胀痛、刺痛、冷痛、灼痛、绞痛、隐痛、重痛、空痛、掣痛、酸痛、走窜痛、固定痛 12 个要点。

4. 试述食欲食量的问诊内容及其意义。

【正确答案】询问患者的食欲及食量，对判断脾胃功能的强弱及疾病的预后转归有重要的意义。若不欲饮食，多因湿邪困脾，或脾胃虚弱，或食滞内停所致。若食欲亢进，多食易饥，伴有口渴多饮者，多为胃火炽盛所致。若有饥饿感而不欲进食者，多为胃阴不足，虚热内扰之故。若食欲渐复，食量渐增，提示胃气来复，病情在逐渐好转。若患者食欲渐衰，食量渐减，提示脾胃功能衰退，病情加重。若久病之人，本不能食，突然食欲大振，食量大增，甚至暴食者，是脾胃之气将绝的除中征兆。儿童喜食异物者，常属虫积之象。

【易错答案】要点回答不全面。

【答案分析】应答出不欲饮食、消谷善饥、饥不欲食、食量变化等要点。

第四章　切诊

第一节　脉诊

脉诊，亦名切脉，是医生用手指切按患者动脉，根据脉动应指的形象，以了解病情、辨别病证的诊察方法。它是四诊的重要组成部分，也是中医所特有的诊断方法。历代医家对其诊断作用颇为重视。

一、诊脉概述

◎ **重点** ◎

1. 脉诊的原理

2. 诊脉的部位、时间、指法

3. 诊脉时患者的体位

4. 举、按、寻、总按、单按等指法的要点

5. "平息"的含义

6. "五十动"的意义

7. 脉象的要素

◎ **难点** ◎

1. "诊脉独取寸口"的原理

诊脉独取寸口是指单独切桡骨茎突内侧一段桡动脉的搏动，根据其脉动形象，以推测人体生理、病理状况的一种诊察方法。《素问·五脏别论》曰："胃为水谷之海，六腑之大源也，五味入口，藏入胃以养五脏气，气口亦太阴也。是以五脏六腑之气味，皆出于胃，变见于气口。"《难经·一难》曰："寸口者，脉之大会，手太阴之动脉也。"都说明了独取寸口的道理，即一是由于寸口位于手太阴肺经的原穴部位，是脉之大会，手太阴肺经起于中焦，所以在寸口可以观察胃气的强弱；二是由于脏腑气血皆通过百脉朝会于肺，所以脏腑的生理病理变化能反映于寸口脉象；三是寸口处为桡动脉，该动脉行径较为固定，解剖位置表浅，便于诊察。

2. 寸口分候脏腑的内容

后世对寸口分候脏腑，大致均以《黄帝内经》为依据而略有变更。目前关于寸口分配脏腑的标准如下。

左寸：心与膻中　　　　　　　　右寸：肺与胸中

左关：肝、胆与膈　　　　　右关：脾与胃

左尺：肾与小腹　　　　　　右尺：肾与小腹

3. 寸口分候脏腑的依据

寸口分候脏腑的分配方法是根据《黄帝内经》"上竟上""下竟下"为原则，即体现了上（寸脉）以候上（身躯上部），下（尺脉）以候下（身躯下部）的原则。但必须指出的是，寸口分配脏腑，其所候的是五脏六腑之气，而不是脏腑之脉出于何部，正如李时珍所说："两手六部皆肺经之脉，特取此以候五脏六腑之气耳，非五脏六腑所居之处也。"

4. 诊脉指法要领

（1）选指：医生选用左手或右手的食指（示指）、中指与无名指进行诊脉。

（2）布指：中指按在掌后高骨内侧关脉部位，食指按关前的寸脉部位，无名指按关后的尺脉部位，三指应呈弓形，指头平齐，以指腹按触脉体。布指的疏密要和患者的身长相适应，身高臂长者，布指宜疏；身矮臂短者，布指宜密。

（3）运指：指医生布指之后，采用举、按、寻、总按和单按等指法变化以体察脉象。

精选习题

扫码获取
同步习题

（一）单选题

1.《脉经》中把小肠配属于（　　　）

A. 左尺　　　　　　　　B. 右尺　　　　　　　　　　C. 左寸

D. 右寸　　　　　　　　E. 以上都不是

【正确答案】C　　　　　【易错答案】A、B、D

【答案分析】在寸口六部脏腑分候中，五脏及胃、胆、膀胱的分属部位，各家基本相同，分歧主要在大、小肠和三焦。产生分歧的原因：一是根据脏腑经络相表里的关系，把肺与大肠定位于右寸，心与小肠定位于左寸；二是根据脏腑的解剖位置，"尺主腹中"，所以把大小肠定位在尺部；三是将尺部定位为三焦者，只是个别医家的建议。因此，对有分歧的内容需多加注意。

2. 左右手寸关尺分候脏腑，目前一般是（　　　）

A. 左：心，肝，肾；右：肺，脾，肾

B. 左：心，脾，肾；右：肺，肝，肾

C. 左：肺，脾，肾；右：心，肝，肾

D. 左：脾，肺，肾；右：心，肝，肾

E. 左：心，肺，肾；右：肝，脾，肾

【正确答案】A　　　　　【易错答案】B

【答案分析】关于寸口分候脏腑，最易出错的是左关和右关，肝和脾的对应位置出错。记住一句话："左手心肝肾，右手肺脾肾"。

3. 下列关于寸口诊脉法的说法，不正确的是（　　　）

A. 始见于《黄帝内经》　　　　B. 由张仲景首创　　　　C. 详于《难经》

D. 推广于《脉经》　　　　E. 临床最为常用

【正确答案】B　　　　【易错答案】A、C

【答案分析】寸口诊脉始见于《黄帝内经》，详于《难经》，推广于晋代王叔和的《脉经》。由于寸口部位解剖位置较为浅表，诊脉时方便易行，便于诊察，所以在临床上是最为常用的诊脉部位。

4. 与脉象形成的相关脏器中最重要的是（　　　）

A. 心　　　　B. 肺　　　　C. 脾胃

D. 肝　　　　E. 肾

【正确答案】A　　　　【易错答案】B

【答案分析】脉象的形成与各个脏腑都有关系，但与心的关系最为密切，故选A。

5. 医生手指用力较重，甚至按到筋骨以体察脉象的方法，称为（　　　）

A. 举法　　　　B. 寻法　　　　C. 按法

D. 总按　　　　E. 单按

【正确答案】C　　　　【易错答案】B

【答案分析】举法是指三指轻放，触及脉的皮肤的方法（浮取）；按法用力较重，甚至按到筋骨以体察脉象（沉取）；寻法指中等用力，按至肌肉，调节指力，左右推寻，体察脉象。总按是指三指同时用大小相等的指力诊脉的方法，从总体上辨别寸、关、尺三部和左、右两手脉象的形态、脉位、脉力等。单按是指用一个手指诊察一部脉象的方法。

（二）多选题

1. 切脉主要诊察的内容是（　　　）

A. 浮沉　　　　B. 迟数　　　　C. 强弱

D. 缓急　　　　E. 以上都不是

【正确答案】ABCD　　　　【易错答案】漏选

【答案分析】诊脉主要诊察的内容是脉象的要素，分为位、次、形、势4个方面。脉位是指脉位的浅深、长短。脉次是指脉的快慢及节律。脉形是指脉的大小、软硬。脉势是指脉的强弱、缓急等。每一种脉象都可用这4个要素进行分析表述，但有的脉可表现为其中一个脉象要素的变化，如浮脉；有的脉则表现为几个脉象要素的变化，如濡脉（浮细软）。

2. 仲景三部诊法是指诊（　　　）

A. 神门脉　　　　B. 太溪脉　　　　C. 寸口脉

D. 合谷脉　　　　E. 趺阳脉

【正确答案】BCE　　　　【易错答案】A、D

【答案分析】诊脉的部位历史上有多种，包括三部九候诊法、人迎寸口诊法、仲景三部诊法及寸口诊法。仲景三部诊法常用寸口、跌阳、太溪三部诊法。

3. 寸口部位所指的三部九候包括（　　　）

A. 天、人、地 B. 寸、关、尺 C. 浮、中、沉

D. 上、中、下 E. 人迎、寸口、跌阳

【正确答案】BC 【易错答案】D

【答案分析】寸口脉左右两手各有寸、关、尺三部，寸、关、尺三部又可施行浮、中、沉三候。寸口诊法的三部九候和遍诊法的三部九候名同而实异。

4. 与脉象形成有关的是（　　　）

A. 气血的运行 B. 心脏的搏动 C. 肺朝百脉

D. 肝藏血 E. 脾统血

【正确答案】ABCDE 【易错答案】漏选

【答案分析】脉象的形成与心脏的搏动、心气的盛衰、脉管的舒缩和气血的盈亏直接有关，同时与整体脏腑功能活动的关系密切。肺主气，朝百脉；脾为气血生化之源，脾统血，使血液不溢于脉外；肝藏血，指肝有贮藏血液、调节血量的作用；肾藏精，是脏腑功能的动力源泉，肾气充盛则脉搏重按不绝，尺脉有力。

5. 医生诊脉时常用的指法包括（　　　）

A. 举法 B. 按法 C. 寻法

D. 单按 E. 总按

【正确答案】ABCDE 【易错答案】漏选

【答案分析】医生诊脉时，布指之后通常采用举、按、寻、总按和单按等指法交替变化以体察脉象。

6. 诊脉时对患者体位的要求是（　　　）

A. 坐位 B. 仰卧 C. 心脏与寸口同水平

D. 直腕 E. 手心向上

【正确答案】ABCDE 【易错答案】漏选

【答案分析】诊脉时，让患者取坐位或仰卧位，手臂放平和心脏近于同一水平，直腕，手心向上，并在腕关节下垫布枕，以便于切脉。

7. 脉象要素包括（　　　）

A. 脉搏 B. 脉位 C. 至数

D. 脉宽 E. 脉长

【正确答案】BCDE 【易错答案】A

【答案分析】脉象要素包括位、次、形、势。脉位是指脉动显现的部位和长度，诊脉时应诊察脉搏显现部位的浅深、长短。脉次是指脉搏跳动的至数和节律，诊脉时应诊察脉搏的频率快慢和节律是否均匀。脉形是指脉搏跳动的宽度等形态，诊脉时应诊察脉搏的大小、软硬的等形

状。脉势是指脉搏应指得强弱、流畅等趋势。

（三）判断题

1.小儿寸口短，常以"一指定三关"，此即叫作"单按"。（　　）

【正确答案】错误。

【答案分析】"一指定三关"指小儿脉寸、关、尺部位甚短，故以一指按寸、关、尺三部，不必细分寸、关、尺三部。"单按"指诊成人脉，以一指诊察寸、关、尺某一部脉象的方法。

2."举"指轻取诊脉；"按"指重取诊脉；"寻"指中取诊脉。（　　）

【正确答案】正确。

【答案分析】举法是指三指轻放，触及脉的皮肤的方法，为"浮取"；按法用力较重，甚至按到筋骨以体察脉象，为"沉取"；寻法指用力不轻不重，按至肌肉而取脉，为"中取"。

（四）简答题

1.简述"诊法常以平旦"的原因。

【正确答案】由于脉象是一项非常灵敏的生理与病理信息，其发生的变化与气血运行有密切关系，并受饮食、运动、情绪等因素影响。清晨未起床、未进食时，机体内外环境比较安定，脉象能较正确地反映机体的基础生理情况，同时也比较容易发现病理性脉象。故"诊脉常以平旦"。

【答案分析】《素问·脉要精微论》指出："诊法常以平旦，阴气未动，阳气未散，饮食未进，经脉未盛，络脉调匀，气血未乱，故乃可诊有过之脉。"按此原文回答亦可。虽然清晨是诊脉的理想时间，但是现在一般很难做到，特别是门诊、急诊的患者，就不能拘泥于平旦了。

2.简述诊脉时"平息"的意义。

【正确答案】平息是指诊脉时，医生要保持呼吸自然均匀，用自己的呼吸计算患者脉搏的至数。其主要意义为：一是以医生的一次正常的呼吸为时间单位，来检测患者的脉动次数；二是在诊脉时，平息有利于医生思想集中，仔细辨别脉象。

【答案分析】平息的意义有两个方面，回答本题先解释什么是平息，再阐述意义。

3.简述诊脉需要诊"五十动"的意义。

【正确答案】每次诊脉，每侧脉搏跳动不应少于50次，所以两手候脉时间以3～5分钟为宜。其意义为：一是有利于仔细辨别脉搏的节律变化；二是提醒医生在诊脉时不得三举两按，草率从事。

【答案分析】这是对诊脉在时间上的要求，诊脉时间过短或是过长都不行。

4.简述"诊脉独取寸口"的原理。

【正确答案】①寸口位于手太阴肺经的原穴太渊所在之处，十二经脉之气会聚于此，故称为"脉之大会"。②肺朝百脉，脏腑气血变化能通过肺经反映于寸口。③寸口在腕后，此处肌肤薄嫩，脉易暴露，切按方便。

【答案分析】在寸口部位诊脉，古已有之，其原理可从寸口的部位、寸口的脉气等方面进行解释。

二、正常脉象

正常脉象是指正常人在生理条件下出现的脉象，亦称为平脉。平脉是正常生理功能的反映，具有一定的变化规律和范围，而不是固定不变的一、二种脉象。

◎ 重点 ◎

1. 平脉的基本特征（有胃、有神、有根）

2. 脉象的生理变异

3. 四季平脉

◎ 难点 ◎

对"有胃""有神""有根"的理解

"有胃"主要反映了脾胃运化功能的盛衰和营养状况的优劣。《素问·平人气象论》指出："人以水谷为本，脉以胃气为本。"脉有胃气的特点，《素问·玉真脏论》说："脉弱以滑是有胃气。"此处弱是指柔和，滑是指流利的意思，说明脉有胃气指的是脉的和缓、从容、流利。

"有神"反映了脏气充盈、精气之盛衰和心之功能健旺与否。《景岳全书·脉神章》曰："谓脉中有力即有神矣，若数极迟败中不复不力为无神也。"陈士铎的《辨脉论》云："按指之下有条理，先后秩然不乱者，此有神之至。"综合前人之说，脉有神的含义主要有两个方面：一是应指有力柔和；二是节律整齐不乱。

"有根"关系到肾气的盛衰。肾乃先天之本，元气之根，人身十二经脉全赖肾间动气之生发，肾气犹存，好比树木之有根，枝叶虽枯，根本不坏，当有生机，所以脉有根主要表现在尺脉有力、沉取不绝两个方面。

精选习题

扫码获取
同步习题

（一）单选题

1. 下列不属于平脉生理变异的是（　　　）

A. 瘦人脉常浮　　　　　　　　　　　　B. 婴儿每分钟脉搏可达 120 次

C. 饭后脉多缓而乏力　　　　　　　　　D. 运动员脉多缓而有力

E. 运动后脉多弦硬

【正确答案】C　　　　　　　　【易错答案】A、B、D

【答案分析】正常人的脉象不尽相同，在学习中除了需要掌握正常人脉象的一般特点，还要掌握脉象会受其他因素影响而发生变化，此时发生变化的脉象并非说明其有相应的病证出现，所以对于脉象需特别加以注意区分是病理变异还是生理变异导致的。

2. "四季平脉" 应是（　　　）

A. 春钩、夏弦、秋石、冬毛　　　　　　B. 春弦、夏钩、秋毛、冬石

C. 春毛、夏石、秋钩、冬弦　　　　　　D. 春弦、夏钩、秋石、冬毛

E. 春石、夏弦、秋毛、冬钩

【正确答案】B　　　　　　　　【易错答案】D

【答案分析】季节气候的变化影响着人体的生理活动，故脉象上也会出现变化。平人脉象与四季气候相应，形成了四季脉象。《素问·脉要精微论》总结为"春胃微弦""夏胃微钩""秋胃微毛""冬胃微石"。

3. 运动、饱餐、饮酒后，脉多（　　　）

A. 平滑　　　　　　　　B. 软弱　　　　　　　　C. 弦硬

D. 艰涩　　　　　　　　E. 数有力

【正确答案】E　　　　　　　　【易错答案】A

【答案分析】脉象受劳逸、饮食等外部因素的影响，剧烈活动后，脉多洪数；酒后、饭后，脉稍数而有力。故选E。

4. 脉象出现于寸口背侧者，称为（　　　）

A. 六阴脉　　　　　　　　B. 太素脉　　　　　　　　C. 六阳脉

D. 反关脉　　　　　　　　E. 斜飞脉

【正确答案】D　　　　　　　　【易错答案】E

【答案分析】脉象出现于寸口背部，而不见于寸口，这是反关脉，为生理特异的脉位，不属于病脉。

5. 脉搏由尺部斜向手背者，称为（　　　）

A. 六阴脉　　　　　　　　B. 反关脉　　　　　　　　C. 太素脉

D. 六阳脉　　　　　　　　E. 斜飞脉

【正确答案】E　　　　　　　　【易错答案】B

【答案分析】脉不见于寸口，而从尺部斜向手背，称为斜飞脉，是桡动脉解剖位置的变异而导致的生理变异，不属于病脉。

（二）多选题

1. 脉有胃气的表现是（　　　）

A. 不浮不沉　　　　　　　　B. 不疾不徐　　　　　　　　C. 节律一致

D. 不大不小　　　　　　　　E. 从容和缓

【正确答案】ABCE　　　　　　　　【易错答案】D

【答案分析】脉有胃气是指脉象不浮不沉，不疾不徐，从容和缓，节律一致。

2. 脉之有根的主要表现为（　　　）

A. 不浮不沉　　　　　　　　B. 柔和有力　　　　　　　　C. 尺脉有力

D. 沉取不绝　　　　　　　　E. 从容和缓

【正确答案】CD　　　　　　【易错答案】A、B、E

【答案分析】脉有根是指尺脉沉取，应指有力。

3. 脉之有神的主要表现为（　　　　）

A. 不浮不沉　　　　　　B. 柔和有力　　　　　　C. 尺脉有力

D. 沉取不绝　　　　　　E. 节律整齐

【正确答案】BE　　　　　　【易错答案】A

【答案分析】脉有神是指脉象柔和有力，节律一致。

4. 下列会对脉象产生影响的外部因素有（　　　　）

A. 情志　　　　　　　　B. 脉位变异　　　　　　C. 饮食

D. 季节　　　　　　　　E. 劳逸

【正确答案】ACDE　　　　　【易错答案】B

【答案分析】5 个选项都会对脉象产生影响，但脉位变异属于个体因素，季节、情志、饮食、劳逸属于外部因素。

5. 下列不属于病理性脉象的是（　　　　）

A. 平脉　　　　　　　　B. 疾脉　　　　　　　　C. 反关脉

D. 结脉　　　　　　　　E. 斜飞脉

【正确答案】ACE　　　　　　【易错答案】B、D

【答案分析】不属于病理性的脉象，即常人可见到的脉象。平脉也可称为正常脉象，见于正常人；反关脉、斜飞脉是脉位变异的常人脉象。

6. 下列脉象属于生理变异范围内的是（　　　　）

A. 六阴脉　　　　　　　B. 六阳脉　　　　　　　C. 反关脉

D. 斜飞脉　　　　　　　E. 四季脉

【正确答案】ABCDE　　　　【易错答案】漏选

【答案分析】因人的体质不同，六脉同等沉细而无病候者，称为六阴脉；六脉同等洪大而无病候者，称为六阳脉。反关脉、斜飞脉是常人脉位变异的脉象；四季脉是因季节的不同，常人形成的与四季时令气候相适应的脉象。

（三）判断题

诊脉时在寸口部不见脉搏，并不等于都是无脉症。（　　　　）

【正确答案】正确。

【答案分析】除无脉症，寸口不见脉搏还可见于反关脉、斜飞脉。故在临床上，遇到寸口部不见脉搏的患者，不要过早地下"无脉症"的结论。

（四）简答题

简述平脉的脉象特征、临床意义。其生理变异与哪些因素有关?

【正确答案】平脉的脉象特征：一息四五至，不浮不沉，不大不小，从容和缓，流利有力，寸、关、尺三部均有脉，沉取不绝。临床意义：平脉反映机体气血充盈，脏腑功能健旺，阴阳平衡，精神安和的生理状态，是健康的象征。脉象的生理变异与年龄、性别、体质、生活起居、职业、精神情志及季节、昼夜、地理环境等因素有关。

【答案分析】回答本题需要掌握正常脉象的概念及相关内容。

三、病理脉象

◎ 重点 ◎

1.28 种常见脉（浮、沉、迟、数、洪、细、虚、实、滑、涩、长、短、弦、紧、促、结、代、芤、革、散、伏、牢、缓、濡、弱、微、动、疾）的脉象特征及临床意义

2. 相兼脉及其主病规律

3. 真脏脉的特征及临床意义

4. 妇人月经、妊娠、临产脉象的变化

5. 小儿常见病脉及临床意义

◎ 难点 ◎

1. 脉象鉴别（见表 1）

表 1　常见病脉鉴别表

类别	共同点	脉名	不同点	主病
浮脉类	轻取即得	浮	举之有余，按之不足	表证，亦见于虚阳浮越证
		洪	脉形宽大，来盛去衰	实热
		濡	浮细无力而软	虚证、湿证
		散	浮散无根，稍按则无，至数不齐	主虚，危重
		芤	浮大中空，如按葱管	常见于失血、伤阴等
		革	浮而搏指，中空边坚	多见于亡血、失精、半产、漏下
沉脉类	重按始得	沉	轻取不应，重按始得	里证
		伏	重按推至筋骨始得	邪闭、厥证、痛极
		弱	沉细无力而软	气虚、血虚、阳虚
		牢	沉按实大弦长	阴寒内盛，疝气癥积

续表

类别	共同点	脉名	不同点	主病
迟脉类	一息不足四至	迟	一息不足四至	主寒证、热结
		缓	一息四至，脉来怠缓	脾虚、湿证，亦见于平人
		涩	往来艰涩，迟滞不畅	主虚（精伤、血少），主滞（气滞、血瘀），痰食内停
		结	迟而时一止，止无定数	主寒、滞、虚，心病
数脉类	一息五至以上	数	脉来急促，一息五六至	热证，亦见于里虚证
		疾	脉来急数，一息七八至	阳极阴竭，元气欲脱
		促	数而时一止，止无定数	主热、滞、虚，心病
		动	脉短如豆，滑数有力	疼痛、惊恐
虚脉类	应指无力	虚	举按无力，软而空豁	主虚
		细	脉细如线，应指明显	气血两虚，诸虚劳损，又主湿病
		微	极细极软，似有似无	气血大虚，阳气衰微
		代	迟而中止，止有定数	主虚、滞，心病
		短	首尾俱短，常只显于关部	气虚、气郁
实脉类	应指有力	实	举按皆大而有力	实证
		滑	往来流利，应指圆滑	痰湿、食积、实热，青壮年，孕妇
		弦	端直以长，如按琴弦	肝胆病，疼痛，痰饮，或胃气衰败
		紧	脉紧张有力，状如转索	实寒证、疼痛、宿食
		长	首尾端直，超过本位	热证、实证、阳证，平人
		大	脉体宽大，但无汹涌之势	平人，病加重

2.常见脉象按脉象要素分类

（1）脉位类：①浮脉类：浮脉、芤脉、濡脉、洪脉、革脉、散脉。②沉脉类：沉脉、伏脉、牢脉、弱脉。

（2）脉率类：①数脉类：数脉、疾脉、促脉、动脉。②迟脉类：迟脉、缓脉、结脉。

（3）脉宽度类：①宽大脉类：大脉、洪脉、实脉、芤脉、牢脉。②细脉类：细脉、微脉、濡脉、弱脉。

（4）脉长度类：①长脉类：长脉、弦脉、牢脉、洪脉、实脉。②短脉类：短脉。

（5）脉力度类：①虚脉类：虚脉、濡脉、弱脉、微脉、散脉、芤脉、革脉。②实脉类：实脉、洪脉、长脉、弦脉。其中长脉、弦脉的脉力不及洪脉、实脉。

（6）脉流利度：①流利脉类：滑脉、动脉。②不流利脉类：涩脉、结脉、代脉、促脉。

（7）脉紧张度：①高紧张度类：弦脉、紧脉、革脉、牢脉。②低紧张度类：濡脉、弱脉、微脉、散脉、缓脉。

（8）脉均匀度脉律不均类：结脉、代脉、促脉、散脉、涩脉。

3. 相兼脉的临床意义

凡是由两种或两种以上的单因素脉同时出现，复合构成的脉象即称为"相兼脉"或"复合脉"。由于疾病的发展变化是错综复杂的，且患者有时可能患多种疾病，因此在脉象表现上也是多种多样的。只要不是构成脉象的要素完全相反的脉，一般均可相兼出现。相兼脉象的主病，多认为是各脉主病的综合。临床上常见的相兼脉所主病证举例如下。

（1）浮紧脉：主风寒表实证，或风寒痹痛。

（2）浮缓脉：主表湿证、表虚证。

（3）浮数脉：主风热袭表的表热证。

（4）浮滑脉：主表证夹痰或主风痰，常见于素体痰盛而又感受外邪者。

（5）沉迟脉：主里寒证，常见于脾胃阳虚，阴寒凝滞或寒邪直中三阴证。

（6）沉缓脉：主脾虚、水湿停留或长久锻炼的运动员。

（7）沉细脉：主阴虚或血虚。

（8）沉弦脉：主肝气郁滞，或水饮内停。

（9）沉涩脉：主血瘀，尤其常见于阳虚而寒凝血瘀者。

（10）弦数脉：主肝郁化火，或肝胆湿热，肝阳上亢等病证。

（11）弦紧脉：多见于寒证、痛证，常见于寒滞肝脉，或肝郁气滞等所致疼痛等。

（12）弦细脉：主肝肾阴虚，或血虚肝郁，或肝郁脾虚。

（13）弦缓脉：主肝郁脾虚。

（14）弦滑数脉：多见于肝火夹痰，肝胆湿热或肝阳上扰，痰火内蕴等病证。

（15）滑数脉：主痰热、痰火，或内热食积。

（16）细弱脉：主气血不足。

（17）洪数脉：主气分热盛，实热证。

（18）沉细数：主阴虚内热或血虚有热。

（19）沉迟涩：主寒凝血瘀。

（20）弦细数：主肝血不足，肝肾阴虚。

4. 妇人脉的特点

女子以血为本，又有经、孕、产等生理活动，故其脉诊亦有一定的特殊性。在经、孕、产等特殊的时期妇人的脉象会有相应的变化。在古代，由于诊察技术的限制，更依赖于脉诊区别经、孕、产脉。但现代的诊断技术发达，单靠脉诊来诊断妇人特殊时期的病理或生理变化，缺乏一定的可靠性，在学习时仅作为参考即可。

5. 小儿脉的特点

小儿为稚阴稚阳之体，脏腑娇嫩，气血旺盛，故其脉象与成人迥然不同。诊小儿脉，特别是 3 岁以内的婴幼儿，往往以望指纹代替脉诊，这对判断疾病的性质和指导临床意义重大。而对 3 岁以上的小儿才采用脉诊。

精选习题

扫码获取
同步习题

（一）单选题

1. 浮脉的脉象特征是（   ）

A. 举之有余，按之不足   B. 举之有余，按之则无   C. 轻取即得，来盛去衰

D. 轻取即得，细软无力   E. 轻取即得，中空外坚

【正确答案】 A   **【易错答案】** E

【答案分析】 浮脉，轻按即得，重按稍减而不空，即举之有余，按之不足。轻取即得，中空外坚，如按鼓皮，此乃革脉脉象特征。

2. 脉浮而大，来盛去衰的脉象是（   ）

A. 浮脉   B. 大脉   C. 散脉

D. 芤脉   E. 洪脉

【正确答案】 E   **【易错答案】** B

【答案分析】 洪脉的脉象特征为浮大有力，来盛去衰，状如波涛汹涌。大脉脉体宽大，但无来盛去衰，状如波涛汹涌之势。

3. 芤脉与革脉的相同特点是（   ）

A. 浮而不聚   B. 浮而无力，按之空虚   C. 脉位浅表，细软无力

D. 脉位浅表，脉位阔大   E. 浮而中空

【正确答案】 E   **【易错答案】** B

【答案分析】 芤脉的脉象特征是浮大中空，如按葱管；革脉的脉象特征是浮而搏指，中空边坚，如按鼓皮。

4. 沉脉的脉象特征是（   ）

A. 轻取不应，重按着骨始得   B. 轻取不应，沉而实大弦长   C. 轻取不应，重按始得

D. 轻取不应，沉而细软   E. 轻取不应，沉取坚着不移

【正确答案】 C   **【易错答案】** A

【答案分析】 沉脉，轻取不应，重按始得，即举之不足，按之有余。轻取不应，重按着骨始得，为伏脉的脉象特征。轻取不应，沉而实大弦长，为牢脉的脉象特征。

5. 脉来实大弦长，轻取中取均不应，唯重取始得的脉象是（   ）

A. 沉脉   B. 长脉   C. 实脉

D. 伏脉 E. 牢脉

【正确答案】E 【易错答案】D

【答案分析】沉脉、伏脉、牢脉都属于沉脉类的脉象，但唯有牢脉沉取实大弦长，坚牢不移。伏脉的特征是重按着骨始得，甚则暂伏不显。

6. 下列不属于沉脉类的是（ ）

A. 伏脉 B. 沉脉 C. 微脉

D. 弱脉 E. 牢脉

【正确答案】C 【易错答案】D

【答案分析】微脉的脉象特征为极细极软，似有似无，属虚脉类。弱脉的脉象特征为极软而沉细，属沉脉类。

7. 以脉位深沉为特征的脉象是（ ）

A. 沉脉、伏脉、涩脉 B. 沉脉、牢脉、细脉 C. 沉脉、伏脉、细脉

D. 沉脉、弱脉、牢脉 E. 沉脉、伏脉、紧脉

【正确答案】D 【易错答案】B

【答案分析】沉脉、弱脉、牢脉均属于沉脉类。涩脉属于迟脉类的脉象；细脉属于虚脉类脉象；紧脉属于实脉类的脉象。

8. 下列不可见迟脉的是（ ）

A. 寒邪凝滞 B. 阳气虚衰 C. 阳虚阴盛

D. 邪热内结 E. 阴虚内热

【正确答案】E 【易错答案】D

【答案分析】迟脉多见于寒证（迟而有力乃实寒，迟而无力则为虚寒），亦可见于邪热结聚的实热证。运动员或经过体力锻炼之人，正常人入睡后也可见到迟脉，此为生理性迟脉。阴虚内热属虚热证，故选 E。

9. 下列不属于迟脉类的是（ ）

A. 迟脉 B. 缓脉 C. 涩脉

D. 结脉 E. 促脉

【正确答案】E 【易错答案】C

【答案分析】促脉属于数脉类，迟、缓、涩、结均属于迟脉类。涩脉，脉细而行迟，往来艰涩，有细、迟、不匀 3 个特点。

10. 数脉的脉象特征是（ ）

A. 脉来一息七八至 B. 脉来一息四五至

C. 脉来一息五至以上而不满七至 D. 脉来一息五至以上，时而一止

E. 脉来一息五至以上

【正确答案】C 【易错答案】E

【答案分析】数脉，脉来急促，一息五六至，即一息五至以上而不满七至。脉来一息七八至，为疾脉。脉来一息四五至，为平脉。脉来一息五至以上，时而一止，为促脉。脉来一息五至以上，表述不够准确，可能是数脉，也可能是疾脉，故选C。

11. 数脉的主病是（　　　）

A. 气滞　　　　　　　　B. 血瘀　　　　　　　　C. 寒凝

D. 虚证　　　　　　　　E. 痰湿

【正确答案】D　　　　　　【易错答案】A、B、E

【答案分析】数脉多见于热证，亦可见于里虚证。这里的虚证多是指气血不足的虚证，特别是心气不足、心血不足证更多见数脉。若人体气血亏虚，为满足身体各个脏腑、组织、器官生理功能的需要，心气勉其力而行之，则表现为心动变快而脉动加速，脉率增宽，但必数而无力。故数脉主虚，这一点比较特殊，值得注意。

12. 下列脉象脉率不快的是（　　　）

A. 数　　　　　　　　　B. 促　　　　　　　　　C. 滑

D. 疾　　　　　　　　　E. 动

【正确答案】C　　　　　　【易错答案】E

【答案分析】数、疾、促、动均属于数脉类的脉象。滑脉，往来流利，应指圆滑，一般不见脉率增快。

13. 下列可见于平人的脉象是（　　　）

A. 弦脉　　　　　　　　B. 滑脉　　　　　　　　C. 洪脉

D. 短脉　　　　　　　　E. 数脉

【正确答案】B　　　　　　【易错答案】A、D

【答案分析】脉滑而和缓为平人之常脉，多见于青壮年。妇人脉滑而停经，则考虑妊娠。

14. 下列不属于涩脉主病的是（　　　）

A. 气滞　　　　　　　　B. 血少　　　　　　　　C. 湿阻

D. 伤精　　　　　　　　E. 血瘀

【正确答案】C　　　　　　【易错答案】A

【答案分析】涩脉主伤精、血少、痰食内停、气滞血瘀等证。

15. 三部脉举之无力，按之空虚的脉象是（　　　）

A. 散脉　　　　　　　　B. 芤脉　　　　　　　　C. 虚脉

D. 浮脉　　　　　　　　E. 革脉

【正确答案】C　　　　　　【易错答案】A、B、D

【答案分析】三部脉举按皆无力，按之空虚是虚脉，属于虚脉类。散脉、芤脉、浮脉、革脉均为浮脉类脉象。散脉，浮取散漫而无根；芤脉，浮大中空，如按葱管；革脉，浮而搏指，中空边坚。

16.下列脉象轻取不应指的是（　　　）

A.浮脉　　　　　　　　B.濡脉　　　　　　　　C.洪脉

D.牢脉　　　　　　　　E.芤脉

【正确答案】D　　　　　　【易错答案】B

【答案分析】牢脉属沉脉类脉象，沉取实大弦长，故不能轻取应指。濡脉，浮细无力而软。

17.邪气盛不见于（　　　）

A.实脉　　　　　　　　B.滑脉　　　　　　　　C.革脉

D.紧脉　　　　　　　　E.牢脉

【正确答案】C　　　　　　【易错答案】B

【答案分析】邪气盛则实，故本题考查主病不是实证的脉象。革脉可见亡血、失精，均为虚证。实脉可见于实证；滑脉可见于痰湿、食积、实热，青壮年，孕妇；紧脉可见于实寒证、疼痛、宿食；牢脉可见于阴寒内盛，疝气癥积。

18.脉来脉去俱盛，三部举按均有力的脉象是（　　　）

A.洪脉　　　　　　　　B.滑脉　　　　　　　　C.紧脉

D.弦脉　　　　　　　　E.实脉

【正确答案】E　　　　　　【易错答案】D

【答案分析】实脉的脉象特征为脉来去俱盛，三部举按均有力。洪脉，脉形宽大，来盛去衰。弦脉，端直以长，如按琴弦。滑脉，往来流利，应指圆滑。紧脉，绷急弹指，状如转索。

19.病理性缓脉常见于（　　　）

A.水饮停聚　　　　　　B.湿邪困阻　　　　　　C.气机阻滞

D.阴寒积聚　　　　　　E.瘀血阻滞

【正确答案】B　　　　　　【易错答案】A

【答案分析】缓脉有两种，一种是脉来和缓，一息四至（每分钟60～70次），见于正常人，亦称为平缓脉，是脉有胃气的一种表现，属生理性脉象；二是脉势纵缓，缓怠无力，属病理性脉象。病理性缓脉主湿病，脾胃虚弱。

20.下列不属于细脉主病的是（　　　）

A.气虚　　　　　　　　B.血虚　　　　　　　　C.劳损

D.湿病　　　　　　　　E.瘀血

【正确答案】E　　　　　　【易错答案】D

【答案分析】细脉主气血俱虚、诸虚劳损，主湿。

21.结脉、代脉、促脉的共同点是（　　　）

A.脉来较缓　　　　　　B.脉来时止　　　　　　C.止无定数

D.脉来缓慢　　　　　　E.止有定数

【正确答案】B　　　　　　【易错答案】C、E

【答案分析】结脉、代脉、促脉都属于歇止脉，即脉来时止。

22. 下列不属于复合脉的是（   ）

A. 散脉   B. 疾脉   C. 微脉

D. 结脉   E. 洪脉

【正确答案】B   【易错答案】C

【答案分析】凡是由两种或两种以上的单因素脉同时出现，复合构成的脉象即称为"相兼脉"或"复合脉"。临床上所见的脉象基本上都是复合脉。在28脉中，有的脉象属于单因素脉，有的脉象是由几种单因素合成。浮、沉、迟、数、长、短、大、小等便是单因素脉。疾脉只有脉率快一个因素，故选B。

23. 下列称谓不属于真脏脉的是（   ）

A. 怪脉   B. 败脉   C. 死脉

D. 绝脉   E. 衰脉

【正确答案】E   【易错答案】B

【答案分析】真脏脉是在疾病危重期出现的无胃、无神、无根的脉象，又称"败脉""绝脉""死脉""怪脉"。

24. 沉迟脉主（   ）

A. 里寒证   B. 肝郁气滞   C. 水饮内停

D. 气滞血瘀   E. 阴血亏虚

【正确答案】A   【易错答案】D

【答案分析】沉迟脉乃相兼脉。相兼脉的主病往往是各种单因素脉象主病的综合。沉脉主里，迟脉主寒，所以沉迟脉主里寒证。

25. 浮滑脉主（   ）

A. 内热食积   B. 太阳中风   C. 痰火内盛

D. 表证夹痰   E. 虚阳浮越

【正确答案】D   【易错答案】A

【答案分析】浮脉主表，滑脉可见于痰湿、食积、实热，所以浮滑脉主表证夹痰或主风痰，常见于素体痰盛而又感受外邪者。

26. 沉涩脉常见于（   ）

A. 肝郁气滞   B. 水饮内停   C. 阳虚血瘀

D. 脾肾阳虚   E. 血虚肝郁

【正确答案】C   【易错答案】E

【答案分析】涩脉主精伤、血少、气滞、血瘀，沉涩脉常见于血瘀，尤以阳虚而寒凝血瘀者多见，故选C。血虚肝郁多为弦细脉。

27. 芤脉的脉象特征为（　　　）

A. 轻取搏指，中空外坚　　　　B. 浮大无力，按之中空　　　　C. 脉位浅表，细软无力

D. 浮大无根　　　　　　　　　E. 三部脉举之无力，按之空虚

【正确答案】B　　　　　　　　【易错答案】A

【答案分析】芤脉的脉象特征为浮大中空，如按葱管。轻取搏指，中空外坚，为革脉。三部脉举之无力，按之空虚，为虚脉。

28. 下列脉象不主痛证的是（　　　）

A. 动脉　　　　　　　　　　　B. 弦脉　　　　　　　　　　　C. 紧脉

D. 伏脉　　　　　　　　　　　E. 滑脉

【正确答案】E　　　　　　　　【易错答案】D

【答案分析】滑脉主痰湿、食积、实热，并可见于青壮年、孕妇。动脉主疼痛、惊恐。弦脉主肝胆病、诸痛、痰饮。紧脉主寒证、疼痛、宿食。伏脉主邪闭、厥证、痛极。

29. 下列脉象不属于实脉类的是（　　　）

A. 结脉　　　　　　　　　　　B. 滑脉　　　　　　　　　　　C. 紧脉

D. 长脉　　　　　　　　　　　E. 弦脉

【正确答案】A　　　　　　　　【易错答案】E

【答案分析】结脉属于脉律不均类。滑脉、紧脉、长脉、弦脉属于实脉类。

30. 脉率迟缓，时见一止，止无定数的脉象是（　　　）

A. 代脉　　　　　　　　　　　B. 结脉　　　　　　　　　　　C. 促脉

D. 涩脉　　　　　　　　　　　E. 散脉

【正确答案】B　　　　　　　　【易错答案】A

【答案分析】促脉、代脉、结脉三者均有歇止的脉象。促脉的脉象特征为数而时止，止无定数；代脉的脉象特征为脉来一止，止有定数；结脉的脉象特征为缓而时止，止无定数；涩脉的脉象特征为形细而行迟，往来艰涩不畅，脉势不匀；散脉浮而无根。

31. 弱脉与濡脉的共同特点是（　　　）

A. 脉细如线　　　　　　　　　B. 脉来无力　　　　　　　　　C. 细而无力

D. 浮而无力　　　　　　　　　E. 沉而无力

【正确答案】C　　　　　　　　【易错答案】B

【答案分析】弱脉者，极软而沉细；濡脉者，浮细而软。故两者的共同特点是细软而无力。

32. 弦脉的脉象特征是（　　　）

A. 端直以长　　　　　　　　　B. 脉来绷急　　　　　　　　　C. 浮而搏指

D. 沉按实大　　　　　　　　　E. 状如波涛

【正确答案】A　　　　　　　　【易错答案】B

【答案分析】弦脉的脉象特征为端直以长，如按琴弦。紧脉的脉象特征为脉来绷急，紧张有力。

33.患病时出现大脉提示（　　　）

A.病情加重　　　　　　　　B.脏腑衰败　　　　　　　　C.真实假虚

D.正气增强　　　　　　　　E.真虚假实

【正确答案】A　　　　　　【易错答案】D

【答案分析】大脉是指脉体宽大，但无脉来汹涌之势，见于健康人，或病进。脉大而数实为邪实；脉大而无力则为正虚。

34.下列脉象不属于重按始得的是（　　　）

A.沉脉　　　　　　　　　　B.伏脉　　　　　　　　　　C.牢脉

D.革脉　　　　　　　　　　E.弱脉

【正确答案】D　　　　　　【易错答案】E

【答案分析】沉脉、伏脉、牢脉及弱脉均属于沉脉类，需重按始得。革脉，浮而搏指，中空边坚，属于浮脉类。

35.下列脉象的脉率不在一息五至以上的是（　　　）

A.动脉　　　　　　　　　　B.促脉　　　　　　　　　　C.数脉

D.结脉　　　　　　　　　　E.疾脉

【正确答案】D　　　　　　【易错答案】A

【答案分析】动脉、促脉、数脉、疾脉都属于数脉类。结脉属迟脉类，迟而时一止，止无定数。

36.弦细脉的主病为（　　　）

A.血虚肝郁　　　　　　　　B.寒滞肝脉　　　　　　　　C.肝郁气滞

D.肝胆湿热　　　　　　　　E.水饮内停

【正确答案】A　　　　　　【易错答案】C

【答案分析】弦脉主肝胆病、诸痛、痰饮，细脉主气血俱虚、诸虚劳损，主湿，故弦细脉主肝肾阴虚，或血虚肝郁，或肝郁脾虚。

37.促脉与结脉的区别是（　　　）

A.脉位的不同　　　　　　　B.至数的不同　　　　　　　C.脉势的不同

D.节律的不同　　　　　　　E.长短的不同

【正确答案】D　　　　　　【易错答案】B

【答案分析】促脉与结脉都属于歇止脉，但促脉数而时一止，止无定数；结脉迟而时一止，止无定数。两者的区别在于一个是数而一止，一个是迟而一止，故选D。

38.下列脉象不主实证的是（　　　）

A.弦　　　　　　　　　　　B.濡　　　　　　　　　　　C.滑

D.紧　　　　　　　　　　　E.长

【正确答案】B　　　　　　【易错答案】C

【答案分析】濡脉主虚证、湿证。弦脉、紧脉、长脉、滑脉均属于实脉类，主实证。

39. 弦脉与紧脉的共同点是（　　　）

A. 脉位　　　　　　　　　B. 脉形　　　　　　　　　C. 脉势

D. 流利度　　　　　　　　E. 紧张度

【正确答案】E　　　　　　【易错答案】D

【答案分析】从脉象要素来看，弦脉和紧脉属于脉势中脉紧张度增高的脉象。

40. 以下属于细脉相似脉的是（　　　）

A. 微、弱、散脉　　　　　B. 濡、微、伏脉　　　　　C. 微、濡、虚脉

D. 微、弱、濡脉　　　　　E. 虚、弱、微脉

【正确答案】D　　　　　　【易错答案】E

【答案分析】根据脉象要素进行脉象分类，细脉类的脉象有细、微、弱、濡脉。散脉属于浮脉类，伏脉属于沉脉类，虚脉属于虚脉类。

41. 下列脉象不主虚证的是（　　　）

A. 细脉　　　　　　　　　B. 数脉　　　　　　　　　C. 濡脉

D. 代脉　　　　　　　　　E. 伏脉

【正确答案】E　　　　　　【易错答案】D

【答案分析】伏脉主邪闭、厥证、痛极；细脉主气血俱虚、诸虚劳损，主湿；数脉主热证及里虚证；濡脉主虚证、湿证；代脉主脏气衰，风、痛、跌仆损伤。

42. 下列脉象不主实证的是（　　　）

A. 革脉　　　　　　　　　B. 滑脉　　　　　　　　　C. 结脉

D. 紧脉　　　　　　　　　E. 弦脉

【正确答案】A　　　　　　【易错答案】C

【答案分析】革脉主亡血、失精、半产、漏下；滑脉主痰湿、食积、实热，亦可见于青壮年、孕妇；结脉主阴盛气结，寒痰瘀血；紧脉主寒证、疼痛、宿食；弦脉主肝胆病、诸痛、痰饮。

43. 弱脉与濡脉的区别是（　　　）

A. 脉体的大与小　　　　　B. 脉位的深与浅　　　　　C. 脉力的强与弱

D. 脉率的数与迟　　　　　E. 脉律的齐与乱

【正确答案】B　　　　　　【易错答案】C

【答案分析】弱脉软而沉细，濡脉浮细而软，故两者的区别在于脉位，一沉一浮。

44. 下列均主痛证的脉象是（　　　）

A. 紧脉、弦脉、短脉　　　B. 紧脉、伏脉、动脉　　　C. 弦脉、动脉、革脉

D. 伏脉、代脉、长脉　　　E. 弦脉、伏脉、短脉

【正确答案】A　　　　　　【易错答案】D

【答案分析】紧脉、弦脉、短脉的主病均可见疼痛。伏脉主闭、厥证、痛极；革脉主亡血、

失精、半产、漏下；长脉主阳气有余、阳证、热证、实证，或平人；代脉主脏气衰、疼痛、惊恐、跌仆损伤。

45. 芤脉与革脉的主要不同点是（　　）

A. 脉体的软硬　　　　　　B. 脉力的大小　　　　　　C. 脉形的长短

D. 脉率的快慢　　　　　　E. 脉律的齐否

【正确答案】A　　　　　　【易错答案】B

【答案分析】芤脉与革脉皆浮大中空，一如葱管，一如鼓皮。

46. 下列与痰饮无关的脉象是（　　）

A. 滑脉　　　　　　　　　B. 结脉　　　　　　　　　C. 紧脉

D. 弦脉　　　　　　　　　E. 濡脉

【正确答案】C　　　　　　【易错答案】E

【答案分析】本题主要考查脉象的临床意义。濡脉主诸虚或湿证。滑脉主痰饮、食滞、实热诸证。结脉多见于阴盛气结，寒痰血瘀，气血虚衰。紧脉见于实寒证、疼痛和宿食。弦脉主肝胆病、疼痛、痰饮等。

47. 下列脉象指下无脉气紧张之感觉的是（　　）

A. 弦脉　　　　　　　　　B. 紧脉　　　　　　　　　C. 长脉

D. 革脉　　　　　　　　　E. 牢脉

【正确答案】C　　　　　　【易错答案】D

【答案分析】脉紧张度增加的脉象有弦、紧、革、牢脉。长脉属于长脉类。革脉，浮而中空，如按鼓皮。用鼓皮形容亦说明革脉的紧张度增加。

48. 下列不属于气血不足证常见脉象的是（　　）

A. 虚脉　　　　　　　　　B. 细脉　　　　　　　　　C. 弱脉

D. 微脉　　　　　　　　　E. 结脉

【正确答案】E　　　　　　【易错答案】B

【答案分析】结脉属于迟脉类脉象，主阴盛气结，寒痰瘀血。虚、细、微、弱脉均为无力脉象，故主病多为虚证，均可见气血两虚。

49. 小儿实寒的脉象为（　　）

A. 浮数　　　　　　　　　B. 浮而有力　　　　　　　C. 沉而有力

D. 迟而有力　　　　　　　E. 迟而无力

【正确答案】D　　　　　　【易错答案】C

【答案分析】由于小儿疾病一般比较单纯，故其病脉也不似成人那么复杂。小儿诊脉主要以脉的浮、沉、迟、数辨病证的表、里、寒、热；以脉的有力、无力定病证的虚、实。浮脉多见于表证，浮而有力为表实，浮而无力为表虚；沉脉多见于里证，沉而有力为里实，沉而无力为里虚；迟脉多见于寒证，迟而有力为实寒，迟而无力为虚寒；数脉多见于热证，浮数为表热，沉数为食积。

50. 3 岁以内小儿的平脉为一息（   ）

A. 四五至   B. 五至   C. 五六至

D. 七八至   E. 无规律

【正确答案】D   【易错答案】A

【答案分析】小儿的平脉不能用成人的脉率作为判断标准。对于小儿来说，年龄越小，脉搏越快。2~3 岁的小儿，一息七八至，为平脉。一息四五至是成人的平脉脉率。

51. 5~6 岁小儿的平脉为一息（   ）

A. 五六至   B 六至   C. 七至

D. 七八至   E. 四五至

【正确答案】B   【易错答案】A

【答案分析】5~6 岁的小儿，每分钟脉跳 100 次左右，即一息六至。若一息四五至则为迟脉。

52. 妇人左关、尺脉忽洪大于右手，口不苦，身不热，多为（   ）

A. 月经不调   B. 闭经   C. 妊娠脉

D. 月经将至   E. 临产脉

【正确答案】D   【易错答案】A

【答案分析】女子有经、孕、产等特殊的生理活动及其相关病变，因而女子的脉诊亦有一定的特殊性。妇人左关、尺脉忽洪大于右手多为月经将至。月经不调可见关脉调和而尺脉弱或细涩。闭经可见尺脉虚细而涩。妊娠脉来滑数冲和。临产脉多浮，或脉数而滑或紧。

53. 妊娠脉的特点是（   ）

A. 脉来滑数冲和   B. 脉来洪大   C. 脉来弦紧

D. 脉来结代   E. 脉来和缓

【正确答案】A   【易错答案】B

【答案分析】妊娠脉脉来滑数冲和。

54. 下列不属于诊小儿脉象要点的是（   ）

A. 浮沉   B. 滑涩   C. 迟数

D. 强弱   E. 有力无力

【正确答案】B   【易错答案】D

【答案分析】小儿疾病一般比较单纯，其病脉也不似成人那么复杂。小儿诊脉主要以脉的沉浮、迟数、有力无力来辨病证的表里、寒热、虚实。

（二）多选题

1. 具有脉体细特点的脉象是（   ）

A. 微脉   B. 虚脉   C. 弱脉

D. 濡脉   E. 牢脉

【正确答案】ACD   【易错答案】B

【答案分析】根据脉的宽度分类，细脉类的脉象有细、微、濡、弱脉。虚脉主要是脉力不足，无明显的脉动宽度改变。

2. 一息不足四至的脉象是（   ）

A. 迟脉   B. 缓脉   C. 结脉

D. 牢脉   E. 弦脉

【正确答案】AC   【易错答案】B

【答案分析】迟脉、结脉均属于迟脉类脉象，一息不足四至。缓脉一息四至。牢脉、弦脉均为脉势增高的脉象，脉次未见改变。

3. 滑脉的临床意义为（   ）

A. 主痰饮   B. 主实热   C. 主瘀血

D. 主食滞   E. 主痛证

【正确答案】ABD   【易错答案】C、E

【答案分析】本题主要考查滑脉的主病。滑脉主痰湿、食积、实热，亦可见于青壮年、孕妇。

4. 主湿的脉象有（   ）

A. 细脉   B. 涩脉   C. 濡脉

D. 缓脉   E. 长脉

【正确答案】ACD   【易错答案】B、E

【答案分析】细脉主痰湿、食积、实热，亦可见于青壮年、孕妇。濡脉主虚证、湿证。缓脉主脾虚、湿证。涩脉主精伤、血少、气滞、血瘀。长脉主阳气有余、阳证、热证、实证，或平人。

5. 节律不齐的脉象有（   ）

A. 结脉   B. 代脉   C. 动脉

D. 散脉   E. 促脉

【正确答案】ABDE   【易错答案】漏选D

【答案分析】脉律不均类的脉象包括结脉、代脉、促脉、散脉、涩脉。其中，散脉容易遗漏，需注意。而动脉特征为短而滑数，无脉率异常。

6. 弦脉的临床意义为（   ）

A. 主痰饮   B. 主实热   C. 主肝病

D. 主食滞   E. 主痛证

【正确答案】ACE   【易错答案】D

【答案分析】本题主要考查弦脉的主病。弦脉主肝胆病、诸痛、痰饮。

7. 弦数脉的主病是（   ）

A. 肝火内蕴   B. 肝气郁结   C. 食积蕴热

D. 肝阳上扰　　　　　　　　　E. 肝胆湿热

【正确答案】ADE　　　　　【易错答案】漏选 D

【答案分析】弦脉主肝胆病、诸痛、痰饮，数脉主热证，亦主里虚，故弦数脉主肝郁化火，或肝胆湿热、肝阳上亢等病证。

8. 滑数脉的主病包括（　　　）

A. 痰火相兼　　　　　　B. 肝郁化火　　　　　　C. 内热食积

D. 外感风热　　　　　　E. 湿热

【正确答案】ACE　　　　　【易错答案】漏选 C

【答案分析】滑脉主痰湿、食积、实热，数脉主热证，亦主里虚，故滑数脉主痰热（火），湿热或内热食积。

9. 濡脉的主病有（　　　）

A. 气血不足　　　　　　B. 脾虚　　　　　　　　C. 湿邪困脾

D. 瘀血　　　　　　　　E. 痰饮

【正确答案】ABC　　　　　【易错答案】漏选 A、B

【答案分析】本题主要考查濡脉的临床意义。濡脉主虚证或湿困，此处的虚证主要是指脾虚及精血阳气的亏虚。

10. 临床上实热证可见（　　　）

A. 促脉　　　　　　　　B. 牢脉　　　　　　　　C. 迟脉

D. 动脉　　　　　　　　E. 滑脉

【正确答案】ACE　　　　　【易错答案】漏选 C

【答案分析】滑脉主痰湿、食积、实热。促脉主阳盛实热、气血痰食停滞及脏气衰败。迟脉主寒证，亦可见于邪热结聚之实热证。故选 ACE。

11. "真脏脉"的临床意义是（　　　）

A. 多见于疾病危重期　　　B. 主大实大热之证　　　C. 属阴阳离绝之候

D. 表示脏腑精气衰竭　　　E. 为胃气败绝之兆

【正确答案】ACDE　　　　　【易错答案】漏选 C

【答案分析】真脏脉是疾病危重期出现的脉象，其特征是无胃、无神、无根，临床意义为病邪深重，元气衰竭，胃气已败的征象。阴阳离绝亦是疾病危候，可见真脏脉。

12. 气血亏虚者常见（　　　）

A. 弱脉　　　　　　　　B. 虚脉　　　　　　　　C. 结脉

D. 短脉　　　　　　　　E. 细脉

【正确答案】ABCE　　　　　【易错答案】漏选 C

【答案分析】弱脉、虚脉、细脉均为应指无力之脉，故其主病多为虚证，以气血亏虚为主。结脉，缓而一止，止无定数，主阴盛气结，寒痰瘀血、久病见结脉，多为气血虚衰；短脉，只显于关部，有力主气郁，无力主气虚。

13. 实寒证者可见（　　）

A. 伏脉　　　　　　　　B. 紧脉　　　　　　　　C. 滑脉

D. 洪脉　　　　　　　　E. 牢脉

【正确答案】ABE　　　　　　【易错答案】漏选

【答案分析】伏脉、牢脉均重按始得，属于沉脉类，故其主病多为实证，且以实寒证为多见。紧脉主寒证、疼痛、宿食内停。滑脉多为痰湿、食积、实热。洪脉主热盛。

14. 弦脉常见于（　　）

A. 瘀血　　　　　　　　B. 湿热　　　　　　　　C. 肝病

D. 疼痛　　　　　　　　E. 痰饮

【正确答案】CDE　　　　　　【易错答案】A、B

【答案分析】本题主要考查弦脉的临床意义。弦脉多见于肝胆病、疼痛、痰饮等，或为胃气衰败，亦见于老年健康者。

15. 可见滑脉的是（　　）

A. 气机郁滞　　　　　　B. 食积胃肠　　　　　　C. 湿热内蕴

D. 燥痰结肺　　　　　　E. 妇女妊娠

【正确答案】BCE　　　　　　【易错答案】A、D

【答案分析】本题主要考查滑脉的临床意义。滑脉多见于痰饮、食积和实热等病证，亦见于青壮年、妇女的孕脉。

16. 痛证常见的脉象有（　　）

A. 滑脉　　　　　　　　B. 动脉　　　　　　　　C. 弦脉

D. 伏脉　　　　　　　　E. 紧脉

【正确答案】BCDE　　　　　　【易错答案】A

【答案分析】本题主要考查各个脉象的临床意义。动脉主疼痛、惊恐；弦脉主肝胆病、诸痛、痰饮；伏脉主邪闭、厥证、痛极；紧脉主寒证、疼痛、宿食；滑脉主痰湿、食积、实热，亦可见于青壮年、孕妇。

17. 涩脉的主病有（　　）

A. 气滞血瘀　　　　　　B. 痰积胶固　　　　　　C. 精伤血少

D. 湿邪阻滞　　　　　　E. 元气离散

【正确答案】ABC　　　　　　【易错答案】漏选B

【答案分析】本题主要考查涩脉的临床意义。涩脉，形细而行迟，往来艰涩不畅，脉势不匀。其主病，因艰涩不畅，可主"滞"，即气滞、血滞（血瘀）、痰滞；因形细行迟，可主"少"，即精伤、血少。

18. 至数较缓慢的脉象有（　　）

A. 迟脉　　　　　　　　　　B. 动脉　　　　　　　　　　C. 结脉

D. 促脉　　　　　　　　　　E. 缓脉

【正确答案】ACE　　　　　　　　　【易错答案】漏选 C

【答案分析】迟脉类的脉象有迟脉、结脉、缓脉。促脉、动脉均为数脉类。结脉为缓而一止，止无定数之脉。

19. 下列有脉动节律改变的脉象是（　　）

A. 涩脉　　　　　　　　　　B. 动脉　　　　　　　　　　C. 结脉

D. 代脉　　　　　　　　　　E. 促脉

【正确答案】ACDE　　　　　　　　【易错答案】漏选 A

【答案分析】脉节律发生改变的脉象，除了促、结、代脉以外，还有散脉、涩脉。动脉具有短、滑、数的特点。

20. 脉位浮的脉象有（　　）

A. 弱脉　　　　　　　　　　B. 洪脉　　　　　　　　　　C. 细脉

D. 革脉　　　　　　　　　　E. 牢脉

【正确答案】BD　　　　　　　　　【易错答案】漏选 B

【答案分析】本题主要考查浮脉类的脉象。洪脉脉位表浅，而弱脉、牢脉属沉脉类，细脉属虚脉类。

21. 脉位较沉的脉象有（　　）

A. 伏脉　　　　　　　　　　B. 牢脉　　　　　　　　　　C. 濡脉

D. 弱脉　　　　　　　　　　E. 散脉

【正确答案】ABD　　　　　　　　【易错答案】C

【答案分析】本题主要考查沉脉类的脉象。散脉、濡脉均属浮脉类。

（三）判断题

1. 脉来流利，应指圆滑者，不仅仅只有滑脉。（　　）

【正确答案】正确。

【答案分析】动脉亦是如此，动脉的特点是短、滑、数。

2. "反关脉""斜飞脉"属于"怪脉"。（　　）

【正确答案】错误。

【答案分析】反关脉、斜飞脉是正常脉的变异，不属病脉；怪脉又可称为真脏脉，乃无胃、神、根之脉，提示病情凶险。

3. 凡脉体细小的脉，就是细脉。（　　）

【正确答案】错误。

【答案分析】细脉脉象特征除了脉体小之外，还有应指明显的特点。此外，微脉、弱脉、濡脉等脉体均较细。

4. 脉体短而不及本位的脉不一定都是短脉。（　　　）

【正确答案】正确。

【答案分析】尚有动脉，动脉的特点是短、滑、数。

5. 数脉主热证，也可见于虚证。（　　　）

【正确答案】正确。

【答案分析】数脉亦见于虚证，气血不足的虚证。

（四）简答题

1. 简述4种主痛的脉象，并指出其脉象特征。

【正确答案】主痛的脉象有伏脉、动脉、弦脉、紧脉。其脉象特征分别为伏脉重按推筋至骨始得；动脉滑数有力，搏动部位短小，脉形如豆；弦脉端直而长，如按琴弦；紧脉脉来绷急，如牵绳转索。

【答案分析】本题主要考查对脉象特征和临床意义的掌握。故在学习时，要注意进行总结和分析。

2. 弦紧脉、弦滑数脉、弦细脉的临床意义是什么？

【正确答案】弦紧脉主寒，常见于寒滞肝脉，或肝郁气滞，两胁作痛等病证。弦滑数脉多见于肝火夹痰，肝胆湿热或肝阳上扰，痰火内蕴等证。弦细脉主肝肾阴虚或血虚肝郁，或肝郁脾虚等证。

【答案分析】本题主要考查弦脉相兼脉的主病。相兼脉的主病往往是各种单因素脉象主病的综合。

3. 简述虚、弱、微、细、濡脉的脉象特点。

【正确答案】虚脉、弱脉、微脉、细脉、濡脉均有脉来无力之象。其中，虚脉的特征是举之无力，按之空豁，应指松软；弱脉以极软而沉细为特征；微脉则极细极软，按之欲绝，若有若无；细脉以脉细如线、应指明显为特征；濡脉以浮而细软为特征。

【答案分析】本题主要考查虚脉类相似脉的区别。

4. 怎样鉴别结、促、代脉？

【正确答案】促、结、代三脉的共同点是均为脉律不齐，其形成多与心的病变有关。结脉是以脉率缓慢而有不规则的歇止为特征；促脉是以脉率快而有不规则的歇止为特征；代脉以脉有规律的歇止，可伴有形态的变化为特征。

【答案分析】本题主要考查促、结、代脉三脉之间的异同点。

第二节　按诊

按诊是医生用手直接触摸或按叩患者的体表某些部位（肌肤、胸腹、手足），从局部冷热、软硬、疼痛、痞块或其他异常变化，推断病变的部位、性质和病情轻重等情况的一种诊断方法。

◎ 重点 ◎

1. 按诊的体位、手法

2. 按诊的意义及注意事项

3. 诊虚里的部位、方法、意义、生理特点

4. 腹部按诊寒热虚实证的鉴别要点

5. 腹胀按诊的临床意义

6. 少腹痛按诊的临床意义

7. 诊肌肤之寒热、润燥、疼痛、肿胀、疮疡的意义

8. 按尺肤的部位、方法及意义

9. 按手足的临床意义

10. 按腧穴诊病的内容及常用腧穴

◎ 难点 ◎

1. 触、摸、按三法的区别和使用顺序

触、摸、按三法指力轻重不同，所达部位浅深有别。触法，不用力轻诊皮肤；摸法，稍用力达于肌层；按法，重用力诊筋骨或腹腔深部。

在运用时，往往三者结合，先触摸，后按压；由轻到重，由浅入深，以了解病变情况。

2. 胸腹部按诊的部位划分和顺序

胸腹各部位的划分：膈上为胸，膈下为腹，侧胸部腋下至第 11、12 肋骨的区域为胁，腹部剑突下方位置称为心下，胃脘相当于上腹部，大腹为脐上部位，小腹在脐下，少腹即小腹之两侧。

按胸腹的顺序：应自上而下，一般依次以胸、两胁、心下、大腹、小腹、少腹的顺序按诊。

3. 虚里异常变化的临床意义

按之动而微弱，为宗气内虚或饮停心包。动而应手，为宗气外泄。按之弹手，洪大而搏，或绝而不应，为心胃气绝，证属危候。虚里脉动数急，时有一止，为宗气不守。搏动迟弱，或久病体虚而动数，为心阳不足。虚里动高，聚而不散，为热盛（外感热盛或小儿食滞、痘疹将发）。

4. 按诊鉴别水鼓与气鼓的要点

腹部高度胀大，如鼓之状者，称为鼓胀，可分水鼓与气鼓。以手分置腹之两侧，一手轻拍，另一手可触到波动感，同时按之如囊裹水，且腹壁有凹痕者，为水鼓；以手叩之如鼓，无波动感，按之亦无凹痕者，为气鼓。另外，过度肥胖之人，亦见腹大如鼓，但按之柔软，且无脐突及其他重病征象，当与鼓胀鉴别。

5. 癥积和瘕聚的按诊特点

凡肿块推之不移，肿块痛有定处者，为癥积，病属血分；肿块推之可移，或痛无定处，聚

散不定者，为瘕聚，病属气分。

6. 按手足测知阳气存亡

诊手足的寒温可测知阳气的存亡，这对于决定某些阳衰病证的预后良恶相当重要。阳虚之证，四肢尤温，是阳气尚存，还可治疗；若四肢厥冷，其病多凶，预后不良。正如《伤寒论》所说的"少阴病，下利，若利自止，恶寒而蜷卧，手足温者，可治""少阴病，恶寒身倦而利，手足逆冷者，不治"。

7. 按腧穴诊病的理论依据

按腧穴是按压身体上某些特定穴位，以了解这些穴位的变化与反应，从而推断内脏病变的方法。由于经络的气血在身体表面聚集，注入某些重点的腧穴，所以机体内部的病理变化也常常在该处产生一定的反应。通过观察腧穴的变化反应，可推断体内的疾病。《灵枢·背腧》指出："欲得而验之，按其处，应在中而痛解，乃其腧也。"

精选习题

扫码获取
同步习题

（一）单选题

1. 以下不属于按诊方法的是（　　　）

A. 触法　　　　　　　　B. 叩法　　　　　　　　C. 按法

D. 摸法　　　　　　　　E. 压法

【正确答案】E　　　　　　【易错答案】D

【答案分析】按诊的手法主要有触、摸、按、叩 4 种。触法即用医生手指或手掌轻轻循抚地进行滑动触摸患者肌肤；摸法即医生用指掌中等用力寻抚局部，如肿胀部位、胸腹等，探明局部感觉情况；按法即医生重手按压病变部位，以了解深部有无压痛，肿块的形态、质地、肿胀的程度、性质等；叩法是医生用手叩击患者身体某个部位，使之震动产生叩击音、波动感或震动感，以此确定病变的性质和程度，有直接叩击法和间接叩击法之分。

2. 按诊时以手指稍用力寻抚局部的诊法，称为（　　　）

A. 触法　　　　　　　　B. 叩法　　　　　　　　C. 按法

D. 摸法　　　　　　　　E. 压法

【正确答案】D　　　　　　【易错答案】C

【答案分析】以手指稍用力寻抚局部的诊法称为摸法，多在胸腹、腧穴、肿胀等部位使用。而按法用力较大。故选 D。

3. 胸腹部按诊时，患者多采取（　　　）

A. 俯卧位　　　　　　　B. 侧卧位　　　　　　　C. 肘膝位

D. 仰卧位　　　　　　　E. 正坐位

【正确答案】D　　　　　　【易错答案】B、C

【答案分析】按诊在诊前首先需选择适当的体位，然后充分暴露按诊部位。根据诊察部位的不同，所采用的体位有所不同。胸腹部按诊应采用仰卧位。腹部按诊时，有时会采用侧卧位，某些特殊疾病需要采用肘膝位。故选 D。

4.脘腹部膨满，痞闷不舒，但按之柔软，满而不痛者，属于（ 　 ）

A.食积 　　　　　　　　　B.水饮 　　　　　　　　　C.痰饮

D.鼓胀 　　　　　　　　　E.虚满

【正确答案】E 　　　　　　　　　【易错答案】D

【答案分析】腹满有虚实之别，凡脘腹部按之手下饱满充实而有弹性、有压痛者，多为实满；若脘腹部虽然膨满，但按之手下虚软而缺乏弹性、无压痛者，多属虚满。脘部按之有形而胀痛，推之辘辘有声者，为胃中有水饮。另外，肥胖之人腹大如鼓，按之柔软，无脐突，无病证表现者，不属病态。

5.腹胀满，无压痛，叩之作空声者，可见于（ 　 ）

A.水鼓 　　　　　　　　　B.气胀 　　　　　　　　　C.痰饮

D.积聚 　　　　　　　　　E.内痈

【正确答案】B 　　　　　　　　　【易错答案】A

【答案分析】腹胀满，无压痛者，多属虚满；叩之声空，如击鼓之膨膨然者，则为气胀。

6.虚里按之微弱而无虚证表现者，多见于（ 　 ）

A.宗气内虚 　　　　　　　　　B.宗气外泄 　　　　　　　　　C.孕妇产后

D.劳瘵 　　　　　　　　　E.饮停心包

【正确答案】E 　　　　　　　　　【易错答案】A

【答案分析】按虚里可了解宗气盛衰、疾病虚实、预后吉凶。按之动而微弱不及，为宗气内虚，或饮停心包之支饮。宗气内虚者，多为危重患者可见。而支饮者，虽虚里"其动欲绝"，但无危候，故选 E。动而应手，为宗气外泄。

7.久病体虚而虚里脉动迟者，属于（ 　 ）

A.中气不守 　　　　　　　　　B.心阳不足 　　　　　　　　　C.心血不足

D.心阴不足 　　　　　　　　　E.心气不足

【正确答案】B 　　　　　　　　　【易错答案】E

【答案分析】本题主要考查诊虚里的临床意义。虚里位于左乳下第 4、5 肋间，即心尖搏动处。搏动迟弱，或久病体虚而虚里脉动迟者，多为心阳不足。

8.虚里按之其动微弱者，多为（ 　 ）

A.宗气外泄 　　　　　　　　　B.心阳不足 　　　　　　　　　C.中气不守

D.宗气内虚 　　　　　　　　　E.心胃气绝

【正确答案】D 　　　　　　　　　【易错答案】E

【答案分析】虚里按之动而微弱，为宗气内虚，或饮停心包之支饮。搏动迟弱，或久病体虚而动数，为心阳不足。虚里动高，聚而不散，为热盛。虚里脉动数急，时有一止，为中气不守。按之弹手，洪大而搏，或绝而不应，为心胃气绝，证属危候。

9. 左少腹作痛，按之累累有硬块者，多为（　　　）

A. 肠痈　　　　　　　　　　B. 虫积　　　　　　　　　　C. 宿粪

D. 瘕聚　　　　　　　　　　E. 食积

【正确答案】C　　　　　　　【易错答案】B

【答案分析】左少腹作痛，按之累累有硬块，大便秘结者，多为肠中有宿粪。腹壁凹凸不平，按之起伏聚散，往来不定者，多为有虫积。

10. 腹痛灼热，拒按，按之痛甚，伴有腹部硬满者，属于（　　　）

A. 阳明腑实证　　　　　　　B. 气胀　　　　　　　　　　C. 内痈

D. 鼓胀　　　　　　　　　　E. 阳明经证

【正确答案】A　　　　　　　【易错答案】C

【答案分析】腹痛，喜按者为虚，拒按并伴有腹部满硬者为实，如饮食积滞、阳明腑实证、瘀血肿块等。按之局部灼热，痛不可忍者，为内痈。

11. 能够判断疼痛虚实的方法是（　　　）

A. 痛处喜温或喜凉　　　　　B. 疼痛时的姿势　　　　　　C. 疼痛喜按或拒按

D. 疼痛的部位　　　　　　　E. 疼痛部位的颜色

【正确答案】C　　　　　　　【易错答案】A

【答案分析】腹痛，喜按者为虚，拒按者为实。腹壁冷而喜暖者，属虚寒证；腹壁灼热，喜冷物按放者，属实热证。

12. 按脘腹不包括（　　　）

A. 胃脘　　　　　　　　　　B. 脐腹　　　　　　　　　　C. 小腹

D. 虚里　　　　　　　　　　E. 少腹

【正确答案】D　　　　　　　【易错答案】E

【答案分析】按虚里属于按胸胁的内容。按脘腹包括胃脘、大腹、小腹、少腹。

13. 诊腹部时，通常用不到（　　　）

A. 望形状　　　　　　　　　B. 察色泽　　　　　　　　　C. 触包块

D. 问喜恶　　　　　　　　　E. 嗅气味

【正确答案】E　　　　　　　【易错答案】B

【答案分析】诊腹部，可用望诊、闻诊、问诊、切诊四诊。其中闻诊主要是听声音，如腹部发出的肠鸣音，但一般用不到嗅气味。

14. 右少腹部按之疼痛，重按突然放手后痛剧者，多见于（　　　）

A. 燥屎　　　　　　　　　　B. 虫积　　　　　　　　　　C. 血瘀

D. 肠痈　　　　　　　　　　E. 水鼓

【正确答案】D　　　　　　　【易错答案】C

【答案分析】右少腹部按之疼痛，重按突然放手后痛剧者，常见于肠痈。腹痛拒按且部位固定不移者，多为瘀血。

15. 患者，男，38 岁。腹中肿块时聚时散，按之无形，痛无定处。其诊断是（　　　）

A. 癥积　　　　　　　　　　B. 瘕聚　　　　　　　　　　C. 虫积

D. 水鼓　　　　　　　　　　E. 痞证

【正确答案】B　　　　　　　【易错答案】A

【答案分析】腹部肿块推之可移，痛无定处，或按之无形，聚散不定者，为瘕聚，病属气分；肿块推之不移，痛有定处者，为癥积，病属血分。

16. 腹部肿块，推之不移，痛有定处者，属于（　　　）

A. 瘕聚　　　　　　　　　　B. 癥积　　　　　　　　　　C. 食积

D. 鼓胀　　　　　　　　　　E. 痞满

【正确答案】B　　　　　　　【易错答案】A

【答案分析】肿块推之不移，痛有定处者，为癥积；腹部肿块推之可移，痛无定处，为瘕聚；腹部胀大，如鼓之状，为鼓胀。

17. 初按不甚热，按久热明显者，多为（　　　）

A. 热在里　　　　　　　　　B. 身热不扬　　　　　　　　C. 骨蒸潮热

D. 阴虚发热　　　　　　　　E. 热在表

【正确答案】B　　　　　　　【易错答案】A

【答案分析】肌肤热者为邪气盛，肌肤冷者为阳气虚。初按觉热而久按不热者为热在表，久按其热反甚者为热在里。初按不觉很热，但按久即感热灼手者，为身热不扬。

18. 患者，男，60 岁。腹胀大如鼓，按之如囊裹水，有波动感。其诊断是（　　　）

A. 水饮　　　　　　　　　　B. 痞满　　　　　　　　　　C. 积聚

D. 水鼓　　　　　　　　　　E. 气鼓

【正确答案】D　　　　　　　【易错答案】E

【答案分析】腹部胀大，如鼓之状者，为鼓胀。鼓胀可分水鼓与气鼓。按之如囊裹水，有波动感，为水鼓；以手叩之如鼓，无波动感，为气鼓。

19. 患者叩诊腹大而胀，叩之如鼓者为（　　　）

A. 水鼓　　　　　　　　　　B. 气鼓　　　　　　　　　　C. 食积

D. 癥积　　　　　　　　　　E. 瘕聚

【正确答案】B　　　　　　　【易错答案】A

【答案分析】腹部胀大，如鼓之状，叩之如鼓者，为气鼓。

20. 足三里穴有压痛者，可诊断为（　　　）

A. 肺病 　　　　　　　　　B. 脾病 　　　　　　　　　C. 大肠病

D. 肾病 　　　　　　　　　E. 胃病

【正确答案】E 　　　　　　【易错答案】D

【答案分析】按腧穴是按压身体的某些特定穴位，以了解这些穴位的变化与反应，从而推断内脏病变的方法。胃病多在胃俞和足三里有压痛。肺病多在肺俞穴摸到结节，或中府穴有压痛。肝病多在肝俞和期门穴有压痛。

21. 按上巨虚穴有显著压痛者，多为（　　　）

A. 肺痈 　　　　　　　　　B. 肠痈 　　　　　　　　　C. 胃脘痛

D. 虫积 　　　　　　　　　E. 泄泻

【正确答案】B 　　　　　　【易错答案】C

【答案分析】肠痈多在上巨虚（阑尾穴）有压痛；肺痈多在中府穴有压痛；胃脘痛多在胃俞和足三里有压痛。

（二）多选题

1. 临床上常用的按诊内容有（　　　）

A. 按肌肤 　　　　　　　　B. 按手足 　　　　　　　　C. 按胸胁

D. 按脘腹 　　　　　　　　E. 按腧穴

【正确答案】ABCDE 　　　【易错答案】漏选 E

【答案分析】按诊的运用相当广泛，涉及各科疾病及全身各个部分，尤其是腹部疾病。临床上常用的按诊包括按胸胁、按脘腹、按肌肤、按手足、按腧穴。

2. 按胸胁所指的部位有（　　　）

A. 前胸 　　　　　　　　　B. 肩胛 　　　　　　　　　C. 脊背

D. 胁肋 　　　　　　　　　E. 肋缘下

【正确答案】ADE 　　　　　【易错答案】漏选 E

【答案分析】胸胁为前胸和侧胸的统称。前胸部即指锁骨上窝至横膈以上。侧胸部为胸部两侧，即胁肋部或胁部，由腋下至第 11、12 肋骨端的区域。肋缘下亦属于胸胁部。

3. 按肌肤诊察的内容包括（　　　）

A. 肌肤的润燥 　　　　　　B. 肌肤的寒热 　　　　　　C. 局部的肿胀或疮疡

D. 肌肤的滑涩 　　　　　　E. 肌肤的颜色

【正确答案】ABCD 　　　　【易错答案】漏选 C

【答案分析】肌肤按诊主要是从肌肤寒热、润燥、滑涩、疼痛、肿胀、皮疹、疮疡等情况，以分析病情的寒热虚实以及气血阴阳盛衰。

4. 按胁肋主要可以了解（　　　）

A. 肝病 　　　　　　　　　B. 心病 　　　　　　　　　C. 胆病

D. 胃病   E. 肾病

【正确答案】AC   【易错答案】B

【答案分析】胁肋部，右胁为肝胆所居，肝胆经分布两胁，故按胁肋主要了解肝胆疾病。

5. 腹部膨隆者应考虑为（   ）

A. 水鼓   B. 腹内肿物   C. 肥胖

D. 气鼓   E. 疝气

【正确答案】ABCD   【易错答案】漏选 C

【答案分析】腹部膨隆，按之手下饱满充实而有弹性、有压痛者，多为实满；若脘腹部虽然膨满，但按之手下虚软而缺乏弹性，无压痛者，多属虚满。脘部按之有形而胀痛，推之辘辘有声者，为胃中有水饮。腹部高度肿大，如鼓之状，为鼓胀，分为气鼓和水鼓。腹部有肿块，亦可见到腹部膨隆。肥胖之人腹大如鼓，按之柔软，无脐突，不属病态。疝气者，多表现为阴囊肿大，不见腹部肿大。

6. 下腹部和脐部有压痛者，主要应考虑的相关脏腑有（   ）

A. 膀胱   B. 小肠   C. 大肠

D. 胃   E. 肝、胆

【正确答案】ABC   【易错答案】D

【答案分析】本题主要考查脘腹部各个脏腑所在的位置。下腹部和脐部乃膀胱、大肠、小肠所在之处；胃位于上腹部偏左；肝位于大腹右上方至右肋缘下及剑突下方；胆位于大腹右侧腹直肌外缘与肋缘交界处。

7. 腧穴按诊的注意事项有（   ）

A. 腧穴上是否有压痛   B. 腧穴上是否有结节   C. 腧穴上是否有敏感反应

D. 腧穴上是否有条索状物   E. 腧穴上是否有颜色变化

【正确答案】ABCD   【易错答案】E

【答案分析】按腧穴要注意发现穴位上是否有结节或条状物，有无压痛，或其他敏感反应，然后结合望、闻、问诊所得，进行综合分析判断。腧穴上是否有颜色变化属于望诊的范畴。

8. 诊心病常用的腧穴有（   ）

A. 中府   B. 巨阙   C. 膻中

D. 大陵   E. 太渊

【正确答案】BCD   【易错答案】A

【答案分析】诊心病常用的腧穴有巨阙、膻中、大陵。中府、太渊为诊肺病常用的腧穴。

（三）判断题

1. 腹大如鼓，均属病态。（   ）

【正确答案】错误。

【答案分析】肥胖之人，腹大如鼓，按之柔软，无脐突，无病证表现，不属病态。

2. 按胸胁主要是诊察心、肺、肝、胆的病变。（　　）

【正确答案】正确。

【答案分析】胸内藏心、肺，胁内藏肝、胆。

第五章　八纲辨证

八纲，即阴、阳、表、里、寒、热、虚、实。八纲辨证是从各种辨证方法中概括出来的，用于分析各种疾病共性的辨证方法，是临床各种辨证方法的纲领。八纲之间既相互区别。又相互转化，相互联系，相互错杂。

第一节　八纲基本证

◎ **重点** ◎

1. 八纲辨证的源流

2. 表里辨证的意义

3. 表证的含义、临床表现、辨证要点及基本特点

4. 里证的含义、形成原因及特点

5. 半表半里证的含义及临床表现

6. 寒证和热证的病机、临床表现

7. 真寒假热、真热假寒的含义、病机及证候特点

8. 虚证与实证的定义、基本特点、形成原因及鉴别

9. 真实假虚、真虚假实的含义、病机及证候特点

10. 阴证、阳证的特点

◎ **难点** ◎

1. 表证与里证的鉴别要点

表证和里证，主要是审察病证寒热、舌象、脉象等变化。《医学心悟·寒热虚实表里阴阳辨》说："病之表里，全在发热与潮热，恶寒与恶热，头痛与腹痛，鼻塞与口燥，舌苔之有无，脉之浮沉以分之。假如发热恶寒，头痛鼻塞，舌上无苔，脉息浮，此表也。假如潮热恶热，腹痛口燥，舌苔黄黑，脉息沉，此里也。"一般来说，表证的特点是起病急，病程短，病位浅；里证的特点是起病可急可缓，病程较长，病位较深。发热恶寒同时并见的属表证；但热不寒或但寒不热的属里证。表证舌象少有变化，里证舌象多有变化。脉浮主表证，脉沉主里证。

2. 表虚证的含义

卫表不固证为疾病本质，属虚，可视为真正的表虚，实际是由里虚所致。以往将表证而有汗出者称为表虚证，实际只是毛窍未闭、肤表疏松，其本质一般不应归属虚证。

3.寒证与热证的鉴别要点

辨别寒证与热证，不能孤立地根据某一症状做判断，应对疾病的全部表现综合观察，才能得出正确的结论，尤其是口渴与否、面色的赤白、四肢的温凉、二便、舌象、脉象等方面更为重要（见表2）。

表2　寒证和热证的鉴别要点

证候	寒热喜恶	口渴	肢体	面色	二便	舌像	脉象
寒证	恶寒喜温	不渴	冷	白	大便稀溏，小便清长	舌淡，苔白润	迟、紧
热证	恶热喜凉	渴喜冷饮	热	赤	大便干结，小便短赤	舌红，苔黄燥	数、洪

（1）寒证、热证的病理本质：寒热辨证，主要是辨别疾病的性质。阴盛则寒，故寒证的临床表现以"冷、凉"为特点；阳盛则热，故热证的临床表现以"温、热"为特点。同时，阴盛则伤阳，因此寒证除见阴盛则寒的寒象外，多有阳气受损的趋势；有的寒证本身就是由于阳虚生寒引起的，故阳虚现象更为明显。阳盛则伤阴，故热证除见阳盛则热的现象外，常有阴液耗损的表现；有的热证本身就是由于阴虚生热导致，故阴虚现象更为明显。

（2）分清主症的情况：主要分清口渴与不渴，冷热喜恶，面色的赤白，四肢的冷热，二便情况。一般来说，口淡不渴为寒，口渴喜饮为热；恶寒喜热为寒，恶热喜冷为热；面白为寒，面赤为热；手足逆冷多为寒，手足烦热多为热；小便清长、大便稀薄为寒，小便短赤、大便干结为热。

（3）注意舌象、脉象的反映：舌淡、苔白为寒，舌红、苔黄为热。脉迟为寒，脉数为热。

4.寒热真假的鉴别

辨别寒热证候的真假，应以表现于内部、中心的症状为准、为真，肢末、外部的症状是现象，可能为假象，故胸腹的冷热是辨别寒热真假的关键，胸腹灼热者为热证，胸腹冷而不灼热者为寒证。

5.虚证与实证的鉴别要点。

虚证与实证的概念已如上述。但从症状来看，同样的症状，可能是实证，也可能是虚证。例如腹痛，喜按者为虚，拒按者为实；又如怕冷，阳虚者有畏寒，表寒证有恶寒。要鉴别虚证与实证，主要注意以下3点。

（1）掌握虚、实证的证候特点：凡具有不足、虚弱衰退、松弛等特征者为虚证；凡具有有余、强烈亢进、停积等特征者为实证。

（2）注意病程、体质、气息、疼痛等的辨析：一般来说，外感初起，暴病，证多属实；内伤久病，势缓，证多属虚。体壮，声高气粗，多属实证；体弱，声低气短，多属虚证。疼痛拒按为实；喜按为虚。

（3）审察舌质与脉象：舌质娇嫩为虚；苍老为实。脉实有力为实；脉虚无力为虚。

6.虚实真假的鉴别

虚实真假之辨，关键在于脉象的有力无力、有神无神，其中尤以沉取之象为真谛；其次是舌质的嫩胖与苍老，言语呼吸的高亢粗壮与低怯微弱；最后是患者体质状况、病之新久、治疗经过等，也是辨析的依据。

但临床上反映于虚实方面的证候，往往虚实夹杂者更为常见，即既有正气虚的方面，又有邪气实的方面，病性的虚实夹杂与虚实真假难以截然区分。临床辨证时，应区分虚实的孰轻孰重，并分析其间的因果关系。

精选习题

扫码获取
同步习题

（一）单选题

1.最早具体运用八纲对疾病进行辨证论治的医家是（　　　）

A.张景岳　　　　　　　　B.祝味菊　　　　　　　　C.张三锡

D.张仲景　　　　　　　　E.王执中

【正确答案】D　　　　　　【易错答案】A、B

【答案分析】张仲景在《伤寒论》中已具体运用八纲对疾病进行辨证论治。张仲景所创的六经辨证，贯穿了八纲辨证的精神，将外感病的演变依据、证候的属性，以阴阳为总纲分为两大类证，即太阳病证、阳明病证和少阳病证，合称为三阳病证；太阴病证、少阴病证和厥阴病证，合称为三阴病证。三阳病证多表现为热证、实证；三阴病证多表现为寒证、虚证。而张景岳在《景岳全书·传忠录》中开始明确将"二纲六变"作为辨证的纲领。近人祝味菊在《伤寒质难》首次正式提出"八纲"名称。这里需注意区分。

2.八纲辨证是（　　　）

A.各种辨证方法的总纲　　　B.外感病的辨证方法　　　C.各种辨证方法的基础

D.内伤杂病的辨证方法　　　E.以上都不是

【正确答案】A　　　　　　【易错答案】C

【答案分析】根据病情资料，以辨别疾病现阶段病变部位的浅深、病情性质的寒热、邪正斗争的盛衰和病证类别的阴阳，以作为辨证纲领的方法，称为八纲辨证。八纲是从各种具体证候的个性中抽象出来的带有普遍规律的共性，因此，八纲辨证是中医辨证的总纲，是用于分析各种疾病共性的辨证方法。在辨证的学习过程中，将八纲辨证放在首位也是这个原因。如果说到辨证方法的基础，还应包括气血津液辨证、六淫辨证等内容，这些都是脏腑辨证、六经辨证、卫气营血辨证等具体辨证方法的基础内容。

3.下列不属于八纲辨证内容的是（　　　）

A.病性寒热　　　　　　　　B.病变吉凶　　　　　　　C.邪正盛衰

D.病证类别　　　　　　　　E.病变部位

【正确答案】B　　　　　　　　　【易错答案】D

【答案分析】八纲辨证的内容包括病位的浅深、病性的寒热、邪正斗争的盛衰和病证类别的阴阳。有时易于忽略作为病证类别的阴阳。

4.下列不属于表证特点的是（　　　　）

A.感受外邪所致　　　　B.起病一般较急　　　　C.必发展成里证

D.病较轻病程短　　　　E.恶寒发热并见

【正确答案】C　　　　　　　　　【易错答案】D

【答案分析】表证见于外感病初期，具有起病急、病位浅、病情轻、病程短的特点。

5.鉴别表证和里证最主要的要点是（　　　　）

A.脉浮或沉　　　　B.舌苔白或黄　　　　C.有无头身疼痛

D.有无恶寒发热　　　　E.有无咳嗽咯痰

【正确答案】D　　　　　　　　　【易错答案】A

【答案分析】表证和里证的辨别，主要是审察寒热的表现，内脏证候是否明显，并参照舌象、脉象等变化。其中，关键是寒热，恶寒发热并见的多是表证，但寒或但热的多是里证，这也是最常用的鉴别点。而脉的浮、沉变化受其他影响因素较多，如胖瘦、季节、体质等。

6.下列不属于里证特点的是（　　　　）

A.病因复杂　　　　B.证候多样　　　　C.治法较多

D.病程较长　　　　E.预后不良

【正确答案】E　　　　　　　　　【易错答案】C

【答案分析】里证的范围广泛，可表现为不同的证候，所以治法也较多，但其基本特征是一般病情较重，病位较深，病程较长。里证的病位虽然同属于"里"，但也有浅深、轻重之别，一般病变在腑、在上、在气者，较为轻浅；病变在脏、在下、在血者，较为深重。因此，里证的预后必须结合具体病情。

7.辨别表证和里证首先应审察（　　　　）

A.寒热　　　　B.头痛　　　　C.腹痛

D.咳嗽　　　　E.身痛

【正确答案】A　　　　　　　　　【易错答案】D

【答案分析】参考单选题第5题的答案分析。注意咳嗽在表证、里证中皆可出现，但以里证为主。

8.表里辨证主要是辨别（　　　　）

A.疾病的性质　　　　B.病位的深浅　　　　C.邪正的盛衰

D.外感与内伤　　　　E.以上都不是

【正确答案】B　　　　　　　　　【易错答案】D

【答案分析】外感与内伤是从发病的病因而言的，外感邪气虽常见表证，但邪气入里或外邪直接入里均可引发里证，所以外感不一定就是表证。

9. 下列属于里证范畴的是（　　）

A. 太阳病证　　　　　　　　B. 少阳病证　　　　　　　　C. 卫分证

D. 气分证　　　　　　　　　E. 表热证

【正确答案】D　　　　　　　【易错答案】B

【答案分析】六经辨证中，太阳病主表，阳明病主里，少阳病主半表半里。卫气营血辨证中，卫分证主表，气分证主里，注意区分。

10. 表证发热的特点是（　　）

A. 壮热　　　　　　　　　　B. 寒热往来　　　　　　　　C. 恶寒发热

D. 微热　　　　　　　　　　E. 但热不寒

【正确答案】C　　　　　　　【易错答案】A

【答案分析】恶寒发热是表证的主症，也是表证发热的特点。壮热属里实热证，多见于伤寒阳明经证和温病气分阶段。

11. 下列关于表证与里证区别的叙述，错误的是（　　）

A. 表证脉多浮，里证脉多沉　　　　　　B. 表证病程较短，里证病程较长

C. 表证以恶寒为主，里证以发热为主　　D. 表证舌象变化不显，里证舌象多有变化

E. 以上都不是

【正确答案】C　　　　　　　【易错答案】D

【答案分析】表证以恶寒发热为主症，而里证多但寒或但热。表证舌象多接近正常舌象，所以变化不显，而绝大部分舌象的变化均属里证。

12. 下列对里证的认识，不正确的是（　　）

A. 饮食劳倦所伤为里证　　　B. 里证一般不见于外感病　　C. 可由外邪直中脏腑而成

D. 情志为病多属里证　　　　E. 多见于内伤杂病

【正确答案】B　　　　　　　【易错答案】C

【答案分析】里证的形成有两个方面与外感有关，一是外邪袭表，表证不解，病邪传里；二是外邪直接入里，侵犯脏腑等部位，即所谓"直中"。因此，外感可导致里证，里证多见于外感疾病的中、后期阶段。

13. "寒热"在辨证中最主要的意义是（　　）

A. 是辨病因的纲领　　　　　B. 是辨邪正的纲领　　　　　C. 是辨病位的纲领

D. 是辨病性的纲领　　　　　E. 是辨标本的纲领

【正确答案】D　　　　　　　【易错答案】A

【答案分析】寒热是辨别疾病性质的两个纲领。由于寒热较突出地反映了疾病中机体阴阳的偏盛偏衰、病邪属性的属阴属阳，而阴阳是决定疾病性质的根本，所以寒热是辨别疾病性质的纲领。而且，在治疗上病性决定着药性寒热温凉的选择，正所谓"寒者热之，热者寒之"。虽

然病因中也有寒热，但非病因的纲领。

14.下列不属于形成热证原因的是（　　　）

A.寒邪郁久 　　　　　　　　 B.阳邪致病 　　　　　　　　 C.阳气亏虚

D.阴液亏虚 　　　　　　　　 E.阳气偏盛

【正确答案】C 　　　　　　　 【易错答案】A

【答案分析】热证多因外感火热阳邪，或过服辛辣温热之品，或体内阳热之气过盛所致，病势急骤，形体壮实者，多为实热证；因内伤久病，阴液耗损而阳气偏亢者，多为虚热证。阳气亏虚易形成寒证者，即为虚寒证。寒邪之郁遏，加之机体阳气不衰，易郁而化热，需加以注意。

15.患者寒热往来，胸胁苦满，心烦喜呕，善太息，脉弦。其常见于（　　　）

A.表寒证 　　　　　　　　　 B.真寒假热证 　　　　　　　 C.半表半里证

D.表寒里热证 　　　　　　　 E.表热里寒证

【正确答案】C 　　　　　　　 【易错答案】D

【答案分析】半表半里证指病变既非完全在表，又未完全入里，病位处于表里进退变化之中，以寒热往来等为主要表现的证候。半表半里证在六经辨证中通常称为少阳病证，是外感病邪由表入里的过程中，邪正相争，少阳枢机不利所表现的证候。

16.下列不属于形成寒证原因的是（　　　）

A.阳气亏虚 　　　　　　　　 B.阴气偏盛 　　　　　　　　 C.阴寒内盛

D.阴液不足 　　　　　　　　 E.阴邪致病

【正确答案】D 　　　　　　　 【易错答案】E

【答案分析】寒证多因感受寒邪，或过服生冷寒凉所致，起病急骤，体质壮实者，多为实寒证；因内伤久病，阳气虚弱而阴寒偏胜者，多为虚寒证。而阴液不足易形成热证，即虚热证。

17.下列对于寒证的认识，不正确的是（　　　）

A.寒证主要分为实寒与虚寒 　　 B.虚寒证的本质主要是阳虚

C.寒证可由阴盛或阳虚所致 　　 D.寒证不可能出现发热症状

E.血寒也归属于寒证的范畴

【正确答案】D 　　　　　　　 【易错答案】E

【答案分析】寒证一般没有发热的症状，但也有例外，如表寒证就有发热。

18.寒证一般不兼有的证候是（　　　）

A.风证 　　　　　　　　　　 B.湿证 　　　　　　　　　　 C.痰证

D.燥证 　　　　　　　　　　 E.暑证

【正确答案】E 　　　　　　　 【易错答案】D

【答案分析】暑与火热的性质同类，暑为阳邪，具有炎热升散、耗气伤津、易夹湿邪等致病特点，不会与寒兼有。而燥邪多见于秋天，发于初秋气候温热者为温燥，发于深秋气候寒凉者为凉燥。

19. "实"的病机最根本的方面是（　　）

　　A. 邪气亢盛　　　　　　　B. 正气旺盛　　　　　　C. 气血瘀滞

　　D. 水液蓄积　　　　　　　E. 痰浊壅滞

【正确答案】A　　　　　　　　【易错答案】B

【答案分析】实证多为感受外邪，或疾病过程中阴阳气血失调，体内病理产物蓄积，表现为有余、亢盛、停聚特征的各种证候。虽然实证以邪气盛、正气不虚为基本病机，但"实"的内涵是针对邪气而言，即"邪气盛则实"。

20. 下列不常见于实证的是（　　）

　　A. 体质壮实　　　　　　　B. 病情急剧　　　　　　C. 呕吐不止

　　D. 新起暴病　　　　　　　E. 病邪外入

【正确答案】C　　　　　　　　【易错答案】B

【答案分析】实证的病因主要包括两个方面：一是风寒暑湿燥火、疫病以及热毒等邪气侵犯人体，正气奋起抗邪，故病势较为亢奋、急迫，以寒热显著、疼痛剧烈、咳喘明显、二便不通、脉实等症为突出表现；二是内脏功能失调，气化失职，气机阻滞，形成痰、饮、水、湿、脓、瘀血、宿食等有形病理物质，停积于体内，可表现为剧烈呕吐，但如果呕吐不止，则耗损阴液，易形成虚证。

21. 所谓"虚"的含义首选（　　）

　　A. 气血亏虚　　　　　　　B. 虚邪中人　　　　　　C. 正气不足

　　D. 阴液亏虚　　　　　　　E. 邪气不盛

【正确答案】C　　　　　　　　【易错答案】A

【答案分析】虚证指人体阴阳、气血、津液、精髓等正气亏虚，而邪气不著，表现为不足、松弛、衰退特征的各种证候。其中"虚"是指正气亏虚，即"精气夺则虚"。"气血亏虚"选项不全面。

22. 下列不属于导致虚证的常见原因的是（　　）

　　A. 先天禀赋不足　　　　　B. 病中耗损过多　　　　C. 房事劳倦太过

　　D. 情志失于调摄　　　　　E. 后天生化不足

【正确答案】D　　　　　　　　【易错答案】C

【答案分析】形成虚证的病因有两大方面，即先天不足和后天失养，其中主要是由后天失调和疾病耗损所产生，如饮食失调，思虑太过，悲哀卒恐，过度劳倦，房事不节，久病失治、误治，吐泻、大汗、出血、失精等。情志失于调摄虽可导致虚证，但更易引发气滞等实证，不属虚证的常见病因。

23. 阴证的舌象应为（　　）

　　A. 舌质苍老　　　　　　　B. 舌质胖嫩　　　　　　C. 舌质红绛

　　D. 舌有芒刺　　　　　　　E. 舌上生疮

【正确答案】B　　　　　　　　【易错答案】A

【答案分析】阴阳是八纲中的总纲，由于阴、阳分别代表事物相互对立的两个方面，它无所不指，也无所定指，所以疾病的性质、临床的证候一般都可归属于阴或阳的范畴。因此，根据阴与阳的基本属性，可以对疾病的症状、病位、病性、病势等进行阴阳分类。八纲中的表里、寒热、虚实六纲，可以从不同侧面概括病情，但只能说明疾病某一方面的特征，不能反映疾病的全貌，而阴阳两纲则可以对病情进行总的归纳。因此，阴阳两纲可以统领其他六纲而成为八纲中的总纲，即表、实、热属阳，里、虚、寒属阴。舌质苍老为实证属阳；舌质胖嫩为阳虚属阴。

24. 下列说法一般不可以成立的是（　　）

A. 内脏疾病概属里证　　　　B. 表证病变较轻浅　　　　C. 表证是指皮肤的病

D. 里证病位多在脏腑　　　　E. 里证病变较深重

【正确答案】C　　　　　　　【易错答案】D

【答案分析】表证是指外感六淫、疫病等邪气，侵袭皮毛、口鼻等肤表浅层，引起的以恶寒发热为主要表现的证候。皮肤的病并不符合表证的定义和表现，皮肤疾患一般多是里证，多为体内病变于肤表的表现。里证病变部位在内，是脏腑、气血、骨髓等受病所反映的证候，其中以脏腑病变多见。表里证候的辨别主要是以临床表现为依据，因而不能把表里看作固定的解剖部位，表不等同于皮肤，不能机械地理解。

25. 真热假寒证最突出的证候是（　　）

A. 胸腹灼热　　　　　　　　B. 口渴引饮　　　　　　　　C. 高热肢厥

D. 神昏息粗　　　　　　　　E. 脉沉有力

【正确答案】C　　　　　　　【易错答案】A

【答案分析】真热假寒证指内有真热而外见某些假寒的"热极似寒"证候。其外有四肢凉甚至厥冷，恶寒甚或寒战，神识昏沉，面色紫暗，脉沉迟（或细数）等似为阴寒证的表现，但其本质为热，必有四肢冷而胸腹灼热，口鼻气灼，口臭息粗，口渴引饮，小便短赤，大便燥结或热痢下重，舌红苔黄而干，脉搏有力等实热证的表现。胸腹灼热既可见于真寒假热证又可见于实热证，并非最突出的表现。

26. 证候真假中所谓的"假"，最主要是指（　　）

A. 新病或标病的证候　　　　B. 与疾病内在本质不符合的症　C. 临床不常见的证候

D. 患者提供假的证候　　　　E. 属于疾病的现象

【正确答案】B　　　　　　　【易错答案】E

【答案分析】证候真假是指某些疾病在病情危重阶段，可以出现一些与疾病本质相反的"假象"，以掩盖病情的"真象"。所谓"真"，是指与疾病的内在本质相符的证候；所谓"假"，是指疾病表现的某些不符合内在本质的症状或体征。证候真假包括寒热真假、虚实真假。

27. 阳盛格阴是指（　　）

A. 真热假寒　　　　　　　　B. 表寒里热　　　　　　　　C. 热证转寒

D. 真寒假热　　　　　　　　E. 表热里寒

【正确答案】A　　　　　　　　　　【易错答案】D

【答案分析】真热假寒指内有真热而外见某些假寒表现的证候，即所谓"热深厥亦深"，古代又称为阳盛格阴证，多由阳热内盛，格阴于外，阳气内闭而不能布达所致。

28.真寒假热证最突出的证候是（　　　）

A.身凉肢厥面浮红　　　　　B.咽喉痛但不红肿　　　　　C.咽干口渴不欲饮

D.神疲而躁扰不宁　　　　　E.脉大或数而无力

【正确答案】A　　　　　　　　　　【易错答案】B、C

【答案分析】真寒假热证指内有真寒而外见某些假热表现的证候，古代亦称为阴盛格阳证或戴阳证。其外虽有自觉发热，或欲脱衣揭被，面色浮红如妆，神志躁扰不宁，口渴咽痛，脉浮大而数等颇似阳热证的表现，但因其本质为阳气虚衰，则必有胸腹无灼热，下肢厥冷，小便清长（或尿少浮肿），或下利清谷、舌淡等里虚寒的证候。只有A代表了真寒假热的本质。C可见于痰饮、瘀血、湿热证；B、D、E多为虚证的表现。

29.真寒假热证的病机是（　　　）

A.阴盛格阳　　　　　　　　B.阳气暴脱　　　　　　　　C.阴盛阳虚

D.阴阳俱衰　　　　　　　　E.阳盛格阴

【正确答案】A　　　　　　　　　　【易错答案】C

【答案分析】真寒假热的实际是阳虚阴盛而阳气浮越，故又称虚阳浮越证，古代亦有称阴盛格阳证、戴阳证者。其病机为阴盛格阳，由于阳气虚衰，阴寒内盛，逼迫虚阳浮游于上、格越于外所致。

30.辨别寒热真假时要注意"真象"常出现于（　　　）

A.面色　　　　　　　　　　B.体表　　　　　　　　　　C.四肢

D.舌、脉　　　　　　　　　E.以上都不是

【正确答案】D　　　　　　　　　　【易错答案】E

【答案分析】辨别寒热证候的真假，应以表现于内部、中心的症状为准、为真，肢末、外部的症状是现象，可能为假象，故胸腹冷热是辨别寒热真假的关键。出现在A、B、C表现即为肢末、外部的症状；唯有D是内部、中心的症状。

31.真热假寒证最主要的"假寒"表现是（　　　）

A.脉沉迟　　　　　　　　　B.四肢凉　　　　　　　　　C.神不清

D.面色青　　　　　　　　　E.身恶寒

【正确答案】B　　　　　　　　　　【易错答案】E

【答案分析】A、B、D、E多见于寒证。但对于四肢凉，需要区分是阳虚还是假寒。在寒热真假中，肢末、外部的表现多为假象，故选B。

32.下列不属于虚实真假鉴别要点的是（　　　）

A.脉有力无力　　　　　　　B.舌质的老嫩　　　　　　　C.语声的高低

D. 怕冷的轻重 E. 体质的强弱

【正确答案】D 【易错答案】C

【答案分析】虚实真假之辨，关键在于脉象的有力无力、有神无神，其中尤以沉取之象为真谛；其次是舌质的嫩胖与苍老，言语呼吸的高亢粗壮与低怯微弱；患者的体质状况、病之新久、治疗经过等，也是辨析的依据。

33. 下列不属于真实假虚病因病机的是（ ）

A. 热结胃肠 B. 气化无力 C. 湿热内蕴

D. 痰食壅积 E. 瘀血停蓄

【正确答案】B 【易错答案】C

【答案分析】真实假虚可由于热结胃肠、痰食壅积、湿热内蕴、瘀血停蓄等原因而出现实邪内盛的表现，但邪气大积大聚，致经脉阻滞，气血不能畅达，而表现出一些类似虚证的假象。

34. 久病患者，纳食减少，疲乏无力，腹部胀满，但时有缓减，腹痛而喜按，舌胖嫩而苔润，脉细弱而无力。其病机是（ ）

A. 真实假虚 B. 真实病证 C. 真虚假实

D. 真虚病证 E. 虚中夹实证

【正确答案】D 【易错答案】E

【答案分析】从腹部胀满、腹痛等表现来看像是实证，但该患者腹部胀满，时有缓减，腹痛而喜按，且患者病程较长，纳食少，疲乏无力，舌胖嫩而苔润，脉细弱而无力，均是典型的虚证表现，故选 D。

35. 寒热真假与虚实真假中所说的"真"，最主要是指（ ）

A. 患者真实的临床表现 B. 临床上常见的证候 C. 真实的病理本质

D. 患者的病情完全真实 E. 以上都不是

【正确答案】C 【易错答案】A

【答案分析】寒热真假与虚实真假均属于八纲证候间的证候真假。所谓"真"，是指与疾病内在本质相符的证候；所谓"假"，是指疾病表现出某些不符合常规认识的假象，即与病理本质所反映的常规证候不相应的某些表现。对于证候的真假，必须认真辨别，才能去伪存真，抓住疾病的本质，对病情做出准确判断。

（二）多选题

1. 下列关于"表"与"里"的相对概念，正确的是（ ）

A. 躯壳（表）、内脏（里） B. 脏（表）、腑（里） C. 经络（表）、脏腑（里）

D. 三阳经（表）、三阴经（里） E. 经络（表）、肌腠（里）

【正确答案】ACD 【易错答案】B、E

【答案分析】表与里是相对的概念，如皮肤与筋骨相对而言，皮肤属表，筋骨属里；脏与腑相对而言，腑属表，脏属里；经络与脏腑相对而言，经络属表，脏腑属里；经络中三阳经与三阴经相对而言，三阳经属表，三阴经属里等。

2. 表证和里证的鉴别要点有（　　　）

A. 表证起病急，里证起病缓　　　B. 表证寒热并见，里证寒热独见

C. 表证脉多浮，里证脉多沉　　　D. 表证多为新病，里证多为久病

E. 以上都不是

【正确答案】ABCD　　　　　　　　【易错答案】漏选 D

【答案分析】发热恶寒同时并见者，属表证；但热不寒或但寒不热者，属里证；寒热往来者，属半表半里证。表证以头身疼痛、鼻塞流涕等为常见症状，内脏证候不明显；里证以内脏证候如咳喘、心悸、腹痛等表现为主症。表证及半表半里证的舌苔变化不明显，里证的舌苔多有变化；表证多见浮脉，里证多见沉脉或其他多种脉象。表证因起病急而多新病，里证因起病缓而多久病。

3. 表证的典型证候是（　　　）

A. 恶寒发热　　　　　　　B. 脉象多浮　　　　　　　C. 鼻塞喷嚏

D. 恶心呕吐　　　　　　　E. 头身疼痛

【正确答案】ABCE　　　　　　　　【易错答案】D

【答案分析】表证的典型证候有恶寒发热，头身疼痛，喷嚏，鼻塞流涕，咽喉痒痛，苔薄，脉浮等。虽然表证也可见恶心呕吐，但较少见，非典型证候。

4. 下列关于里证的形成原因，正确的是（　　　）

A. 外邪"直中"　　　　　　B. 情志所伤　　　　　　　C. 六淫外袭

D. 表证传里　　　　　　　E. 饮食所伤

【正确答案】ABDE　　　　　　　　【易错答案】漏选 E

【答案分析】里证的形成原因有 3 个：一是外邪袭表，表证不解，病邪传里；二是外邪直接入里，侵犯脏腑等部位，即"直中"；三是情志内伤、饮食劳倦等因素，直接损伤脏腑气血而发于内。

5. 下列属于热证表现的有（　　　）

A. 尿黄便干　　　　　　　B. 舌红苔黄　　　　　　　C. 恶热喜冷

D. 口渴　　　　　　　　　E. 恶寒喜温

【正确答案】ABCD　　　　　　　　【易错答案】漏选 D

【答案分析】口渴多因津液损伤，而热邪最易伤津，故见口渴。

6. 寒证的特征是（　　　）

A. 不渴不饮　　　　　　　B. 小便清长　　　　　　　C. 恶心欲呕

D. 经常畏冷　　　　　　　E. 脉象弦滑

【正确答案】ABD　　　　　　　　【易错答案】C

【答案分析】恶心欲呕的原因有虚、实、寒、热之分，需结合呕吐物及四诊分析。

7. 下列关于虚证的描述，成立的是（　　　）

A. 正气亏虚　　　　　　　　B. 正不胜邪　　　　　　　C. 邪气不明显

D. 邪正斗争不剧　　　　　　E. 正胜邪退

【正确答案】ACD　　　　　　【易错答案】B

【答案分析】正不胜邪多邪气亢盛，多为实证或虚实夹杂。

8. 下述一般可归属于阳证范畴的是（　　　）

A. 病势向上　　　　　　　　B. 病势向内　　　　　　　C. 病变较快

D. 阳邪致病　　　　　　　　E. 症难发现

【正确答案】ACD　　　　　　【易错答案】B

【答案分析】凡见兴奋、躁动、亢进、明亮等符合阳的属性的证及症状均属阳证。表证、热证、实证，以及症状表现于外的、向上的、容易发现的，或病邪性质为阳邪致病、病情变化较快等，均为阳证范畴，反之则为阴证。

9. 下列属于阴证的是（　　　）

A. 实证　　　　　　　　　　B. 热证　　　　　　　　　C. 寒证

D. 阴虚证　　　　　　　　　E. 阳虚证

【正确答案】CE　　　　　　　【易错答案】D

【答案分析】凡见抑制、沉静、衰退、晦暗等符合阴的属性的证及症状均属阴证。里证、寒证、虚证，以及症状表现于内的、向下的、不易发现的，或病邪性质为阴邪致病、病情变化较慢等，均属阴证范畴。阴虚证为阴少而阳亢之证，表现为虚热，符合阳的属性，所以属阳证，同理阳虚证属阴证。不要因为带有"阴"或"阳"字就属阴证或阳证，亡阴证和亡阳证也可以如此分析。

10. 下列表现属于阳证的是（　　　）

A. 口渴引饮　　　　　　　　B 畏寒喜暖　　　　　　　C. 五心烦热

D. 尿黄便干　　　　　　　　E. 腹痛喜按

【正确答案】ACD　　　　　　【易错答案】漏选 D

【答案分析】参考多选题第 8 题的答案分析。"尿黄便干"符合阳的属性，故也属阳证。

11. 下列属于真热假寒证的是（　　　）

A. 阳盛格阴　　　　　　　　B. 戴阳证　　　　　　　　C. 寒极似热

D. 热极似寒　　　　　　　　E. 热深厥深

【正确答案】ADE　　　　　　【易错答案】漏选 A、D

【答案分析】真热假寒证指内有真热而外见某些假寒的"热极似寒"证候，常有热深厥亦深的特点，故可称为热极肢厥证，古代亦称为阳盛格阴证。寒极似热、戴阳证乃真寒假热证。

12. 下列对真热假寒的认识，正确的是（　　　）

A. 证候本质为阳热内盛　　　B. 实际属于寒热错杂症　　C. 阳盛于内而格阴于外

D. 正气已虚不能与邪争　　　E. 阳气内闭而不能达外

【正确答案】ACE　　　　　　　　　【易错答案】漏选 E

【答案分析】真热假寒多由阳热内盛，格阴于外，阳气内闭而不能布达所致。

13. 下列属于证候真假的是（　　　）

A. 大实有羸状　　　　　　B. 至虚有盛候　　　　　　C. 里邪出表

D. 阳盛格阴　　　　　　　E. 阴盛格阳

【正确答案】ABDE　　　　　　　　【易错答案】漏选

【答案分析】证候真假是指某些疾病在病情危重阶段，可以出现一些与疾病本质相反的"假象"，以掩盖病情的"真象"，包括寒热真假、虚实真假。大实有羸状、至虚有盛候是指证候的虚实真假。阳盛格阴、阴盛格阳是指证候的寒热真假。

14. 辨别虚实真假的要点是（　　　）

A. 病程　　　　　　　　　B. 腹胀与否　　　　　　　C. 大便是否秘结

D. 舌象　　　　　　　　　E. 脉象

【正确答案】ADE　　　　　　　　　【易错答案】漏选

【答案分析】虚实真假之辨，关键在于脉象；其次是舌质的嫩胖与苍老，言语呼吸的高亢粗壮与低怯微弱；此外，患者体质状况、病之新久、治疗经过等，也可作为辨析依据。

（三）判断题

1. 病在皮肤皆为表证。（　　　）

【正确答案】错误。

【答案分析】参考单选题第 24 题的答案分析。

2. 表证有汗者，不一定是真正的"表虚"证。（　　　）

【正确答案】正确。

【答案分析】表证有汗者也可能为表热证，不一定是"表虚"证。

3. 寒热并见必然是外感病表证。（　　　）

【正确答案】错误。

【答案分析】一般恶寒发热同时并见者，属表证；但热不寒或但寒不热者，属里证；寒热往来者，属半表半里证。但恶寒发热并不局限于外感表证，也可见于里热证，特别是疮疡一类，只不过相对少见而已。里实热证出现恶寒发热，往往提示病情加重，是邪正剧争的表现，如疮疡邪毒内陷、脓毒流注，或肝痈、肠痈等内痈，均可见恶寒发热，而且恶寒越重发热越高，病情越重，其病机为正邪相争，气血阻滞，营卫不调。

4. 热深厥亦深是阳盛格阴之候。（　　　）

【正确答案】正确。

【答案分析】所谓"热深厥亦深"是指内有真热而外见某些假寒的证候，即真热假寒证，古称阳盛格阴证。

5.辨虚实真假的关键在于脉象的有力无力、有神无神,其中尤以沉取之象为真谛。(　　)

【正确答案】正确。

【答案分析】本题主要考查虚实真假的鉴别。虚实真假之辨,关键在于脉象的有力无力、有神无神,其中尤以沉取之象为真谛;其次是舌质的嫩胖与苍老,言语呼吸的高亢粗壮与低怯微弱;患者体质状况、病之新久、治疗经过等,也是辨析的依据。

第二节　八纲证之间的关系

◎ 重点 ◎

1.证候相兼的含义及类型

2.证候错杂的含义及类型

3.表里同病的含义和常见类型

4.寒热错杂的含义和常见类型

5.虚实夹杂的含义、常见类型

6.证候转化的含义

7.表证入里、里邪出表的含义及临床意义

8.寒证化热、热证转寒的含义及病因病机

9.实证转虚、虚证转实的含义和形成原因

◎ 难点 ◎

证候转化与证候错杂、证候真假的区别

转化是指八纲中对立证之间的转变,本质与现象均由此变彼。错杂是指对立的证夹杂在一起,并非由此变彼,无真假之别。真假是指出现某些与疾病本质不相符,即用常规理论难以解释的假象,不是由此变彼,亦非真假的对立证夹杂在一起。

精选习题

扫码获取
同步习题

(一)单选题

1.下列关于八纲证候之间关系的说法,不正确的是(　　)

A.真假　　　　　　　　B.彼此独立　　　　　　　　C.相兼

D.转化　　　　　　　　E.错杂

【正确答案】B　　　　　　　【易错答案】A

【答案分析】八纲证候间并不是8个孤立而毫不相关的、界限分明的证候,而是相互联系的,可有相互兼夹、错杂,也可有中间状态,随着病变发展会发生变化。八纲证候间的关系主要可归纳为证的相兼、证的错杂、证的转化。

2. 实寒证的临床表现是（　　　　）

A. 精神不振　　　　　　　　B. 面色苍白　　　　　　　　C. 舌质淡嫩

D. 大便溏薄　　　　　　　　E. 小便清长

【正确答案】B　　　　　　　　【易错答案】A、D

【答案分析】实寒证属于八纲辨证中的证候相兼。其临床表现同时可见到实证和寒证的表现。精神不振、舌质淡嫩多见于虚证；大便溏薄、小便清长可见于虚寒证。面色苍白为实寒证的典型表现之一。

3. 虚热证与实热证的鉴别要点是（　　　　）

A. 发热口干　　　　　　　　B. 盗汗颧红　　　　　　　　C. 大便干结

D. 小便短赤　　　　　　　　E. 舌红而干

【正确答案】B　　　　　　　　【易错答案】E

【答案分析】虚热证与实热证均属于八纲辨证中的证候相兼。两者的共同点为均可见热证，如发热口干、大便干结、小便短赤、舌红而干。但在面色上，实热证多满面通红，虚热证多可出现两颧潮红。盗汗也是虚热（阴虚）证的主要表现。

4. 下列不属于里实热证表现的是（　　　　）

A. 身发高热　　　　　　　　B. 两颧潮红　　　　　　　　C. 口渴饮冷

D. 热汗不止　　　　　　　　E. 脉象洪数

【正确答案】B　　　　　　　　【易错答案】D

【答案分析】里实热证属于八纲辨证中的证候相兼。身发高热、口渴饮冷、热汗不止、脉象洪数均为实热证的表现，而两颧潮红多见于虚热证。

5. 患者面赤身热，口渴，喜饮冷水，神昏谵语，腹胀满痛拒按，尿黄赤，大便干，舌红苔黄而干，脉洪数。其证属（　　　　）

A. 里实热证　　　　　　　　B. 里虚热证　　　　　　　　C. 戴阳证

D. 亡阴证　　　　　　　　　E. 以上都不是

【正确答案】A　　　　　　　　【易错答案】D

【答案分析】该患者面赤身热，舌红苔黄，脉洪数等多为阳热偏盛所致；口渴，喜饮冷水，尿黄赤，大便干，舌干多为热盛伤津所致；神昏谵语多为热扰心神所致。腹胀满痛拒按多由大便秘结所致，属实证。

6. 患者胸中烦热，频欲呕吐，腹痛喜暖，大便稀溏。其证属（　　　　）

A. 表热里寒　　　　　　　　B. 真热假寒　　　　　　　　C. 上热下寒

D. 真寒假热　　　　　　　　E. 表寒里热

【正确答案】C　　　　　　　　【易错答案】A、E

【答案分析】本题主要考查八纲证候间的证候错杂。证候错杂是指疾病某一阶段同时出现表里病位、寒热、虚实病性相反的证候。根据题目所述，胸中烦热，频欲呕吐，属里热；腹痛喜暖，大便稀溏,属里寒。一寒、一热,两个性质相反的证候同时存在于里,符合证候错杂的特点。胸属上焦、腹属下焦,故此证候错杂为上热下寒。

7.患者发热恶寒,头痛,咳嗽,咽干肿痛,大便溏泄,小便清长。其证属(　　)

A.上寒下热　　　　　　　　B.真寒假热　　　　　　　　C.表热里寒

D.真热假寒　　　　　　　　E.表寒里热

【正确答案】C　　　　　　　【易错答案】A

【答案分析】发热恶寒、头痛、咽干肿痛为表热证的表现;大便溏泄、小便清长为里寒证的表现。故选C。

8.患者患肺痨2年,有潮热,盗汗,颧红,现恶寒甚,低热,头痛,无汗,舌红苔白,脉浮细数。其诊断为(　　)

A.表热里寒证　　　　　　　B.表实寒里虚寒证　　　　　C.表实热里虚热证

D.表实热里虚寒证　　　　　E.表实寒里虚热证

【正确答案】E　　　　　　　【易错答案】C

【答案分析】本题主要考查证候错杂的常见证型。该患者患肺痨2年,说明病程长,为久病者;潮热,盗汗,颧红,舌红,脉细数属里虚热证的表现;恶寒甚,低热,头痛,无汗,苔白,脉浮为表实寒证的表现。故选E。

9.患者,男,35岁。近2日发热微恶寒,口苦,胁痛,尿短黄,大便黏臭,舌红苔薄白,脉数。其证候是(　　)

A.表里俱热　　　　　　　　B.表寒里热　　　　　　　　C.真寒假热

D.真热假寒　　　　　　　　E.表热里寒

【正确答案】B　　　　　　　【易错答案】A

【答案分析】发热微恶寒,苔薄白为表寒证的表现;口苦,尿短黄,大便黏臭,舌红,脉数为里热证表现。故选B。

10.患者身热反欲盖衣被,口渴、喜热饮,下利清谷,小便清长,舌淡苔白,脉大无力。其证属(　　)

A.表寒里热证　　　　　　　B.表热里寒证　　　　　　　C.真寒假热证

D.真热假寒证　　　　　　　E.热证转化为寒证

【正确答案】C　　　　　　　【易错答案】D

【答案分析】身热、口渴、脉大等表现似热证,但身热反欲盖衣被,口渴却喜热饮,下利清谷,小便清长,舌淡苔白,脉大而无力为典型的寒证表现,故选C。本题要注意辨别寒热证候的真假,以表现于内部、中心的症状为准、为真;肢末、外部的症状是现象,多为假象。

11.患者身热不恶寒,反恶热,烦渴喜冷饮,神昏谵语,便秘溲赤,手足逆冷,舌红苔黄而干,脉沉数有力。其证候是(　　)

A.表寒里热　　　　　　　　B.表热里寒　　　　　　　　C.真热假寒

D. 真寒假热   E. 上热下寒

【正确答案】C   【易错答案】A

【答案分析】肢末、外部的症状可见手足逆冷、似寒；但内部、中心的症状有身热、烦渴喜冷饮、便秘溲赤、舌红苔黄而干、脉沉数有力，不是真寒，而是真热。故选 C。

12. "至虚有盛候"是指（   ）

A. 虚中夹实   B. 实中夹虚   C. 真虚假实

D. 真实假虚   E. 虚实转化

【正确答案】C   【易错答案】B

【答案分析】《内经知要》中的"至虚有盛候"是指本质为虚证，反见某些盛实现象的证候，即真虚假实证。

13. 患者胃肠热盛，大便秘结，腹满硬痛而拒按，潮热，神昏谵语，但又兼见面色苍白，四肢厥冷，精神委顿。其病机是（   ）

A. 虚中夹实   B. 真实假虚   C. 由实转虚

D. 真虚假实   E. 实中夹虚

【正确答案】B   【易错答案】C

【答案分析】胃肠热盛，大便秘结，腹满硬痛而拒按，为实证表现。面色苍白，四肢厥冷，精神委顿，为假虚证表现。

14. 下列不属于证候转化的是（   ）

A. 表证转化为里证   B. 里证转化为表证   C. 寒证转化为热证

D. 热证转化成寒证   E. 实证转化成虚证

【正确答案】B   【易错答案】E

【答案分析】证候转化是指一种证候在一定条件下转化为对立的另一种证候。八纲中相互对立的证候，在一定条件下均可相互转化。证候转化是证候的本质与现象均已变换，即前一证候消失，后一证候出现。但是在表里证的转化中，表证可以转化为里证，即表证入里，表证消失，里证出现。但是里证无法转化为表证，在里的病邪只能是向外透达，邪有出路。故选 B。

15. 证候的"表里出入"主要说明（   ）

A. 证候的性质   B. 邪正的关系   C. 病变的趋势

D. 疾病的转归   E. 病变的部位

【正确答案】D   【易错答案】E

【答案分析】表里出入是指病情表与里的相互转化，或病情由表入里而转化为里证，或病邪由里出表，邪有出路。一般而言，这种病位上的变化，由表入里多提示病情转重，由里出表多预示病情减轻。掌握病势的表里出入变化，对于预测疾病的发展与转归，及时改变治法，及时截断、扭转病势，或因势利导，均具有重要意义。

16. 下列属于里邪出表的是（   ）

A.麻疹发热3天，疹出烦热渐退　　　　　　　B.久咳久喘，今见咳血量多、色鲜红

C.肝病胁痛5年，腹壁青筋显露　　　　　　　D.胃脘疼痛，昨见恶寒发热、脉浮紧

E.以上都是

【正确答案】A　　　　　　　　　　【易错答案】D

【答案分析】里邪出表是指在里之病邪，有向外透达之势，是邪有出路的表现，而不是里证转化为表证。如麻疹患儿热毒内闭，则疹不出而见发热、咳喘、烦躁，若麻毒外透，则疹出而烦热咳喘除。

17.寒证转化成热证，不是必然的是（　　　）

A.始感寒邪　　　　　　　B.初为寒证　　　　　　　C.后为热证

D.寒证消失　　　　　　　E.复感热邪

【正确答案】E　　　　　　　　　　【易错答案】D

【答案分析】寒证转化为热证是指患者先有寒证，后出现热证，而寒证随之消失的病证。出现热证，可由外感寒邪未及时发散，而机体阳气偏盛，阳热内郁到一定程度，寒邪化热；或寒湿之邪郁遏，而机体阳气不衰，从寒化热；或因过服温燥之物，亦可使寒证转化成热证。故选E。

18.寒证与热证相互转化的关键因素是（　　　）

A.邪气的性质　　　　　　B.阴液的盈亏　　　　　　C.阳气的盛衰

D.邪气的进退　　　　　　E.以上都不是

【正确答案】C　　　　　　　　　　【易错答案】B

【答案分析】寒证与热证的相互转化是由邪正力量对比所决定的，其关键在于机体阳气的盛衰。寒证转化为热证，是人体正气尚强，阳气较为旺盛，进而邪气从阳化热，提示人体正气尚能抗御邪气；热证转化为寒证，是邪气虽衰而正气不支，阳气耗伤并处于衰败状态，提示正不胜邪，病情加重。

（二）多选题

1.虚热证的临床表现是（　　　）

A.形体消瘦　　　　　　　B.盗汗　　　　　　　C.五心烦热

D.舌红少苔　　　　　　　E.脉细数

【正确答案】ABCDE　　　　　　　　　　【易错答案】漏选A

【答案分析】虚热证即阴虚证，临床表现为消瘦，潮热、盗汗、口燥咽干，两颧潮红，五心烦热，舌红苔少，脉细数。

2.表里证之间的关系有（　　　）

A.转化　　　　　　　B.真假　　　　　　　C.错杂

D.相兼　　　　　　　E.互斥

【正确答案】ACD　　　　　　　　　　【易错答案】B

【答案分析】八纲证候间的相互关系，主要可归纳为证候相兼、证候错杂、证候转化3个

方面。表里是辨别病变部位外内浅深的两个纲领。表里证可见相兼、错杂、转化关系，但无真假关系。

3.表里同病的形成多见于（　　　）

A.初病既见表证，又见里证　　　　　B.里证未愈，又感外邪，而见表证

C.表证未罢，又及于里　　　　　　　D.里邪出表

E.由表入里

【正确答案】ABC　　　　　　　　【易错答案】D、E

【答案分析】表里同病属八纲证候间的证候错杂。表里同病有3种情况：一是先有表证，后有里证，如初见表证，还未痊愈又出现了里证；二是先有里证，后有表证，如先有里证，里证未愈，复感外邪，又见表证；三是表证与里证同时发生。D、E为表里证的转化。

4.里邪出表的表现有（　　　）

A.高热随汗出而热退身凉　　　B.痈疽向外溃破脓出　　　C.麻疹外透而热渐退

D.肝胆湿热而黄疸显现　　　　E.胃肠出血见呕血、便血

【正确答案】ABCD　　　　　　　【易错答案】漏选B

【答案分析】里邪出表表明邪有出路，病情有向愈的趋势。如麻疹患儿，热毒内闭则疹不出而见发热、喘咳、烦躁，若麻毒外透，则疹出，烦、热、喘、咳亦除；外感温热病中，高热烦渴之里热证，随汗出而热退身凉；热入营血，随斑疹、白㾦的出现而身热、谵语、烦躁减轻。又如肝胆湿热随黄疸的出现而胁胀胁痛、发热呕恶等症减轻；病位深的痈疽，向外溃破而脓出毒泄等，一般都可认为是在里之邪毒有向外透达之机，并不是里证转化成表证。

5.寒证转化为热证的常见原因是（　　　）

A.寒湿郁久而阳气不衰　　　B.阴虚之体又感受风寒之邪　　　C.寒证而过用温燥之品

D.外感寒邪而阳气旺盛　　　E.阳虚之体而感受风热之邪

【正确答案】ACD　　　　　　　　【易错答案】B、E

【答案分析】寒证化热常见于外感寒邪未及时发散，而机体阳气偏盛，阳热内郁到一定程度，寒邪化热，形成热证；或寒湿之邪郁遏，而机体阳气不衰，由寒而化热；或因使用温燥之品太过，亦可使寒证转化为热证。B、E属表里同病。

6.热证转化为寒证提示（　　　）

A.正气充盛　　　　　　　　　B.病情加重　　　　　　　　C.阴液充盛

D.阳气衰败　　　　　　　　　E.正不胜邪

【正确答案】BDE　　　　　　　　【易错答案】漏选B

【答案分析】寒、热证的转化是由邪正力量对比决定的。热证转化为寒证是指患者先见热证，后见寒证，寒证出现而热证消失的证候。其可因失治、误治，损伤阳气；或因邪气过盛，耗伤正气，正不胜邪，功能衰退所致。由于邪气虽衰而正气不知，阳气耗伤并处于衰败状态，所以提示正不胜邪，病情加重。

7.下列关于热证转化为寒证的表述，正确的是（　　　　）

A.原为热证　　　　　　　　B.机体阳气偏盛　　　　　　　C.转化为实寒证

D.转化为虚寒证　　　　　　E.甚至可出现亡阳

【正确答案】ADE　　　　　　【易错答案】B、C

【答案分析】热证转化为寒证是指患者先见热证，后见寒证，寒证出现而热证消失的证候。这种转化有突变者，如高热患者，由于大汗不止，阳从汗泄，或吐泻过度，阳随津脱，而出现体温骤降、四肢厥冷、面色苍白、脉微欲绝的虚寒证（即亡阳证）；又有病情迁延，日久不愈而渐变者，如热痢日久不愈，转化为虚寒痢，这都是热证转化为寒证的证候。

第六章　病性辨证

病性辨证，是在中医学理论指导下，对四诊所得的临床资料进行综合分析，从而确定病性的辨证方法。所谓病性，是指疾病当前病理变化的本质属性。在辨证过程中所判定的病性，反映了导致疾病发生的本质性原因，即"审证求因"。这里的"因"既包括导致疾病发生的原始病因，如外感六淫、疠气、七情内伤、饮食失宜、劳逸失度及外伤等，也包括气血津液等正气的虚损及气血脏腑等功能失常所导致的各种病理产物的阻滞。

第一节　六淫辨证

六淫包括风、寒、暑、湿、燥、火6种外来的致病邪气。六淫致病多与季节气候和居处环境有关，多从皮毛、口鼻而入侵袭人体，可单一邪气致病，亦可六淫杂合为病，在疾病过程中又常常相互影响或转化。

◎ **重点** ◎

1. 风淫证的含义、临床表现、辨证要点及常见证型
2. 寒淫证的含义、临床表现、辨证要点及常见证型
3. 暑淫证的含义、临床表现、辨证要点及常见证型
4. 湿淫证的含义、临床表现、辨证要点及常见证型
5. 燥淫证的含义、临床表现、辨证要点及常见证型
6. 火热证的含义、临床表现、辨证要点及常见证型

◎ **难点** ◎

1. 风淫证与内风证的鉴别

内风证是由于机体内部的病理变化，如热盛、阳亢、阴虚、血虚等所致，以出现类似风性动摇为主要表现的证候，又称为"动风"。而风淫证主要是感受外界风邪所致，证候表现亦与内风有所不同，临床时应加以鉴别（见表3）。

表 3　风淫证与内风证的鉴别

鉴别点	风淫证	内风证
概念	风邪侵袭人体肌表、经络，卫外功能失常，出现符合"风"性特征的证候	由于机体内部的病理变化而出现类似风性动摇的症状为主要表现的证候
成因	感受风邪	热盛、阳亢、阴虚、血虚等

续表

鉴别点	风淫证	内风证
临床表现	恶风寒，微发热，汗出，苔薄白，脉浮缓，或鼻塞流清涕，喷嚏，或咽喉痒痛，咳嗽；或突发皮肤瘙痒、丘疹、风团；或突发颜面麻木不仁，口眼㖞斜；或肢体关节游走性疼痛；或新起面睑肢体浮肿等	在热盛、阳亢、阴虚、血虚等证候的基础上，出现眩晕、瘙痒、麻木、震颤、瘛疭、抽搐等"风动"表现

2. 伤寒证与中寒证的鉴别

（1）伤寒证：是指寒邪外袭，伤人肤表，阻遏卫阳，阳气抗邪于外所表现的表实寒证。其表现为初起恶寒，或无发热之感，或虽有发热，但以恶寒为主，头身疼痛，无汗，鼻塞流清涕，口不渴，舌苔白，脉浮紧等。

（2）中寒证：是指寒邪直中而内侵脏腑、气血，损伤或遏制阳气，阻滞气机或血液运行所表现的里实寒证，又称内寒证。其表现为新起畏寒，脘腹或腰背等处冷痛，喜温，或见呕吐腹泻，或见咳嗽哮喘，咯痰色白，或见肢体厥冷，拘急无汗，口不渴，肢体蜷卧，小便清长，面色白，甚或青，舌苔白，脉沉紧或沉弦，沉迟有力，甚或脉伏。

3. 伤暑、冒暑、中暑的鉴别（见表4）

表4   伤暑、冒暑和中暑的鉴别

分类	病机	表现
冒暑	暑热湿邪侵袭肺卫	寒热，汗出，头晕，咳嗽，苔薄微腻
伤暑	暑热内盛，耗气伤津	恶热，汗出，口渴喜饮，气短神疲，肢体困倦，尿黄，舌红，苔白或黄，脉洪数或虚数
中暑	暑热内闭心神，引动肝风	突然昏倒，神志昏迷，不知人事，牙关紧闭，身热肢厥，气粗如喘，汗出，烦躁，口渴，头痛头晕，抽搐，舌红绛，脉细数

4. 外湿证与内湿证的鉴别

外湿证一般由外湿侵袭，如淋雨下水、居处潮湿、冒受雾露等而形成。其症以肢体困重、酸痛等为主，或见皮肤湿痒，可有恶寒微热等表现，是由湿邪郁于肤表、阻滞经气所致。

湿证亦可因脾失健运，水液不能正常输布而化为湿浊，或因多食油腻、嗜酒、饮冷等而形成，一般称为湿浊内生。其症以脘腹痞胀、恶心呕吐、便溏等为主，是由湿邪阻滞气机，脾胃运化失职所致。

5. 暑与火热的异同

暑的性质虽与火热同类，但暑邪致病有严格的季节性，其病机、证候也与一般火热证有一定差别。

6. 凉燥与温燥的区别

温燥多见于初秋之季，气候尚热，余暑未消，燥热侵犯肺卫，在干燥、伤津表现的基础上，又见发热微恶风寒，有汗，咽喉疼痛，舌边尖红，脉浮数等风热表证之象。凉燥多见于深秋季节，气候既凉，气寒而燥，人体感受凉燥，除了干燥的表现外，还见恶寒发热，无汗，头痛，脉浮紧。

7.燥淫证与内燥证的鉴别

燥淫证主要是指燥邪外袭，耗伤人体津液所表现的干燥证候，又称外燥证。若因体内津液不足而产生的干燥失润证候，称为内燥证，属气血津液辨证的范畴。

精选习题

扫码获取
同步习题

（一）单选题

1.患者突发皮肤瘙痒，红疹发无定处，此起彼伏。其病因是感受（　　）

A.寒邪　　　　　　　　B.湿邪　　　　　　　　C.火邪

D.暑邪　　　　　　　　E.风邪

【正确答案】E　　　　　　【易错答案】D

【答案分析】辨六淫证候，是根据患者的症状、体征等，对照六淫病邪的致病特点，通过分析，辨别疾病当前病理本质中是否存在六淫证候。该患者突发皮肤瘙痒，红疹发无定处，此起彼伏，符合风邪善行而数变的特性，故选E。

2.寒淫证的临床表现是（　　）

A.肢体麻木　　　　　　B.四肢抽搐　　　　　　C.角弓反张

D.手足拘急　　　　　　E.皮肤瘙痒

【正确答案】D　　　　　　【易错答案】C

【答案分析】寒淫证是指寒邪侵袭机体，阳气遏阻，以恶寒甚、无汗、头身或胸腹疼痛、苔白、脉弦等为主要表现的实寒证候。寒性凝滞、收引，阻碍气血运行，则可见手足拘急冷痛；角弓反张、四肢抽搐，多为肝风内动，筋脉拘急所致；皮肤瘙痒多为风邪侵袭肌表，邪与卫气搏击于肌表所致；肢体麻木，可因气血亏虚、风寒入络、肝风内动、风痰阻络、痰湿或瘀血阻络，肌肤、筋脉失养所致。

3.感受寒邪的途径不包括（　　）

A.淋雨下水　　　　　　B.服寒凉药　　　　　　C.衣单露宿

D.食生饮冷　　　　　　E.冰敷额头

【正确答案】E　　　　　　【易错答案】B

【答案分析】感受寒邪的途径包括淋雨、涉水、衣单、露宿、食生、饮冷等，因感受阴寒之邪，损伤体内阳气，阻碍气血运行而成，多具有新病突起，病势较剧，并常有感受寒邪的原因等特点。

4.腹痛肠鸣，呕吐泄泻脉紧者，可见于（　　）

A.风淫证　　　　　　　B.寒淫证　　　　　　　C.暑淫证

D.湿淫证　　　　　　　E.火淫证

【正确答案】B　　　　　　【易错答案】D

【答案分析】寒淫证中若寒滞胃肠，使胃肠气机失调，运化不利，则可见脘腹疼痛、肠鸣腹泻、呕吐。湿邪易阻滞气机，使脾胃运化失调，可见腹泻，但一般无呕吐且脉象多濡、缓。

5.寒证一般不与寒证并存的证候是（　　　）

　A.风证　　　　　　　　　　C.燥证　　　　　　　　　　B.湿证

　D.痰证　　　　　　　　　　E.暑证

【正确答案】E　　　　　　　　【易错答案】C

【答案分析】寒常与风、湿、燥、痰、饮等杂合为患，表现为风寒证、寒湿证、凉燥证、寒痰证、寒饮证等。暑与火热的性质相同，故寒与暑不能并存。

6.寒邪致病出现的症状是（　　　）

　A.发热恶风，汗出，脉浮缓　　　　　　B.恶寒发热，无汗，脉浮紧

　C.头胀而痛，胸闷身重，脉濡　　　　　D.恶热汗出，口渴，脉虚数

　E.壮热，口渴，面红目赤，脉洪数

【正确答案】B　　　　　　　　【易错答案】C

【答案分析】寒邪致病即为寒淫证，临床表现为恶寒重，或伴发热，无汗，头身疼痛，鼻塞或流清涕，脉浮紧；或见咳嗽、哮喘、咯稀白痰，或脘腹疼痛、肠鸣腹泻、呕吐，或肢体厥冷、局部拘急冷痛等，口不渴，小便清长，面色白甚或青，舌苔白，脉弦紧或脉伏。

7.暑淫证候的表现是（　　　）

　A.头昏沉，嗜睡，胸脘痞闷　　　　　　B.口渴饮水，口唇鼻咽干燥

　C.发热恶热，汗出，气短神疲　　　　　D.突发皮肤瘙痒、丘疹

　E.肠鸣腹泻，脘腹拘急冷痛

【正确答案】C　　　　　　　　【易错答案】B

【答案分析】暑淫证是夏月炎暑之季，外感暑热邪气而导致的证候。其发病具有季节性，即夏至之后，立秋之前方为暑病。暑淫证的临床表现为发热恶热，汗出，口渴喜饮，气短，神疲，肢体困倦，小便短赤，舌红，苔黄或白，脉虚数；或发热，猝然昏倒，汗出不止，气喘，甚至昏迷、惊厥、抽搐等；或高热，无汗，胸闷，腹痛，呕恶，无汗等。

8.患者身热恶热，汗多，尿黄，口渴，疲乏，舌红苔白，脉虚数。其诊断为（　　　）

　A.风淫证　　　　　　　　　B.实火证　　　　　　　　　C.虚火证

　D.暑淫证　　　　　　　　　E.燥淫证

【正确答案】D　　　　　　　　【易错答案】C

【答案分析】根据该患者的表现，应诊断为暑淫证。暑淫证的表现易与火热之邪引起的火热证混淆，要注意鉴别。暑为阳邪，具有炎热升散、耗气伤津、易夹湿邪等致病特点。暑性炎热升散，可见身热恶热、汗多，暑邪耗气伤津，可见口渴、疲乏、尿黄。舌红苔白、脉虚数为夏月炎暑感受暑邪之征。

9.患者恶热，汗出，口渴，疲乏，尿黄，舌红苔黄，脉虚数。其诊断为（　　　）

A. 伤风   B. 温燥   C. 火淫

D. 伤暑   E. 中暑

【正确答案】D   【易错答案】C、E

【答案分析】暑淫证根据患者感受暑热的轻重缓急，有伤暑、冒暑、中暑之分，其中冒暑最轻，中暑最重。其表现各有不同，应注意区别。伤暑和中暑的区别之一是有无神志昏迷，故选 D。题目中没有恶寒、脉浮，故 A 可排除；亦没有明显的干燥表现，故 B 可排除；脉象数而无力，故 C 可排除。

10. 下列不属于湿淫证临床表现的是（   ）

A. 恶心纳呆   B. 口淡吐涎   C. 全身困重

D. 脘腹痞胀   E. 苔腻脉濡

【正确答案】B   【易错答案】A

【答案分析】湿淫证是指感受外界湿邪，或体内水液运化失常而形成湿浊，阻遏气机与清阳，以身体困重、肢体酸痛、腹胀腹泻为主要表现的证候。其临床表现为头昏沉如裹，嗜睡，身体困重，胸闷脘痞，口腻不渴，纳呆，恶心，肢体关节、肌肉酸痛，大便稀，小便浑浊，或为局部渗漏湿液，或皮肤出现湿疹、瘙痒，妇女可见带下量多，面色晦垢，舌苔滑腻，脉濡缓或细。

11. 下列不属于湿邪为病主要表现的是（   ）

A. 困重   B. 闷胀   C. 酸楚

D. 无汗   E. 舌苔腻浊

【正确答案】D   【易错答案】C

【答案分析】湿为阴邪，具有阻遏气机、损伤阳气、黏滞缠绵、重浊趋下等特点。根据湿邪的特性，可知湿邪为病可出现困重、闷胀、酸楚、舌苔腻浊等表现。无汗多为寒邪致病的表现。

12. 一般不与湿证合并为病的是（   ）

A. 痰邪   B. 风邪   C. 热邪

D. 暑邪   E. 毒邪

【正确答案】C   【易错答案】D

【答案分析】湿为阴邪，还可与风、暑、痰、毒等邪合并为病而为风湿证、暑湿证、水湿证、痰湿证、湿毒证，以及湿遏卫表证、湿痰犯头证等，各自可有不同的证候表现。热为阳邪，不与湿邪并见。暑虽亦是阳邪，暑多夹湿。

13. 冒湿的临床表现有（   ）

A. 头胀而痛   B. 关节屈伸不利   C. 小便清长

D. 首如裹   E. 胸闷

【正确答案】D   【易错答案】B

【答案分析】湿邪致病有伤湿、冒湿之分。伤湿可见头胀而痛，胸闷，口不渴，身体困重而疼痛，发热，身体倦怠，小便清长，舌苔白滑，脉濡或缓。冒湿可见头重如裹，四肢懈怠，遍体不舒，脉濡弱。如果侵犯关节，则可见关节屈伸不利，酸痛重着，活动受限。

14.下列对湿证的认识，不正确的是（　　　　）

　　A.病势多缠绵　　　　　　　B.起病较缓　　　　　　　C.多困遏清阳

　　D.易阻滞气机　　　　　　　E.一般从寒化

　　【正确答案】E　　　　　　　【易错答案】C

　　【答案分析】湿邪重着、黏滞，易耗伤阳气，阻遏气机，湿证起病较缓而缠绵难愈。湿的病理性质偏阴，故不可从寒化。

15.湿热证一般见不到（　　　　）

　　A.肝经湿热证　　　　　　　B.心肺湿热证　　　　　　　C.湿热下注证

　　D.膀胱湿热证　　　　　　　E.肠道湿热证

　　【正确答案】B　　　　　　　【易错答案】C

　　【答案分析】湿为阴邪，故临床多见寒湿，但湿郁久化热，则成湿热。临床常见的证候有湿遏卫表证、寒湿凝滞筋骨证、湿困脾阳证、湿热蕴脾证、肝胆湿热证、肠道湿热证、膀胱湿热证、湿热下注证、湿痰犯头证等。

16.患者发热恶风，咽干咽痛，干咳少痰，痰黏难咳，甚则痰中带血。其病因是感受（　　　　）

　　A.风邪　　　　　　　　　　B.寒邪　　　　　　　　　　C.暑邪

　　D.火邪　　　　　　　　　　E.燥邪

　　【正确答案】E　　　　　　　【易错答案】D

　　【答案分析】本题主要考查燥邪的临床表现。燥淫证指外感燥邪，耗伤津液，以口鼻、咽喉、皮肤干燥等为主要表现。其临床表现为皮肤干燥甚至皲裂、脱屑，口唇、鼻孔、咽喉干燥，口渴饮水，舌苔干燥，大便干燥，或干咳少痰、痰黏难咯，小便短黄，脉象偏浮。咽干、干咳少痰均为"干燥"的表现，故选E。

17.下列不属于火淫临床表现的是（　　　　）

　　A.壮热口渴　　　　　　　　B.面红目赤　　　　　　　　C.烦躁不宁

　　D.舌质红绛　　　　　　　　E.脉象濡数

　　【正确答案】E　　　　　　　【易错答案】C

　　【答案分析】火淫证（火热证）多因外感火热邪毒，或饮食不当，或情志过极等，导致阳热内盛而致。其临床表现可见发热恶热，烦躁，口渴喜饮，汗多，大便秘结，小便短黄，面色赤，舌红或绛，苔黄干燥或灰黑，脉数有力（洪数、滑数、弦数等），甚者或见神昏、谵语、惊厥、抽搐、吐血、衄血，痈肿疮疡等。

18.下列不属于火淫证候特征的是（　　　　）

　　A.壮热口渴　　　　　　　　B.面红目赤，烦躁　　　　　　C.吐血、衄血

　　D.斑疹或痈脓　　　　　　　E.面色黄晦

　　【正确答案】E　　　　　　　【易错答案】C、D

【答案分析】本题主要考查火淫证的表现。火淫证的面色应为红赤。A、B、C、D 均符合火热为阳邪、炎上、耗气伤津、生风动血、易致疮痈的致病特点。

19. 下列不属于火热证与阴虚证区别点的是（　　　）

A. 病程的长短　　　　　　　B. 热势的高低　　　　　　C. 病势的缓急

D. 口渴与不渴　　　　　　　E. 脉象的虚实

【正确答案】D　　　　　　　【易错答案】B

【答案分析】火为热之极，火与热皆为阳盛之象，属实热证，而阴虚证属虚热证，故两者的区别可从虚实进行区别，但无论火热证还是阴虚证均为热证，热会伤津，均可出现口渴。故选 D。

（二）多选题

1. 火热证候的表现有（　　　）

A. 谵妄　　　　　　　　　　B. 吐血　　　　　　　　　　C. 痈脓

D. 烦躁　　　　　　　　　　E. 口渴喜饮

【正确答案】ABCDE　　　　　【易错答案】漏选 B

【答案分析】火淫证（火热证）的临床表现为发热恶热，烦躁，口渴喜饮，汗多，大便秘结，小便短黄，面色赤，舌红或绛，苔黄干燥或灰黑，脉数有力（洪数、滑数、弦数等），甚者或见神昏、谵语，惊厥、抽搐，痈肿疮疡等。由于热迫血行可致吐血、衄血，故 B 正确。

2. 暑淫证不同于火热证的是（　　　）

A. 病情更为严重　　　　　　B. 发病更急更快　　　　　　C. 不出现动风神昏

D. 有季节性　　　　　　　　E. 只有外感无内生

【正确答案】DE　　　　　　【易错答案】C

【答案分析】暑淫证是夏月炎暑之季，外感暑热邪气而导致的证候。其发病具有季节性，即夏至之后，立秋之前方为暑病。暑为阳邪，具有炎热升散、耗气伤津、易夹湿邪等致病特点；火为热之极，火与热皆为阳盛之象，其性燔灼迫急，伤津耗气，具有炎上、生风动血、易致疮痈的特点。暑闭心神，引动肝风，可出现神昏等表现，故 C 错误。

3. 临床常见的暑证有（　　　）

A. 暑湿袭表证　　　　　　　B. 暑伤津气证　　　　　　　C. 暑闭气机证

D. 暑闭心神证　　　　　　　E. 肠道湿热证

【正确答案】ABCD　　　　　【易错答案】漏选 C、D

【答案分析】临床常见的暑证有暑湿袭表证、暑伤津气证（伤暑）、暑闭气机证、暑闭心神证（中暑）等。肠道湿热证属湿淫证范畴。

4. 火热证常导致的病理改变有（　　　）

A. 寒湿内生　　　　　　　　B. 伤津耗液　　　　　　　　C. 生风动血

D. 形成肿疡　　　　　　　　E. 闭扰心神

【正确答案】BCDE　　　　　　　【易错答案】漏选 D

【答案分析】火热证导致的病理变化，最为常见的是伤津耗液，甚至亡阴；火热迫血妄行可见各种出血；火热使局部气血壅聚，灼血腐肉而形成痈肿脓疡；火热炽盛可致肝风内动，则见抽搐、惊厥；火热闭扰心神，则见神昏谵语等，其中不少为危重证候。

第二节　阴阳虚损辨证

◎ **重点** ◎

1. 阴虚证的含义、临床表现、辨证要点及转归

2. 阳虚证的含义、临床表现、辨证要点及转归

3. 亡阳证的含义、临床表现、辨证要点、病因病机及转归

4. 亡阴证的含义、临床表现、辨证要点、病因病机及转归

◎ **难点** ◎

亡阳证与亡阴证的鉴别要点

亡阴和亡阳均出现于疾病的危重阶段，必须及时、准确辨识，积极进行抢救，否则极易导致死亡。若危重患者突然汗出，往往是亡阴或亡阳之兆，根据汗质的稀冷如水或黏热如油，身凉或身热、面白或面赤、脉微或数疾等，一般不难辨别（见表 5）。

表 5　亡阳证与亡阴证的鉴别

证候	汗出	寒热	四肢	面色	气息	口渴	唇舌象	脉象
亡阳证	稀冷如水	身冷畏寒	厥冷	苍白	微弱	不渴或欲热饮	唇舌淡白、苔白润	脉微欲绝
亡阴证	黏热如油，味咸	身热恶热	温和	面赤颧红	急促	口渴饮冷	唇舌干红	细数、疾无力

精选习题

扫码获取同步习题

（一）单选题

1. 阳虚证又称（　　　）

A. 实寒证　　　　　　　　　B. 虚寒证　　　　　　　　　C. 虚热证

D. 实热证　　　　　　　　　E. 戴阳证

【正确答案】B　　　　　　　　【易错答案】E

【答案分析】阳虚证是阳气不足，阳不制阴，机体失于温煦，推动、蒸腾、气化等功能减退而致的虚寒证候，又称虚寒证。

2. 阳虚证最主要的表现是（　　）

A. 舌质淡白苔薄白　　　　B. 口不渴或少饮　　　　C. 面色白而无华

D. 脉沉细无力　　　　　　E. 经常畏寒肢凉

【正确答案】E　　　　　　　【易错答案】C

【答案分析】阳虚证的临床表现为畏寒肢冷，口淡不渴或渴喜热饮，面色白，神疲无力，气短自汗，大便溏薄，小便清长或尿少身肿，或脘腹冷痛喜按，舌淡胖嫩，舌苔白滑，脉沉迟无力。

3. 畏冷肢凉多见于（　　）

A. 气虚　　　　　　　　　B. 血虚　　　　　　　　C. 阳虚

D. 阴虚　　　　　　　　　E. 肝风

【正确答案】C　　　　　　　【易错答案】B

【答案分析】阳虚证以病久体弱、畏冷肢凉、小便清长、面白、舌淡等表现为主要辨证依据。畏冷肢凉多由阳气亏虚，机体失却温煦，不能抵御阴寒之气，寒从内生而导致。故选C。

4. 阴虚证典型的舌、脉是（　　）

A. 舌红，脉数有力　　　　B. 舌淡，脉细无力　　　C. 舌红少苔，脉细数

D. 舌红苔黄，脉细数　　　E. 舌红而干，脉滑数

【正确答案】C　　　　　　　【易错答案】D

【答案分析】阴虚证是由于阴液不足，虚热内生而导致的证候。其临床表现为五心烦热，潮热盗汗，两颧潮红，口燥咽干，形体消瘦，小便短黄，大便干结，舌红少津或少苔，脉细数。

5. 虚热证的面色是（　　）

A. 满面通红　　　　　　　B. 两颧潮红　　　　　　C. 面色青灰

D. 面红如妆　　　　　　　E. 面黄带晦

【正确答案】B　　　　　　　【易错答案】D

【答案分析】虚热证即阴虚证。两颧潮红见于阴虚证。满面通红多见于实热证。面红如妆多为戴阳证。

6. 患者干咳无痰，胸痛，午后颧红，夜间低热，盗汗，口干咽燥，形体消瘦，脉细数。其典型舌象应是（　　）

A. 舌红苔黄　　　　　　　B. 舌红少苔　　　　　　C. 舌绛苔黄

D. 舌紫苔黄　　　　　　　E. 舌淡少苔

【正确答案】B　　　　　　　【易错答案】A

【答案分析】根据该患者的症状，应诊断为阴虚证，故其舌象为舌红少苔。

7. 虚热证的临床表现有（　　）

A. 精神不振　　　　　　　B. 少气乏力　　　　　　C. 形体消瘦

D. 舌质淡嫩　　　　　　　E. 口淡有涎

【正确答案】C 【易错答案】A

【答案分析】本题主要考查虚热证的临床表现。精神不振、少气乏力、口淡、舌质淡嫩可见于气虚证。形体消瘦多见于阴虚证，即虚热证。

8.危重患者，突然头额冷汗大出，四肢厥冷，属于（　　　）

A.亡阴　　　　　　　　　B.亡阳　　　　　　　　　C.阳虚

D.阴虚　　　　　　　　　E.以上都不是

【正确答案】B 【易错答案】A

【答案分析】亡阳证是指体内阳气极度衰微而欲脱所致的危重证候。其临床表现为冷汗淋漓，汗质稀淡，神情淡漠，肌肤不温，手足厥冷，呼吸微弱，面色苍白，舌淡而润，脉微欲绝。

9.亡阳证的表现是（　　　）

A.畏冷肢凉，口淡不渴，或喜热饮，或小便清长或尿少不利，大便稀薄，面色㿠白，舌淡胖，苔白滑，脉沉迟（或为细数）无力

B.形体消瘦，口燥咽干，两颧潮红，五心烦热，潮热盗汗，小便短黄，大便干结，舌红少津或少苔，脉细数

C.冷汗淋漓、汗质稀淡，神情淡漠，肌肤不温，手足厥冷，呼吸气弱，面色苍白，舌淡而润，脉微欲绝

D.汗热味咸而黏、如珠如油，身灼肢温，虚烦躁扰，恶热，口渴饮冷，皮肤皱瘪，小便极少，面赤颧红，呼吸急促，唇舌干燥，脉细数疾

E.以上都不是

【正确答案】C 【易错答案】A

【答案分析】亡阳证乃阳之功能衰竭而出现"寒"的表现，故B、D可排除。亡阳证还是一种危重证候，A虽为寒证的表现，但未有危重的表现，故选C。

10.下列不属于亡阳证表现的是（　　　）

A.面色苍白　　　　　　　B.汗出而热　　　　　　　C.呼吸微弱

D.脉微欲绝　　　　　　　E.四肢厥冷

【正确答案】B 【易错答案】C

【答案分析】本题主要考查亡阳证的临床表现。汗出而热为热证的表现，呼吸微弱多见于包括亡阳在内的一些危重病证，故选B。

11.亡阳证的汗出特点是（　　　）

A.汗多壮热　　　　　　　B.汗出恶风　　　　　　　C.汗出肢冷

D.汗出肢温　　　　　　　E.动则汗出

【正确答案】C 【易错答案】D

【答案分析】亡阳证由于阳气极度衰微而欲脱，失去温煦、固摄、推动之能，可见冷汗、肢厥。

12. 下列不属于亡阴证证候特点的是（　　　）

A. 汗黏如油　　　　　　　　B. 身灼肢厥　　　　　　　　C. 皮皱唇燥

D. 小便极少　　　　　　　　E. 脉细数疾

【正确答案】B　　　　　　　【易错答案】C

【答案分析】亡阴证是体内阴液严重耗损而欲竭导致的危重证候。其临床表现汗热味咸而黏、如油如珠，身灼肢温，虚烦躁扰，恶热，口渴喜冷饮，皮肤皱瘪，小便极少，面赤颧红，呼吸急促，唇舌干燥，脉细数疾无力。身灼肢厥是真热假寒证的表现。

13. 患者高热烦渴，汗出如油、热而黏手，脉疾无力。其属于（　　　）

A. 暑伤津气　　　　　　　　B. 亡阳　　　　　　　　　　C. 亡阴

D. 湿热郁蒸　　　　　　　　E. 阴阳俱亡

【正确答案】C　　　　　　　【易错答案】E

【答案分析】高热烦渴、脉疾无力多由于阴液欲绝，阴不能制阳而致；汗出如油、热而黏手多为阳热逼迫欲绝之阴津外泄所致。故选C。

14. 根据汗出鉴别亡阳与亡阴的要点是（　　　）

A. 汗出时间　　　　　　　　B. 汗出颜色　　　　　　　　C. 汗量多少

D. 汗出部位　　　　　　　　E. 汗出冷热

【正确答案】E　　　　　　　【易错答案】C

【答案分析】亡阴证为阴之功能衰竭，不能制约于阳，阳亢而出现"热"的表现。亡阳证乃阳之功能衰竭而出现"寒"的表现。两证可从汗、寒热、四肢、面色、口渴、气息、舌象、脉象等方面进行鉴别。亡阳者，其汗的特点是冷、稀、淡；亡阴者，其汗的特点是热、黏、咸。

（二）多选题

1. 阳虚证形成的主要原因有（　　　）

A. 久病伤阳　　　　　　　　B. 气虚进一步发展　　　　　C. 过服寒凉清苦之品

D. 久居寒凉之处　　　　　　E. 年高而命门火渐衰

【正确答案】ABCDE　　　　　【易错答案】漏选

【答案分析】形成阳虚证的原因有久病损伤，阳气亏虚，或气虚进一步发展；久居寒凉之处，或过服寒凉清苦之品，阳气逐渐耗伤；年高而命门之火渐衰。

2. 阴虚证的临床表现有（　　　）

A. 畏寒肢冷　　　　　　　　B. 形体消瘦　　　　　　　　C. 口燥咽干

D. 五心烦热　　　　　　　　E. 潮热盗汗

【正确答案】BCDE　　　　　【易错答案】漏选B

【答案分析】本题主要考查阴虚证的表现。畏寒肢凉为寒证的表现。B、C、D、E均为阴虚证的表现。

3. 亡阳证的汗出特点是（　　　）

A. 汗质黏稠　　　　　　　　B. 如珠如油　　　　　　　　C. 汗质稀淡

D. 冷汗淋漓　　　　　　　　E. 汗出恶风

【正确答案】CD　　　　　　【易错答案】A、B

【答案分析】汗质黏稠、如珠如油为亡阴证的汗出特点。

4. 亡阳证的临床表现是（　　　）

A. 面赤如妆　　　　　　　　B. 冷汗质稀　　　　　　　　C. 脉微欲绝

D. 呼吸气微　　　　　　　　E. 肢冷肤凉

【正确答案】BCDE　　　　　【易错答案】漏选D

【答案分析】除面赤如妆多见于戴阳证（真寒假热证）。B、C、D、E均是亡阳证的表现。

5. 下列不属于亡阴证汗出特点的是（　　　）

A. 动则汗出　　　　　　　　B. 汗质清稀　　　　　　　　C. 如珠如油

D. 汗热黏手　　　　　　　　E. 但头汗出

【正确答案】ABE　　　　　　【易错答案】漏选A

【答案分析】动则汗出，多为气虚所致。但头汗出，多为上焦热盛，或中焦湿热蕴结，或虚阳上越，或进食辛辣、热汤、饮酒。汗质清稀，可见于亡阳证。汗出如珠如油、汗热黏手为亡阴证的汗出特点。

6. 因阳气虚脱而导致亡阳证的脏腑是（　　　）

A. 心　　　　　　　　　　　B. 肝　　　　　　　　　　　C. 脾

D. 肺　　　　　　　　　　　E. 肾

【正确答案】AE　　　　　　【易错答案】D

【答案分析】临床所见的亡阳证，一般是指心肾阳气虚脱。

（三）判断题

1. 亡阳证一定是由阳虚证进一步发展而成的。（　　　）

【正确答案】错误。

【答案分析】亡阳一般是在阳气由虚而衰的基础上进一步发展的，但亦可因阴寒之邪极盛而致阳气暴伤，或因大汗、失精、大失血等阴血消亡而阳随阴脱，或因剧毒刺激、严重外伤、瘀痰阻塞心窍等使阳气暴脱。

2. 亡阴证一定是在病久而阴液亏虚的基础上进一步发展而成的。（　　　）

【正确答案】错误。

【答案分析】亡阴可以在病久而阴液亏虚的基础上进一步发展而成，也可因壮热不退、大吐大泻、大汗不止、大量出血、严重烧伤致阴液暴失而成。

第三节 气血辨证

气血辨证就是分析、判断疾病中有无气血亏损或运行障碍的证候存在。气血是生命活动的物质基础，宜充足协调、运行正常。若因某些原因，可致"气血不和，百病乃变化而生"（《素问·调经论》）。

◎ **重点** ◎

1. 气虚证的含义、病因病机、临床表现及辨证要点

2. 气陷证的含义、病因病机、临床表现及辨证要点

3. 气不固证的含义、临床表现及辨证要点

4. 气脱证的含义、临床表现及辨证要点

5. 气滞证的含义、病因病机、临床表现及辨证要点

6. 气逆证的含义

7. 肺气上逆、胃气上逆、肝气上逆的形成原因及证候特点

8. 气闭证的含义及证候特点

9. 血虚证的含义、形成原因、临床表现及辨证要点

10. 血脱证的含义、临床表现及辨证要点

11. 瘀血、血瘀证的含义

12. 血瘀证的临床表现

13. 血热证的含义、临床表现及辨证要点

14. 血寒证的含义、临床表现及辨证要点

15. 气血同病辨证（气滞血瘀证、气虚血瘀证、气血两虚证、气不摄血证、气随血脱证）中常见证候的含义、临床表现及辨证要点

◎ **难点** ◎

1. 气血证候的分类

气血病的证候，一方面为气血的亏虚，主要有气虚、血虚，属虚证范畴；一方面为气血运行失常，主要表现为气滞、血瘀，一般属实证范畴。临床尚有气陷、气不固、气脱、血脱等证，一般是气虚、血虚的特殊表现。所谓气逆、气闭，一般属气滞范畴；所谓血热、血寒，实为血分的热证、寒证。

2. 气虚导致的病理变化机制

气虚可由多种原因导致，而气虚又可导致多种病理变化。如气虚生化不足，可导致营亏、血虚、阳虚；气之气化功能减退，可致水湿潴留，而生湿、生痰、水液泛滥；气之推运无力，可使气血运行不畅，而致气滞血瘀。此外，气虚还可导致易感外邪，以及食积、虫积等。

3. 气虚证与气陷证的鉴别要点（表6）

表 6　气虚证和气陷证的鉴别

证候	病机	临床表现	辨证要点
气虚证	元气不足，脏腑功能减退	头晕目眩，神疲乏力，少气懒言，声低息弱，自汗，舌淡嫩，脉虚弱，动则诸症加重	神疲乏力，少气懒言，自汗，活动时诸症加剧，脉虚
气陷证	气虚下陷，升举无力	头昏眼花，气短神疲，腰腹坠胀，便意频繁，久泻久痢不止，胃、肾、直肠、子宫等脏器下垂，舌淡苔白，脉弱	坠胀，内脏下垂兼有气虚

4. 气滞致血瘀、化热、化火、生痰、生湿、水停等病理变化的机制

气滞常可导致血行不畅而形成瘀血，或与血瘀兼并为病而为气血瘀滞证。气机郁滞日久，可以化热、化火。气滞可影响水津的输布而生痰、生湿、水停，而成痰气互结、气滞湿阻、气滞水停等证。

5. 气不固与肺、脾、肾等脏腑的关系

气虚卫表不固，卫外无力，肌表不密，腠理疏松，则常有自汗、容易感冒，属脾肺气虚证范畴。气虚不能固摄血液在脉道运行，导致各种出血，称"气不摄血"，即脾不统血证。气虚而下元固摄失职，则见二便失禁、遗精、滑胎等，称为"肾气不固"，系肾气亏虚所致。以上各证均可兼气短、声低、懒言、神疲、乏力等气虚证的一般证候。

6. 气脱证与亡阳证的鉴别要点（表 7）

表 7　气脱证与亡阳证的鉴别

证候	病机	相同表现	不同表现
气脱证	元气衰极，气欲外脱，无力推动、固摄	汗出不止，神情淡漠，面色苍白，口唇青紫，舌淡白，苔白润，脉微	呼吸微弱不规则，口开目合，二便失禁
亡阳证	阳气暴脱，温煦、推动、固摄功能丧失		身凉肢厥

7. 血虚发展致血脱的机制

若由呕血、便血、崩漏、外伤失血等导致血液突然大量耗失，或因长期失血、血虚进一步发展，血脉空虚，而表现为面色苍白、眩晕、心悸、舌淡、脉微欲绝或芤等危重证候者，称为"血脱"，或称"脱血"。血脱又常伴随气脱、亡阳。

8. 瘀血证候形成的机制

由于瘀血内积，使气血运行受阻，造成机体某一部分的气血不通，不通则痛，故疼痛是血瘀证的突出症状，其疼痛性质为刺痛、固定不移、拒按，皆因有形瘀血停积于局部，气血不得通达之故，由于夜间血行较缓，瘀滞加重，故夜间疼痛加重。积瘀不散而凝结，则可形成肿块。血未流行，故外见肿块色青紫，内部肿块触之坚硬不移。出血是由于瘀血阻塞脉络，使血液不

能循经运行，而致溢出脉外。由于所出之血停聚未行，故色呈紫暗，或已凝结而为血块。瘀阻脉络，血行障碍，全身缓慢而长时间得不到气血的温煦、濡养，故可出现面色黧黑，口唇、舌体、指甲青紫色暗等。瘀久不消，血液亏少，营血不能濡润滋养肌肤，则见皮肤粗糙干涩，状如鳞甲。瘀血内阻，冲任不通，则为经闭。丝状红缕，腹壁青筋显露，脉细涩，皆为瘀阻脉络、血行受阻之象。

9.瘀血形成的原因及与气滞的因果关系

形成瘀血的原因很多，一是外伤、跌仆及其他原因造成的体内出血，离经之血未能及时排出或消散，蓄积而为瘀血；二是气滞而血行不畅，或气虚而推运血行无力，以致血脉瘀滞，形成瘀血；三是血寒而使血脉凝滞，或血热而使血行壅聚或血液受煎熬，以及湿热、痰火阻滞，脉络不通，导致血液运行不畅而形成瘀血。

血瘀与气滞可互为因果，或相兼为病，而成气滞血瘀证或血瘀气滞证。血瘀可与痰、热等合并为病，而为瘀痰互结、瘀热互结等证。瘀血既成，正常之血必少，新血的化生亦受影响，故血瘀可致血虚。血瘀而阻碍气化，影响水液输布，可成血瘀水停证。

10.气脱、血脱、亡阳、亡阴之间的关系

气脱、血脱、亡阳、亡阴之间常相互影响而同时存在。气脱常是气虚、气不固的发展。气脱因大失血所致者为气随血脱。气脱常与亡阳同见，气脱以气息微弱为主要特征，亡阳以肢厥身凉为主要症状。气脱、血脱、亡阳、亡阴均为危急重证，临床诊断主要是辨别何种亡脱在先，除亡阴表现热、红、干、数之特征外，气脱、血脱、亡阳的证候相近。

精选习题

扫码获取
同步习题

（一）单选题

1.患者神疲乏力，少气懒言，常自汗出，头晕目眩，舌淡苔白，脉虚无力。其证候是（　　）

A.气虚 　　　　　　B.气陷 　　　　　　C.气逆

D.气微 　　　　　　E.气滞

【正确答案】A 　　　　　　【易错答案】D

【答案分析】气虚证的临床表现为气短声低，少气懒言，精神疲惫，体倦乏力，脉虚，舌质淡嫩，或有头晕目眩，自汗，动则诸症加重。

2.下列不属于形成气虚证原因的是（　　）

A.久病重病 　　　　　　B.劳累过度 　　　　　　C.年老体弱

D.情志过极 　　　　　　E.先天不足

【正确答案】D 　　　　　　【易错答案】E

【答案分析】气虚证的形成，常由久病、重病或劳累过度使元气耗损；或因先天不足、后天饮食失调，使元气生成匮乏；或因年老体弱，脏腑功能衰退而元气自衰等导致。

3. 下列不属于气虚证表现的是（　　　　）

A. 自汗　　　　　　　　　　B. 神倦乏力　　　　　　　　　C. 头晕目眩

D. 耳鸣如蝉　　　　　　　　E. 语声低微

【正确答案】D　　　　　　　【易错答案】C

【答案分析】气虚证是指元（真）气不足，气的推动、温煦、固摄、防御、气化等功能减退，或脏腑组织的功能活动减退所表现的虚弱证候。A、B、C、E均可见于气虚证。耳鸣如蝉多为肾精亏虚，或脾气亏虚，清阳不升，或肝阴、肝血不足，耳窍失养所致。

4. 气虚证与气陷证的鉴别点在于有无（　　　　）

A. 神疲乏力　　　　　　　　B. 内脏下垂　　　　　　　　　C. 少气懒言

D. 头晕目眩　　　　　　　　E. 自汗

【正确答案】B　　　　　　　【易错答案】D

【答案分析】气虚证以病体虚弱、神疲、乏力、气短、脉虚为主要表现。气陷一般由气虚发展而来，可兼有气虚证的表现，但气陷证以气坠、脏器下垂为主要表现。

5. 阳虚证与气虚证最主要的区别是（　　　　）

A. 有无少气懒言　　　　　　B. 有无神疲乏力　　　　　　　C. 寒象是否明显

D. 小便是否清长　　　　　　E. 舌质是否淡嫩

【正确答案】C　　　　　　　【易错答案】D

【答案分析】阳虚证是以畏冷肢凉为主要表现的虚寒证候。气虚证是以气短、乏力、神疲、脉虚等为主要表现的虚弱证候。阳虚证易与气虚同存，即阳气亏虚证，但阳虚则寒，必有寒象。

6. 患者头晕眼花，少气倦怠，腹部有坠胀感，脱肛，舌淡苔白，脉弱。其证候是（　　　　）

A. 气滞　　　　　　　　　　B. 气虚　　　　　　　　　　　C. 气陷

D. 气脱　　　　　　　　　　E. 气逆

【正确答案】C　　　　　　　【易错答案】B

【答案分析】气陷证以头晕眼花、耳鸣、疲乏、气短、自觉气坠感，或内脏位置下垂，或脱肛、阴挺等症为主要表现。该患者有"腹部有坠胀感"的表现，故选C。

7. 可引起气陷证的是（　　　　）

A. 痰湿内困　　　　　　　　B. 肝阳上亢　　　　　　　　　C. 气滞血瘀

D. 肾精不足　　　　　　　　E. 气虚证进一步发展

【正确答案】E　　　　　　　【易错答案】D

【答案分析】气陷多是气虚的发展，或为气虚的一种特殊表现形式，一般指脾（中）气的下陷。

8. 患者身材瘦小，小腹坠胀，喜深吸气，身体困倦，大便略稀，舌淡，脉弱。其证候是（　　　　）

A. 气虚　　　　　　　　　　B. 气滞　　　　　　　　　　　C. 气陷

D. 气逆　　　　　　　　　　E. 气血两虚

【正确答案】C　　　　　　　【易错答案】A

【答案分析】气陷无力升举，不能维持脏器正常位置，故出现脘腹坠胀，甚至出现内脏下垂。该患者有小腹坠胀，提示有气陷存在，故选 C。

9.下列关于"气不固"概念的表述，不正确的是（　　　）

A.属于气虚的范畴　　　　B.系固摄之能减弱　　　　C.卫虚不固属于肺虚

D.肾气不固证常见　　　　E.有心气不固之名

【正确答案】E　　　　　　【易错答案】A

【答案分析】气不固证是指气虚失其固摄之能，以自汗，或大便、小便、经血、精液、胎元等不固为主要表现的虚弱证候。其以气虚证的一般证候表现与肺、脾、肾诸脏"不固"的特征并见为主要辨证依据。

10.下列不属于"气不固"表现的是（　　　）

A.月经淋漓　　　　　　　B.小便失禁　　　　　　　C.大便溏泄

D.遗精滑精　　　　　　　E.气短自汗

【正确答案】C　　　　　　【易错答案】E

【答案分析】气不固证的临床表现有气短、疲乏、面白，舌淡，脉虚无力；或见自汗不止；或为流涎不止；或见遗尿，余溺不尽，小便失禁；或为大便滑脱失禁；或妇女出现崩漏，或为滑胎、小产；或见男子遗精、滑精、早泄等。

11.患者，女，31 岁。神疲乏力，少气懒言，形体消瘦，劳累则月经漏下不止，舌质淡白，脉弱。其证候是（　　　）

A.气虚　　　　　　　　　B.血虚　　　　　　　　　C.气血两虚

D.气不摄血　　　　　　　E.气随血脱

【正确答案】D　　　　　　【易错答案】A

【答案分析】该患者神疲乏力、少气懒言、舌质淡、脉弱，均为气虚的表现；劳则气耗，劳累则月经漏下不止，是气虚不能摄血所致，有气虚的一般证候，并有血、大小便、精液、胎元"不固"的证候。故选 D。

12.气滞证的特征是（　　　）

A.头昏眼花　　　　　　　B.手足发麻　　　　　　　C.嗳气恶心

D.腹部坠胀　　　　　　　E.胀闷疼痛

【正确答案】E　　　　　　【易错答案】D

【答案分析】气滞证又称气郁证、气结证，是指人体某一部分，或某一脏腑经络的气机阻滞，运行不畅所表现的证候，以胸胁脘腹或损伤部位的胀闷、胀痛、窜痛为主要表现。腹部坠胀多为气陷证的表现；嗳气恶心多为气逆证的表现。

13.下述不属于气滞痛、胀特点的是（　　　）

A.部位多不固定　　　　　B.矢气觉舒　　　　　　　C.按之一般有形

D.症状时轻时重　　　　　E.随情绪而增减

【正确答案】C 　　　　　　　　【易错答案】A

【答案分析】气滞证的临床表现为胸胁脘腹等处胀闷、疼痛，时轻时重，走窜不定，一般按之无形，痛胀常随嗳气、肠鸣、矢气后而减轻，或随情绪的忧思恼怒与喜悦而加重或减轻，脉多弦，可无明显舌象变化。

14. 下列不属于引起气滞证常见原因的是（　　　）

　　A. 情志不舒 　　　　　　　B. 病邪阻滞 　　　　　　C. 阳虚寒凝

　　D. 气血亏虚 　　　　　　　E. 用力闪挫

【正确答案】D 　　　　　　　　【易错答案】E

【答案分析】引起气滞证的原因主要有3个方面：一是情志不舒，忧郁悲伤，思虑过度，而致气机郁滞；二是痰饮、瘀血、宿食、蛔虫、砂石等病理物质的阻塞，或阴寒凝滞，湿邪阻碍，外伤闪挫等，导致气机郁滞；三是阳气不足，脏气虚弱，运行乏力而气机阻滞。此外，还可见于寒、湿、外伤等因素。

15. 下列不属于气逆病理表现的是（　　　）

　　A. 嗳气，呃逆 　　　　　　B. 头胀痛，甚则昏厥 　　　C. 咳逆气喘

　　D. 眩晕耳鸣如蝉 　　　　　E. 面红目赤易怒

【正确答案】D 　　　　　　　　【易错答案】E

【答案分析】气逆证是指气机失调，气上冲逆，以咳嗽喘促、呃逆、呕吐等为主要表现的证候。其临床表现有咳嗽频作，呼吸喘促，呃逆、嗳气不止，或呕吐、呕血，头痛、眩晕，甚至昏厥、咯血等。D主要见于虚证，E可见于肝气上逆。

16. 肝气上逆的临床表现有（　　　）

　　A. 咳嗽 　　　　　　　　　B. 喘息 　　　　　　　　C. 嗳气

　　D. 呃逆 　　　　　　　　　E. 眩晕

【正确答案】E 　　　　　　　　【易错答案】D

【答案分析】气逆证主要指肺胃之气不降而上逆，或肝气升发太过而上逆，故临床有肺气上逆、胃气上逆、肝气上逆的不同。肺气上逆证可由外邪、痰饮等犯肺，致肺失肃降而气逆，可见咳嗽、喘息等症。胃气上逆证可由寒、热、水饮、食积、瘀血等致胃失和降而气机上逆，可见呃逆、嗳气、恶心、呕吐等症。肝气上逆证多因情志不遂、郁怒惊恐等，致使肝气失调，升发太过而无制，可见头痛、眩晕、呕血或咯血等。

17. 头痛、眩晕、昏厥、呕血者，见于（　　　）

　　A. 气虚证 　　　　　　　　B. 气陷证 　　　　　　　C. 气滞证

　　D. 气逆证 　　　　　　　　E. 气脱证

【正确答案】D 　　　　　　　　【易错答案】E

【答案分析】头痛、眩晕、昏厥、呕血是肝气上逆的表现。故选D。

18. 患者，男，56岁。素患眩晕，因情急恼怒而突发头痛而胀，继则昏厥仆倒，呕血，不省人事，肢体强痉，舌红苔黄，脉弦。其病机是（　　　）

A. 气郁　　　　　　　　　B. 气逆　　　　　　　　　C. 气脱

D. 气陷　　　　　　　　　E. 气结

【正确答案】B　　　　　　【易错答案】C

【答案分析】患者因情绪剧变而发病，且脉弦，故其病机与肝有关；素患眩晕、头痛、昏厥仆倒、呕血为肝气上逆的表现。

19. 患者恶心、呕吐、呃逆、嗳气等症频作。其病机是（　　　）

A. 痰浊上壅　　　　　　　B. 肺气上逆　　　　　　　C. 肝气上逆

D. 胃气上逆　　　　　　　E. 奔豚气逆

【正确答案】D　　　　　　【易错答案】E

【答案分析】恶心、呕吐、呃逆、嗳气均为胃气上逆的表现。

20. 气闭证的代表症状是（　　　）

A. 突发昏厥或绞痛　　　　B. 头痛眩晕　　　　　　　C. 咳嗽喘促

D. 胸闷胀痛　　　　　　　E. 昏厥呕血

【正确答案】A　　　　　　【易错答案】E

【答案分析】气闭证指因大怒、暴惊、忧思过度等过极的情志刺激，或因砂石、虫、痰等阻塞脉络、管腔等，导致气机闭塞，而表现出气的实证类急性重证，以突发昏厥或绞痛、二便闭塞、息粗、脉实为主要表现。

21. 下列不属于引起血虚常见原因的是（　　　）

A. 失血过多，未及补充　　B. 脾虚食少，生血无源　　C. 阴液亏少，干燥失润

D. 劳神太过，阴血暗耗　　E. 瘀血阻滞，新血不生

【正确答案】C　　　　　　【易错答案】E

【答案分析】血虚证是指血液亏少，不能濡养脏腑、经络、组织而表现的虚弱证候。导致血虚的原因主要有两方面：一是血液耗损过多，新血未及时补充，主要见于各种出血之后，或久病、大病之后，或劳神太过，阴血暗耗，或因虫积肠道，耗吸营血等；二是血液生化不足，可见于脾胃运化功能减退，或进食不足，或因其他脏腑功能减退不能化生血液，或瘀血阻塞脉络，使局部血运障碍，影响新血化生，即所谓"瘀血不去新血不生"等。

22. 血虚必见的特征性证候是（　　　）

A. 健忘失眠　　　　　　　B. 颜色淡白　　　　　　　C. 心悸多梦

D. 经少或闭　　　　　　　E. 肢体麻木

【正确答案】B　　　　　　【易错答案】A

【答案分析】血虚证主要指心血虚证和肝血虚证。心悸多梦、健忘失眠多见于心血虚证，经少或闭、肢体麻木多见于肝血虚证。只有颜色淡白为肝血虚证和心血虚证共有的表现。

23.患者面色无华，头晕眼花，心悸，肢麻，失眠，舌淡脉细。其诊断为（　　　）

A. 气虚证 　　　　　　　B. 津液亏虚证 　　　　　　C. 血虚证

D. 阳虚证 　　　　　　　E. 阴虚证

【正确答案】C 　　　　　　　【易错答案】A

【答案分析】血虚证的临床表现为面色淡白或萎黄，口唇、眼睑、爪甲色淡白，头晕眼花，心悸多梦，手足发麻，妇女经血量少色淡、衍期甚或经闭，舌质淡，脉细无力。

24.血脱证的典型表现是（　　　）

A. 心悸失眠 　　　　　　　B. 面色淡白 　　　　　　C. 舌淡脉细

D. 头晕眼花 　　　　　　　E. 面色苍白

【正确答案】E 　　　　　　　【易错答案】D

【答案分析】血脱证是指因大量失血以致血液突然耗失，或因血虚而进一步发展，血脉空虚，以面色苍白、脉微欲绝或芤为主症的危重证候。血脱常伴随气脱、亡阳，其临床表现为面色苍白，头晕眼花，心悸，气短，四肢逆冷，舌色枯白，脉微或芤。但血脱以面色苍白、脉微或芤为主要辨证依据。

25.下列不属于血瘀证色脉改变的是（　　　）

A. 局部刺痛 　　　　　　　B. 面色黧黑 　　　　　　C. 肌肤甲错

D. 舌有紫斑 　　　　　　　E. 脉象细涩

【正确答案】A 　　　　　　　【易错答案】C

【答案分析】血瘀证主要有疼痛、肿块、出血、色脉改变等表现。其中色脉改变表现为面色黧黑，或唇甲青紫，或皮下紫斑，或肌肤甲错，或腹部青筋显露，或皮肤出现丝状红缕（皮肤显露红色脉络）；舌质紫暗或见紫斑、紫点，或舌下脉络曲张，或舌边有青紫色条状线；脉多细涩，或结、代，或无脉。

26.下列不属于引起血瘀常见因素的是（　　　）

A. 寒凝 　　　　　　　　　B. 气滞 　　　　　　　　C. 气虚

D. 阴虚 　　　　　　　　　E. 外伤

【正确答案】D 　　　　　　　【易错答案】E

【答案分析】形成瘀血的原因很多：一是外伤、跌仆及其他原因造成的体内出血，离经之血未能及时排出或消散，蓄积而为瘀血；二是气滞而血行不畅，或气虚而推运血行无力，以致血脉瘀滞，形成瘀血；三是血寒而使血脉凝滞，或血热而使血行壅聚或血液受煎熬，血液浓缩黏滞，致使脉道瘀塞；四是湿热、痰浊、砂石等有形实邪压迫、阻塞脉络，以致血运受阻；五是气虚、阳虚而运血无力，血行迟缓。

27.下列关于血热证的表现，不正确的是（　　　）

A. 月经量多而色淡 　　　　　B. 身热面赤而发斑 　　　　C. 肌肤生疮疡疔痈

D. 舌绛，脉数疾 　　　　　　E. 迫血妄行而出血

【正确答案】A　　　　　　　　【易错答案】C

【答案分析】血热证是脏腑火热炽盛，热迫血分所致的实热证候。其临床表现为身热夜甚，或潮热，口渴，面赤，心烦，失眠，躁扰不宁，甚或狂乱、神昏谵语，或见各种出血色深红，或斑疹显露，或为疮痈，舌绛，脉数疾等。

28. 斑疹吐衄、心烦、身热口渴、舌红绛者，辨证为（　　　）

A. 气滞证　　　　　　　B. 血瘀证　　　　　　　C. 气虚证

D. 血热证　　　　　　　E. 血虚证

【正确答案】D　　　　　　　　【易错答案】B

【答案分析】血热迫血妄行，可见各种出血，如斑疹、吐衄；血热内扰心神，可见心烦；血分有热，血行加速，脉道扩张，可见身热、口渴，舌红绛。

29. 患者行经前下水劳作，月经未至，少腹疼痛，喜温喜按，苔白脉沉弦。其诊断为（　　　）

A. 血瘀证　　　　　　　B. 伤寒证　　　　　　　C. 中寒证

D. 血寒证　　　　　　　E. 虚寒证

【正确答案】D　　　　　　　　【易错答案】C

【答案分析】血寒证是指寒邪客于血脉，凝滞气机，血行不畅，以患处冷痛拘急、畏寒、唇舌青紫，妇女月经后期、经色紫暗夹块等为主要表现的实寒证候。患者行经前下水劳作，有感受寒邪致使寒凝胞宫的病史，月经未至，少腹疼痛，喜温喜按，苔白脉沉弦，均为寒象的表现。

30. 患者手足疼痛，肤色紫暗发凉，得温痛减，喜暖恶寒，月经衍期，经色暗紫，脉沉迟而涩。其诊断为（　　　）

A. 血瘀证　　　　　　　B. 血寒证　　　　　　　C. 气滞血瘀证

D. 血虚证　　　　　　　E. 以上都不是

【正确答案】B　　　　　　　　【易错答案】A

【答案分析】血寒证的临床表现为畏寒，手足或少腹等患处冷痛拘急、得温痛减，肤色紫暗发凉，或痛经、月经衍期、经色紫暗、夹有血块，唇舌青紫，苔白滑，脉沉迟弦涩等。

31. 下列不属于血寒证临床表现的是（　　　）

A. 冷痛拘急　　　　　　B. 唇舌青紫　　　　　　C. 肌肤甲错

D. 畏寒　　　　　　　　E. 经色紫暗夹块

【正确答案】C　　　　　　　　【易错答案】E

【答案分析】肌肤甲错为血瘀证的表现。A、B、D、E均为血寒证的表现。

32. 患者，女，32岁。胸胁、乳房胀痛，闷闷不乐，经来腹部刺痛，经色紫暗，量少，夹有血块，舌质紫暗，脉弦涩。其证候是（　　　）

A. 气虚血瘀　　　　　　B. 肝气郁结　　　　　　C. 气滞血少

D. 气滞血瘀　　　　　　E. 寒滞肝脉

【正确答案】D　　　　　　　　【易错答案】A

【答案分析】气和血具有相互依存、相互为用的密切关系，因而当气病或血病发展到一定程度，往往会影响另一方的生理功能而发生病变，从而表现为气血同病的证候。此时的临床表现，既有气病证候，又有血病证候，二者相合而同时存在，称为气血同病。该患者胸胁、乳房胀痛，闷闷不乐，脉弦，多见于气滞证；经来腹部刺痛，经色紫暗、量少、夹有血块，舌质紫暗，脉涩，多见于血瘀证。故选 D。

33. 患者积块软而不坚，固定不移，胀与痛并存，舌苔薄，脉沉实。其证候是（　　）

A. 气机阻滞　　　　　　B. 血瘀气结　　　　　　C. 气滞血阻

D. 气滞湿阻　　　　　　E. 湿热蕴结

【正确答案】C　　　　　【易错答案】B

【答案分析】该患者积块软而不坚且胀，符合气滞的特点；积块痛且固定不移，符合血瘀的特点；脉沉实是里实证之征。

34. 患者，女，28 岁，已婚。产后 2 小时，阴道出血量多，突然昏晕，渐至昏不知人，四肢厥冷，冷汗淋漓，舌淡，脉微欲绝。其证候是（　　）

A. 阳虚　　　　　　　　B. 血虚气脱　　　　　　C. 气虚

D. 寒凝　　　　　　　　E. 瘀阻气闭

【正确答案】B　　　　　【易错答案】A

【答案分析】该患者有大出血，大出血时突然昏晕，渐至昏不知人，四肢厥冷，冷汗淋漓，舌淡，脉微欲绝，为大出血引起气随血脱的证候，故选 B。

35. 患者肝病日久，两胁胀满疼痛，并见舌质瘀斑、瘀点。其病机是（　　）

A. 气滞血瘀　　　　　　B. 气不摄血　　　　　　C. 气随血脱

D. 气血两虚　　　　　　E. 气血失和

【正确答案】A　　　　　【易错答案】D

【答案分析】肝主疏泄，肝病最易由气机郁滞导致，气滞最易致肝经所循行的两胁胀满疼痛，气滞日久可致血瘀而见舌质瘀斑、瘀点。故选 A。

36. 患者产后大出血，继则冷汗淋漓，甚则晕厥。其病机是（　　）

A. 气滞血瘀　　　　　　B. 气不摄血　　　　　　C. 气随血脱

D. 气血两虚　　　　　　E. 气血失和

【正确答案】C　　　　　【易错答案】B

【答案分析】该患者大出血时突然出现冷汗淋漓，甚则晕厥，是大出血导致气随血脱的气血两虚证。

（二）多选题

1. 下列关于"气脱"的认识，正确的是（　　）

A. 元气亏虚已极　　　　B. 气息奄奄欲脱　　　　C. 病势向内向上

D.病情急剧亢奋　　　　　　　　　E.可为气随血脱

【正确答案】ABE　　　　　　　　　【易错答案】D

【答案分析】气脱证是指元气亏虚已极，气息奄奄欲脱的危重证候。一般由气虚或气不固进一步发展而来，也可以在大汗、大吐、大泻或大失血、出血性中风等情况下，出现气随津脱、气随血脱，或于长期饥饿、极度疲劳、暴邪骤袭等状态下发生。

2.气陷证的临床表现是（　　　　）

A.头晕眼花　　　　　　　　B.神疲乏力　　　　　　　　C.少气倦怠

D.腹部坠胀　　　　　　　　E.内脏下垂

【正确答案】ABCDE　　　　　　　　【易错答案】漏选D、E

【答案分析】气陷证一般以头晕眼花，耳鸣，疲乏，气短，自觉气坠感，或内脏位置下垂，或脱肛、阴挺等症为主要表现。气陷多是气虚的发展，故其表现有气虚证的一般表现，同时还有气陷升举无力的表现。

3.气不固证的临床表现是（　　　　）

A.自汗　　　　　　　　　　B.二便不固　　　　　　　　C.精关不固

D.经血不固　　　　　　　　E.滑胎

【正确答案】ABCDE　　　　　　　　【易错答案】漏选

【答案分析】气不固证是指气虚而失其固摄之能，以自汗、出血、二便失禁等为主症的虚弱证候。气不固包括不能固摄汗、血、尿、大便、精、胎元等。

4.可见气逆证的脏腑是（　　　　）

A.肺　　　　　　　　　　　B.脾　　　　　　　　　　　C.胃

D.肝　　　　　　　　　　　E.肾

【正确答案】ACD　　　　　　　　　【易错答案】B

【答案分析】气逆常是在气滞的基础上形成的一种表现形式，主要指肺胃之气不降而上逆，或肝气升发太过而上逆，故临床气逆证可见于肺、胃、肝。

5.气逆证形成的原因是（　　　　）

A.感受外邪，肺失肃降　　　B.外邪犯胃，胃失和降　　　C.食积留胃，阻滞气机

D.郁怒伤肝，升发太过　　　E.痰浊壅肺，肺失肃降

【正确答案】ABCDE　　　　　　　　【易错答案】漏选C

【答案分析】肺气上逆证多由外邪、痰饮等犯肺，致肺失肃降而致；胃气上逆可由寒、热、水饮、食积、瘀血等致胃失和降而气机上逆导致；肝气上逆证多因情志不遂、郁怒惊恐等，致使肝气失调，升发太过而无制导致。

6.气滞证临床很少提及的是（　　　　）

A.肺气郁滞　　　　　　　　B.肝气郁滞　　　　　　　　C.胃脘气滞

D.肠道气滞　　　　　　　　E.脾气郁滞

【正确答案】AE 【易错答案】D

【答案分析】临床常见的气滞证有肝气郁结证、胃肠气滞证、肝胃气滞（不和）证等。

7. 可由气滞导致的病理改变是（　　　）

A. 气郁滞而化火 B. 气滞而致阳虚 C. 气滞而生痰湿
D. 气滞而致血瘀 E. 气滞而致津亏

【正确答案】ACD 【易错答案】漏选 A

【答案分析】气滞常可导致血行不畅而形成瘀血，或与血瘀兼并为病而为气血瘀滞证。气机郁滞日久，可以化热、化火。气滞可影响水津的输布而生痰、生湿、水停，而成痰气互结、气滞湿阻、气滞水停等证。

8. 引起气滞的原因主要有（　　　）

A. 情志不舒 B. 外伤闪挫 C. 脏气虚弱
D. 脾虚失运 E. 瘀血阻塞

【正确答案】ABCE 【易错答案】D

【答案分析】引起气滞的原因很多，如情志不舒，饮食失调，感受外邪，或外伤闪挫等。痰饮、瘀血、宿食、蛔虫、砂石等病理物质的阻塞，也可阻碍气的运行而致气滞。阳气虚弱，阴寒凝滞，亦可使脏腑经络之气机不畅而气滞。

9. 引起气闭证的原因主要有（　　　）

A. 强烈的精神刺激 B. 外邪犯胃，胃失和降 C. 食积留胃，阻滞气机
D. 电击 E. 溺水

【正确答案】ADE 【易错答案】漏选 A

【答案分析】形成气闭证的主要原因有强烈精神刺激，使神机闭塞；或砂石、虫、痰等阻塞脉络、管腔，导致气机闭塞；或溺水、电击等意外事故，致使心、肺气闭。

10. 引起血虚证的原因有（　　　）

A. 各种急慢性出血 B. 脾胃运化功能减退 C. 肠道有寄生虫
D. 瘀血阻塞脉络 E. 思虑劳神太过

【正确答案】ABCDE 【易错答案】漏选

【答案分析】导致血虚的原因主要有两个方面：一是血液耗损过多，新血未及补充；二是血液生化不足。

11. 血虚证的表现为（　　　）

A. 疲倦乏力 B. 眼睑、爪甲色淡白 C. 声音嘶哑
D. 遗尿 E. 面色淡白或萎黄

【正确答案】BE 【易错答案】A

【答案分析】血液亏虚，脉络空虚，形体组织缺乏濡养荣润，可见眼睑、爪甲色淡白，面色淡白或萎黄。疲倦乏力多由于气虚，脏腑功能衰退导致；声音嘶哑有虚实之分；遗尿多因禀赋

不足，肾气亏虚或脾虚气陷、膀胱虚寒所致。

12.引起血脱证的原因有（　　　）

A.突然大量出血　　　　　B.妇女崩漏　　　　　C.脾失健运

D.肠道有寄生虫　　　　　E.思虑劳神太过

【正确答案】AB　　　　　【易错答案】C

【答案分析】导致血脱证的主要原因是突然大量出血，如呕血、便血、崩漏、外伤失血等，也可以因长期失血、血虚进一步发展而成。

13.血脱证的表现为（　　　）

A.脉微或芤　　　　　B.舌淡脉细　　　　　C.舌色枯白

D.头晕眼花　　　　　E.面色苍白

【正确答案】ACDE　　　　　【易错答案】漏选D

【答案分析】血脱证可见面色苍白，头晕眼花，心悸，气短，四肢逆冷，舌色枯白，脉微欲绝或芤。

14.血瘀出现的疼痛可表现为（　　　）

A.刺痛　　　　　B.走窜痛　　　　　C.固定痛

D.掣痛　　　　　E.夜间痛甚

【正确答案】ACE　　　　　【易错答案】漏选E

【答案分析】血瘀证出现疼痛的特点为刺痛、痛处拒按、固定不移、常在夜间痛甚。

15.血瘀证的主要表现为（　　　）

A.出血　　　　　B.面色黧黑　　　　　C.瘀血色脉征

D.肿块　　　　　E.固定刺痛

【正确答案】ABCDE　　　　　【易错答案】漏选

【答案分析】血瘀证主要有疼痛、肿块、出血、色脉改变等表现。①疼痛：状如针刺刀割，痛处不移而固定，常在夜间加重。②肿块：在体表者，常呈青紫色包块；在腹内者，可触及较坚硬而推之不移的肿块（称为癥积）。③出血：血色紫暗或夹有血块，或大便色黑如柏油状，妇女可见经闭，或为血崩、漏下。④色脉改变：面色黧黑，或唇甲青紫，或皮下紫斑，或肌肤甲错，或腹部青筋显露，或皮肤出现丝状红缕（皮肤显露红色脉络）；舌质紫暗或见紫斑、紫点，或舌下脉络曲张，或舌边有青紫色条状线；脉多细涩，或结、代，或无脉。

16.引起血热证的原因有（　　　）

A.外感热邪　　　　　B.阴虚火旺　　　　　C.津液不足

D.情志抑郁，气郁化火　　　　　E.血液不足

【正确答案】AD　　　　　【易错答案】B、E

【答案分析】血热证形成的原因主要有两方面：一是外感热邪，或感受他邪化热，传入血分；二是情志过激，气郁化火，或过食辛辣燥热之品，火热内生，侵扰血分。

17. 血热证的临床表现为（　　　）

A. 身热口渴   B. 心烦失眠   C. 烦躁谵语

D. 斑疹吐衄   E. 舌绛脉数

【正确答案】ABCDE   【易错答案】漏选

【答案分析】血热证的临床表现可见血热迫血妄行所致出血的表现以及血分有热的热象表现。斑疹吐衄多由血热迫血妄行所致；身热口渴、心烦失眠、烦躁谵语、舌绛脉数均为热盛的表现。

18. 血寒证的临床表现为（　　　）

A. 冷痛拘急   B. 月经衍期   C. 肤色紫暗发凉

D. 脉沉迟弦涩   E. 唇舌青紫

【正确答案】ABCDE   【易错答案】漏选

【答案分析】血寒证的临床表现为畏寒，手足或少腹等患处冷痛拘急、得温痛减，肤色紫暗发凉，或为痛经、月经衍期、经色紫暗、夹有血块，唇舌青紫，苔白滑，脉沉迟弦涩等。

19. 患者大出血时面色苍白，大汗淋漓，四肢厥冷，昏厥，脉微欲绝。其证候是（　　　）

A. 气虚失血   B. 气随血脱   C. 气血两虚

D. 亡阳   E. 亡阴

【正确答案】BD   【易错答案】A

【答案分析】气脱证、亡阳证、亡阴证皆属疾病发展到濒危阶段的证候，且常可相互影响而同时存在，临床不易严格区分，诊断时主要是辨别何种亡脱在先。亡阳、血脱、气脱均可见面色苍白、脉微，亡阴、亡阳、气脱均有汗出的特点。亡阴证有身热烦渴的特征，亡阳证以身凉肢厥为特征，气脱证以气息微弱尤为突出，血脱证有血液大量耗失的病史。

（三）判断题

1. 气虚血瘀属本虚标实证。（　　　）

【正确答案】正确。

【答案分析】气虚血瘀证为气血同病类证。本证多为气虚无力推动血液运行而出现血瘀，气虚血瘀同时并见，气虚为本，血瘀为标。

2. 瘀血引起的出血特点为血中夹有血块。（　　　）

【正确答案】正确。

【答案分析】瘀血引起的出血特点为出血反复不止，色紫暗或夹血块，或大便色黑如柏油状，或妇女血崩、漏血。

3. 血寒和血热均可以形成瘀血。（　　　）

【正确答案】正确。

【答案分析】寒则凝，热则壅，两者均可使血液运行不畅而见瘀血。

第四节　津液辨证

津液辨证，是根据中医学有关气血津液的基本理论，综合分析、归纳病情资料，从而判断疾病中有无津液亏虚或水液停聚证候的辨证方法。

津液的病变，可以由各种病因直接侵扰而导致，亦可间接由脏腑功能失常而形成。津液生成不足或丧失过多，滋养濡润功能失职，形成津液亏虚证；津液的输布、排泄障碍，可导致水液停聚，形成湿、水、饮、痰等病理产物，并进而影响脏腑功能，产生痰证、饮证、水肿等病证。

◎ 重点 ◎

1. 津液的含义
2. 痰与痰证的含义，痰的形成，痰证的临床表现
3. 饮与饮证的含义，饮的形成，饮证的临床表现
4. 水停证的含义、病因病机、临床表现及辨证要点
5. 津液亏虚证的含义、病因、临床表现及辨证要点

◎ 难点 ◎

1. 湿、水、饮、痰的区别

湿、水、饮、痰四者之间的关系密切，但在形质、流动性、证候表现上有异同。四者均属体内水液停聚所形成的病理产物，其形成多与肺、脾、肾等脏腑功能失调和对水液气化失常有关。"湿"无明显形质，弥漫性大，以肢体困重酸胀等为主要表现；"水"质稀为液态，流动性大，以水肿、少尿为主症；"饮"是一种较水浊而较痰稀的液态病理产物，常停聚于某些腔隙及胃肠，以停聚处的症状为主要表现；"痰"的质地稠浊而黏，常呈半凝固乳胶状态，流动性小，多停于肺，但可随气流窜全身，见症复杂，一般有吐痰多等主症。由于湿、水饮、痰本属一类，其间难以截然划分，且可相互转化，故又常相互兼并、互相通称，如痰饮、痰湿、水饮、水湿、湿饮、湿痰等。

2. "脾为生痰之源，肺为贮痰之器"的含义

"脾为生痰之源"，是指由于脾的运化功能失常，或失于运化水湿，津液不能输布，聚而生痰，或失于运化水谷，不能化生精微，而成痰湿。"肺为贮痰之器"，说明痰易停聚于肺，咳嗽、胸闷、咳痰等症为痰停于肺的基本表现。脘痞、纳呆、泛恶呕痰涎等是痰浊中阻，胃失和降的表现。痰质黏稠，流动性小而难以消散，故常停积于某些局部而见瘰疬、瘿瘤、乳癖、梅核气等症。痰亦可随气而流窜全身，如痰蒙清窍，则头重眩晕；痰浊蒙蔽心神，则见神昏而痰鸣，或发为癫、狂、痴、痫等病；痰泛于肌肤，则见形体肥胖。苔腻、脉滑为痰浊内阻的表现。

3. 痰为病的广泛性和复杂性

痰浊为病，颇为复杂，见症多端，故有"百病多因痰作祟""怪病多痰"等说法。诚如《古今医鉴·痰饮》所说："痰乃津液所化，或因风寒湿热之感，或七情饮食所伤，以致气逆液浊，变为痰饮。或吐咯上出，或凝滞胸膈，或留聚肠胃，或流注经络四肢，随气升降，遍身无处不到。其为病也，为喘为咳，为恶心呕吐，为痞膈壅塞关格异病，为泻利，为眩晕，为嘈杂，为怔忡惊悸，

为癫狂，为寒热，为痛，为胸膈辘辘有声，或脊背一点常如冰冷，或四肢麻木不仁，皆痰所致，百病中多有兼痰者。"

4.津亏、液脱的一般差异

津液亏损程度较轻，主要是水分丢失者，一般称为伤津或津亏；津液亏损程度较重，不仅水分丢失，而且机体的某些精微营养物质亦受损者，一般称为液耗或液脱，但临床多通称津液亏虚证而不严格区分。

精选习题

扫码获取
同步习题

（一）单选题

1. 与津液的生成与输布关系最密切的脏腑是（　　　）

A.脾、胃、肺　　　　　　B.肺、脾、肾　　　　　　C.肺、三焦、肝

D.肺、肝、膀胱　　　　　E.三焦、膀胱、肺

【正确答案】B　　　　　　【易错答案】E

【答案分析】津液是体内各种正常水液的总称。津液是血液的组成部分，属于"阴"的范畴，与血、阴等概念的关系密切，具有滋润、濡养和平衡阴阳等作用。津液的代谢与病变与肺、脾、肾等脏腑关系密切。

2. 下列不属于阴水证临床表现的是（　　　）

A.水肿先从下肢肿起　　　B.下半身肿痛　　　　　　C.腰酸肢冷

D.水肿皮薄光亮　　　　　E.起病缓，病程长

【正确答案】D　　　　　　【易错答案】A

【答案分析】水停证中的水肿有阳水、阴水之分。水肿的性质属实者，多为阳水；水肿的性质属虚者，多为阴水。在症状和体征上，两者亦有区别。符合"阳"属性的临床表现，如发病急，来势猛，眼睑头面先肿，上半身肿甚者，为阳水。符合"阴"属性的临床表现，如发病缓，来势徐，水肿先起于足部，腰以下肿甚，为阴水。水肿皮薄光亮符合"阳"属性。

3. 下列不属于阳水证临床表现的是（　　　）

A.起病急，病程短　　　　B.水肿先从头面肿起　　　C.上半身肿甚

D.水肿皮薄光亮　　　　　E.肢冷，腰酸痛

【正确答案】E　　　　　　【易错答案】B

【答案分析】肢冷、腰酸痛按阴阳属性分，应为"阴"。故选E。

4. 患者水肿而以头面眼睑先肿，起病急骤。其诊断为（　　　）

A.脾肾阳虚证　　　　　　B.风湿犯表证　　　　　　C.肾虚水泛证

D.风水相搏证　　　　　　E.湿溢肌肤证

【正确答案】D   **【易错答案】**C

【答案分析】水肿以头面眼睑先肿，起病急骤者，多为阳水。由于风邪外袭，使肺气宣降失司，通调水道失常而致的水停证，称为风水相搏证。肾虚水泛证为阴水，以水肿下肢肿甚为主要特征。

5. 与津液亏虚形成无关的是（   ）

A. 吐泻过度   B. 脏气虚衰   C. 气机阻滞

D. 高热大汗   E. 阳气亢盛

【正确答案】C   **【易错答案】**B

【答案分析】津液亏虚证是指体内津液不足，脏腑组织官窍失于津液的滋润濡养和充盈所表现的干燥证候，又称津液不足证。其多由高热、大汗、大吐、大泻、多尿、烧伤，使津液耗损过多，以及阳气偏亢，暗耗津液所致，亦可因饮水过少，脏气虚衰，津液生化不足而形成。

6. 患者，男，46岁。腹痛腹泻2天，日泻10余次水便，经治已缓，目前口渴心烦，皮肤干瘪，眼窝凹陷，舌淡白苔薄黄，脉细无力。其证候是（   ）

A. 津亏   B. 阴虚   C. 亡阴

D. 外燥   E. 实热

【正确答案】A   **【易错答案】**B

【答案分析】"腹痛腹泻2天，日泻10余次水"说明该患者有津液丢失过多的病史。口渴、皮肤干瘪、眼窝凹陷均为"干"的表现。吐泻虽可伤阴，但该患者并未出现盗汗、颧红等阴虚表现。故选A。

7. 患者曾发高热，热退而见口鼻、皮肤干燥，形瘦，目陷，唇舌干燥，舌紫绛，边有瘀斑、瘀点。其病机是（   ）

A. 津液不足   B. 津亏血瘀   C. 津枯血燥

D. 津停气阻   E. 气阴两亏

【正确答案】B   **【易错答案】**C

【答案分析】津液亏虚证临床表现的最大特点是"干"。"干"可出现在口、鼻、唇、舌、咽喉、皮肤、大便、小便等处。"口鼻、皮肤干燥，目陷，唇舌干燥"均为"干"的表现；而且该患者有高热伤津导致津亏的病史；舌紫绛，边有瘀斑、瘀点是典型的血瘀证表现，但并未见到血燥表现。故选B。

8. 患者腹泻2天，口渴心烦，皮肤干瘪，眼球凹陷，舌红苔薄黄，脉弱而数。其诊断为（   ）

A. 亡阴证   B. 津亏证   C. 阴虚证

D. 液脱证   E. 内燥证

【正确答案】D   **【易错答案】**B

【答案分析】继发于汗、吐、泻等之后，液体暴失，津液损伤程度较重者，称为液脱或液耗，常有皮肤枯瘪、眼球深陷的临床特征。一般津液损伤程度较轻，仅为水液亏少者，称为伤津、津亏，以干燥症状为主要表现。但临床上常将二者通称而不严格区别。该患者腹泻2天，即有津液耗损过多的病史，而且出现皮肤干瘪、眼球凹陷的表现，故选D。

9.患者呕吐多为清水痰涎，胸闷食少，头眩心悸，舌苔白腻，脉滑。其证候是（　　　）

A.饮食停滞　　　　　　　　B.寒邪客胃　　　　　　　　C.痰饮内阻

D.脾胃虚弱　　　　　　　　E.脾阳不振

【正确答案】C　　　　　　　【易错答案】D

【答案分析】痰是由水液内停而凝聚形成的病理性产物，质黏稠。该患者痰浊停阻于脏腑组织之间，或见于某些局部，或流窜全身而表现的证候，为痰证。胸闷食少、呕吐清水痰涎，多由于痰浊中阻，胃失和降所致；痰随气升降，流窜全身，痰蒙清窍，故见头晕；痰阻心脉，故见心悸；舌苔白腻、脉滑为痰浊内阻的表现。故选C。

10.下列不属于痰浊停聚形成的是（　　　）

A.癥积　　　　　　　　　　B.瘰疬　　　　　　　　　　C.乳癖

D.瘿瘤　　　　　　　　　　E.痰包

【正确答案】A　　　　　　　【易错答案】C

【答案分析】痰浊停聚，由于痰的流动性小，难以消散，故常凝聚积于某些部位而形成圆滑柔韧的肿块，如瘿瘤、瘰疬、乳癖、梅核气等。癥积多因瘀血所致，故选A。

11.对诊断饮停胸胁证最有意义的表现是胸胁胀闷与（　　　）

A.咳唾引痛　　　　　　　　B.咳逆倚息不得卧　　　　　C.心悸气短

D.痛彻肩背　　　　　　　　E.脉沉弦

【正确答案】A　　　　　　　【易错答案】B

【答案分析】饮是指体内水液停聚而转化成的病理性产物，质较痰清稀，流动性较大。饮邪停聚于胃肠、心肺、胸胁等脏腑组织之间形成的证候，称为饮证。饮邪停聚的部位不同，可见不同的症状。饮邪停于胃肠，气机传化不畅，可见脘腹胀满闷，或水声辘辘，泛吐稀涎或清水，为狭义的痰饮；饮停于心肺膈间，气机受阻，宣降失职，可见咳嗽气喘，甚则喘不得平卧，痰多而质稀色白，胸闷心悸，甚或喉中有哮鸣声，为支饮；饮停于胸胁，可见胸胁饱满，支撑胀痛，呼吸、咳嗽、转侧时牵扯疼痛，为悬饮；饮溢四肢肌肤，可见肢体浮肿，沉重酸痛，小便不利，为溢饮；饮阻清阳，可见头晕目眩；饮阻气机，可见舌淡嫩、苔白滑、脉弦。

12.患者脘腹痞胀，胃中有振水声，呕吐清水痰涎，口淡不渴，眩晕，舌苔白滑，脉沉弦。其诊断为（　　　）

A.脾虚湿阻证　　　　　　　B.阴水证　　　　　　　　　C.痰饮证

D.肾虚水泛证　　　　　　　E.水湿困脾证

【正确答案】C　　　　　　　【易错答案】E

【答案分析】根据该患者的临床表现，为饮于停胃肠，阻滞气机，胃失和降的表现，故诊断为痰饮证（狭义）。

（二）多选题

1. 津液不足证的审证依据是（　　）

A. 口燥咽干　　　　　　　　B. 大量饮水　　　　　　　　C. 皮肤干燥

D. 溲少便结　　　　　　　　E. 小便清长

【正确答案】ACD　　　　　　　【易错答案】B

【答案分析】津液不足证即津液亏虚证，其辨证依据是以口渴尿少，口、鼻、唇、舌、皮肤、大便干燥等为主要表现。大量饮水亦可见于热证等。

2. 临床常见的津液亏虚证有（　　）

A. 胃燥津亏证　　　　　　　B. 肠燥津亏证　　　　　　　C. 肾虚津伤证

D. 肺燥津伤证　　　　　　　E. 脾虚液亏证

【正确答案】ABD　　　　　　　【易错答案】C、E

【答案分析】津液亏虚的常见证候有肺燥津伤证、胃燥津亏证、肠燥津亏证等，均有干燥见症，并表现出各自脏器的证候重点。

3. 饮邪常停留的地方是（　　）

A. 胃肠　　　　　　　　　　B. 肝胆　　　　　　　　　　C. 心包

D. 胸胁　　　　　　　　　　E. 心肺

【正确答案】ACD　　　　　　　【易错答案】E

【答案分析】饮邪主要停积于胃肠、胸胁、心包、肺等身体的管腔部位。

4. 导致水停的常见原因有（　　）

A. 外感风邪　　　　　　　　B. 火热内扰　　　　　　　　C. 阳气不运

D. 情志所伤　　　　　　　　E. 瘀血阻滞

【正确答案】ACE　　　　　　　【易错答案】D

【答案分析】水停既可因外邪侵袭，又可因正气亏虚所致。如风邪外袭，使肺气宣降失司，上窍不开而水道不通；或因湿邪内侵，阻碍脾的运化功能，以致水液停聚；或由于劳倦内伤，房事不节，病久正虚，过用攻伐等原因，导致脾肾阳气亏虚，不能运化水液，而致水液泛滥，发为水肿。此外，瘀血等邪阻经脉亦可影响水液的正常运行，使水液停蓄于腹腔等部位而为病。情志所伤多可导致神气失常，脏腑、气血功能紊乱。

5. 形成痰的常见病机有（　　）

A. 脾失健运　　　　　　　　B. 肺失宣降　　　　　　　　C. 肝气不舒

D. 心阴不足　　　　　　　　E. 肾阳不振

【正确答案】ABE　　　　　　　【易错答案】C

【答案分析】痰的形成是由于诸多因素（如外感六淫邪气、饮食不当、情志刺激、过劳体虚、过逸少动等）影响肺、脾、肾的气化功能，以致水液未能输布而停聚，被寒凝或火热煎熬，凝结浓缩而成痰。如肺失宣降，不能敷布津液，水液凝滞或被火热煎熬，则生成痰；脾失健运，则水湿停蓄，凝聚不散而变化成痰；肾阳不振，不能助脾运化，或肾阴亏虚，虚火煎灼津液，亦可生成痰。

6.狭义痰饮证的临床表现是（　　　）

A.胸胁支满　　　　　　B.胃中振水音　　　　　　C.咳吐清稀痰涎

D.脘腹痞胀　　　　　　E.舌淡嫩、苔白滑、脉弦

【正确答案】BDE　　　　　　【易错答案】A、C

【答案分析】狭义痰饮证即饮停胃肠证，临床表现为脘腹痞胀，泛吐清水，脘腹部水声辘辘。胸胁支满多见于饮停胸胁；咳吐清稀痰涎多见于饮邪犯肺；舌淡嫩、苔白滑、脉弦为饮证的表现。

7.痰证的辨证依据是（　　　）

A.胸闷　　　　　　　　B.眩晕　　　　　　　　C.泛吐清水

D.舌苔腻　　　　　　　E.脉滑

【正确答案】ABDE　　　　　　【易错答案】漏选

【答案分析】痰证的辨证依据是以咳吐痰多、胸闷、呕恶、眩晕、体胖，或局部有圆滑包块，苔腻、脉滑等为主要表现。

（三）判断题

干燥症状均属津液亏虚所致。（　　　）

【正确答案】错误。

【答案分析】津液亏虚可见口渴尿少，口、鼻、唇、舌、皮肤、大便干燥等干燥症状。这些症状在热证亦可见到。

第七章 病位辨证

第一节 脏腑辨证

一、心与小肠病辨证

◎ **重点** ◎

1.心的病证的常见临床表现

2.心血虚证、心阴虚证、心气虚证、心阳虚证、心阳虚脱证、心火亢盛证、心脉痹阻证、痰蒙心神证、痰火扰神证的含义与临床表现

◎ **难点** ◎

1.心血虚证与心阴虚证的鉴别

（1）共同点：两者皆可见心悸、失眠、多梦等。

（2）不同点：心血虚证以面白无华、头晕、舌淡、脉细为特征，无烦躁，无热象。心阴虚以口燥咽干、形体消瘦、两颧潮红、手足心热、潮热盗汗等"色红"及阴虚内热之象为特征。

2.心气虚证与心阳虚证的鉴别

（1）共同点：两者皆可见心悸怔忡、胸闷气短等。

（2）不同点：心气虚证以心悸怔忡为主症，同时出现心脏及全身功能活动衰弱的症状，如气短胸闷、神疲自汗等，且动则诸症加剧。心阳虚证在心气虚证的基础上出现虚寒症状，以畏寒肢冷为特征，且心悸加重，或出现心胸疼痛、面唇青紫等表现。

3.心脉痹阻证的病机特点

心脉痹阻证是本虚标实的证候，是在各种致病因素的作用下，心之脉络痹阻不通的证候。本证多因正气先虚，心阳不振，而致有形之邪产生，阻滞心脉。

$$心之阳气虚衰不足 \longrightarrow \begin{cases} 无力鼓动血行，瘀血内阻 \\ 无力温化痰浊，痰浊停聚 \\ 阳虚阴寒内生，阴寒凝滞 \\ 温通运行无力，气机阻滞 \end{cases} \begin{array}{l} 以阳气虚衰、心阳不振为本， \\ 血瘀、痰阻、寒凝、气滞为标 \end{array}$$

4.心阳虚脱证与心脉痹阻证的鉴别

心脉痹阻证的主要临床表现是心胸憋闷疼痛，痛引肩背。心阳虚脱证可因心脉痹阻证而导

致，可有心胸疼痛。但最主要的表现是全身冷汗淋漓，以亡阳的临床表现为主。

5. 心的生理特点与心火亢盛证的临床表现

$$\begin{cases}
心位胸中——心火内炽——心胸烦热 \\
心主藏神——热扰心神——心烦失眠，狂躁谵语，神识不清 \\
心主血脉——迫血妄行——吐血衄血 \\
开窍于舌——心火上炎——口舌生疮，溃烂疼痛 \\
心与小肠相为表里——心火下移——小便短赤，灼热涩痛
\end{cases}$$

6. 不同病因导致的痰蒙心神证的临床表现特点

$$\begin{cases}
外感湿浊，中阻酿痰 \rightarrow 痰厥 \\
情志不遂，气郁生痰 \rightarrow 癫证 \\
脏腑失调，肝风夹痰 \rightarrow 痫证
\end{cases}$$

精选习题

扫码获取
同步习题

（一）单选题

1. 下列不属于心血虚证表现的是（　　）

A. 心悸失眠   B. 健忘多梦   C. 面色淡白

D. 两目干涩   E. 舌淡脉细

【正确答案】D   【易错答案】B

【答案分析】肝开窍于目，肝血亏虚，目失所养可见两目干涩，故两目干涩不是心血虚证的表现。心血亏虚，心神失养，可见失眠多梦，血虚不能上荣于头，可见健忘，故心血虚证可见健忘多梦。

2. 气机郁滞所致心脉痹阻的症状特点是（　　）

A. 痛如针刺   B. 舌紫暗   C. 脉沉滑

D. 闷痛   E. 胀痛

【正确答案】E   【易错答案】A、D

【答案分析】气机郁滞引起的心脉痹阻，心胸疼痛的特点是胀痛。

3. 患者心痛剧烈，突见冷汗淋漓，四肢厥冷，面色苍白，脉微欲绝。其诊断为（　　）

A. 心脉痹阻证   B. 心阳虚脱证   C. 心阳虚证

D. 心肾阳虚证   E. 脾肾阳虚证

【正确答案】B   【易错答案】A、C

【答案分析】本题主要考查心阳虚脱证与心脉痹阻证的鉴别。心阳虚脱证是在心的疾患的基础上出现亡阳证的表现，虽然有时可见心胸剧痛，但主要表现是亡阳的症状。而心脉痹阻证的

主要表现是心胸疼痛。

4.心气虚、心阳虚、心阳虚脱三证的相同点为（   ）

A.脉微　　　　　　　　B.舌胖　　　　　　　　C.肢冷

D.面色苍白　　　　　　E.汗出

【正确答案】E　　　　　　【易错答案】A、C、D

【答案分析】心阳虚脱证是亡阳的证候，常见冷汗淋漓。心气虚、心阳虚由于气虚、阳虚，卫外不固，可见自汗。因此，三证的共同点是汗出。脉微是心阳虚脱证的表现，肢冷是心阳虚、心阳虚脱的表现，面色苍白主要见于心阳虚脱证。

5.均可出现心悸怔忡、胸闷气短的是（   ）

A.心脉痹阻证与心阴虚证　　B.心火亢盛证与痰火扰心证　　C.心气虚证与心阳虚证

D.心血虚证与心阴虚证　　　E.心血虚证与心火亢盛证

【正确答案】C　　　　　　【易错答案】A

【答案分析】心气虚证与心阳虚证由于心之阳气虚弱，鼓动无力，可致心悸怔忡；由于宗气衰少，可见胸闷气短。心脉痹阻证由于心气不足、心阳不振可见胸闷，但心阴虚证一般不见胸闷。

6.患者，男，70岁。神志痴呆，表情淡漠，举止失常，面色晦滞，胸闷泛恶，舌苔白腻，脉滑。其辨证为（   ）

A.痰蒙心神证　　　　　　B.痰火扰心证　　　　　　C.心血瘀阻证

D.肾精不足证　　　　　　E.肝郁气滞证

【正确答案】A　　　　　　【易错答案】B、D、E

【答案分析】心藏神、主神明，痰蒙心神证、痰火扰心证均可出现神志、意识的异常，而痰蒙心神证表现为神昏、癫证、痫证，痰火扰心证表现为狂证。该患者的表现为癫证，故选A。肾精不足证可导致老年痴呆，肝郁气滞证可导致精神抑郁。

7.心气虚证与心阳虚证的共有症状是（   ）

A.心悸怔忡　　　　　　　B.畏寒肢冷　　　　　　　C.心痛入夜加剧

D.舌淡胖，苔白滑　　　　E.脉沉迟无力

【正确答案】A　　　　　　【易错答案】B、E

【答案分析】本题主要考查心气虚证与心阳虚证的鉴别诊断。二者均可出现心悸怔忡，但心阳虚证有寒象，有时可有胸痛，而心气虚证一般无胸痛。

8.心气虚的表现除心悸、气短外，主要还有（   ）

A.面色苍白　　　　　　　B.眩晕健忘　　　　　　　C.胸闷汗出

D.胸闷头痛　　　　　　　E.失眠多梦

【正确答案】C　　　　　　【易错答案】A、B、D

【答案分析】心气虚证除心悸、怔忡外，由于宗气不足，故可见胸闷。气虚卫外不固，可见自汗，一般不出现头痛。而眩晕健忘多为心血虚头脑失养的表现。

9.痰浊蒙蔽心窍的神志改变特点是（ ）

A.狂言、谵语   B.神昏、痴呆   C.悲伤欲哭

D.烦躁不安   E.疑虑不定

【正确答案】B   【易错答案】A、C、D、E

【答案分析】痰浊蒙蔽心窍导致的神志改变，主要表现为神昏、痴呆、癫证、痫证等。而痰火扰心证可见狂言、谵语、烦躁不安等。肝气郁结证易见悲伤欲哭、疑虑不定等。

（二）多选题

1.心脉痹阻形成的原因有（ ）

A.血瘀   B.痰浊   C.寒凝

D.血虚   E.阳亢

【正确答案】ABC   【易错答案】D、E

【答案分析】心脉痹阻证的形成主要是由于瘀血、痰浊、气滞、寒邪阻滞心脉，一般不因血虚、阳亢导致。

2.心血虚证与心阴虚证的共同症状有（ ）

A.心悸   B.胸闷   C.失眠

D.舌淡   E.心烦

【正确答案】AC   【易错答案】D、E

【答案分析】本题主要考查心血虚证与心阴虚证的异同。二者均可见心悸、失眠。心血虚证有血虚表现，可见舌淡；而心阴虚证有热象，可见舌红、心烦。胸闷为心气虚、心阳虚的表现。

3.心的病证可出现（ ）

A.心悸   B.胸痛   C.失眠

D.胸闷   E.咳血

【正确答案】ABCD   【易错答案】E

【答案分析】由于心主藏神，心位于胸中，所以除了心悸外，心的病证还可见失眠、胸痛、胸闷等。肺的病证多见咳血。

4.心阴虚证的表现是（ ）

A.心烦失眠   B.头晕健忘   C.心悸多梦

D.面白无华   E.舌红少苔

【正确答案】ACE   【易错答案】B、D

【答案分析】本题主要考查心血虚证与心阴虚证的鉴别。心阴虚证由于心阴亏虚，心神失养，所以可见心悸、失眠、多梦；由于阴虚生内热，所以有热象，见心烦、面红、舌红。心血虚证虽然与心阴虚证同属于一类，但有不同。血虚头面失养，可见头晕健忘、面白无华。

5.痰迷心窍证可出现（ ）

A.狂证   B.癫证   C.痫证

D. 神昏   E. 痿证

【正确答案】BCD   【易错答案】A、E

【答案分析】痰迷心窍证即痰蒙心神证，其心神的异常多表现为神昏、癫证、痫证。痰火扰心证多导致狂证，痿证是四肢肌肉的病变，不是心神异常的病证，一般不见于心的病证。

6. 心阳虚证的临床表现有（   ）

A. 心烦失眠   B. 胸闷胸痛   C. 心悸气短

D. 畏寒肢冷   E. 舌红少苔

【正确答案】BCD   【易错答案】A

【答案分析】心阳虚弱，鼓动无力，可见心悸；宗气不足，可见胸闷、气短；心阳虚衰，心脉失于温通，可致心胸疼痛；阳虚生内寒，可见畏寒肢冷。而心烦、舌红为热象，不见于心阳虚。

7. 患者心悸心烦，失眠多梦，口燥咽干，舌红少苔。其辨证属（   ）

A. 心火亢盛   B. 心血亏虚   C. 心肾不交

D. 心阴不足   E. 痰火扰心

【正确答案】CD   【易错答案】A、B

【答案分析】心悸心烦、失眠多梦为心阴亏虚、心神失养的表现。口燥咽干、舌红少苔为阴虚的表现。心肾不交、心阴不足均存在心阴亏虚的病机。而心火亢盛证虽然可见心悸心烦、失眠多梦等心神不安的表现，但为实热证，与该患者的阴虚表现不符。心血虚证虽有心悸、失眠多梦等心神失养的表现，但无阴虚内热的征象。

（三）判断题

1. 心脉痹阻证是瘀血阻滞心脉的实证。（   ）

【正确答案】错误。

【答案分析】心脉痹阻证是正气先虚，心阳不振，导致邪气痹阻心脉的病证，属于本虚标实证，不是单纯的实证。

2. 心阳虚脱证必定是在心阳虚的基础上发展而来的。（   ）

【正确答案】错误。

【答案分析】心阳虚脱证可由心阳虚衰已极而致，是心阳虚衰证进一步发展的结果；也可由于寒邪暴伤心阳，或痰瘀阻塞心脉，而致心阳虚脱；还可因失血亡津等，使心阳随之外脱而成。

3. 痰蒙心神证是以神志异常为主的病证。（   ）

【正确答案】正确。

【答案分析】心主藏神，痰邪致病最容易影响心神。痰蒙心神证的主要临床表现是神昏、癫证、痫证。

二、肺与大肠病辨证

◎ **重点** ◎

1.肺的病证的常见临床表现

2.肺气虚证、肺阴虚证、风寒犯肺证、风热犯肺证、燥邪犯肺证、肺热炽盛证、痰热壅肺证、寒痰阻肺证的含义与临床表现

3.大肠湿热证、肠燥津亏证的含义与临床表现

◎ **难点** ◎

1.风寒犯肺证与表寒证的鉴别

（1）共同点：恶寒发热，咳嗽，咳痰清稀色白，鼻塞流清涕，喉痒，舌苔薄白，脉浮紧。

（2）不同点：风寒犯肺证是风寒之邪侵袭肺卫，肺气失宣的证候；以咳嗽为主症，兼见卫表的症状，卫表症状轻微；病机以肺气失宣为主，属于里证。表寒证是风寒之邪侵袭，邪客肌表，卫气功能失调的证候；以恶寒发热为主症，兼见咳嗽，咳轻或不咳；病机以卫气功能失调为主，属于表证。

2.风热犯肺证与表热证的鉴别

（1）共同点：发热，微恶风寒，口微渴，咳嗽，咳痰黄稠，鼻塞流浊涕，咽喉疼痛，舌尖边略红，舌苔薄黄，脉浮数。

（2）不同点：风热犯肺证是风热之邪侵袭肺卫，肺气失宣的证候；以咳嗽为主症，兼见卫表的症状，卫表症状轻微；病机以肺气失宣为主，属于里证。表热证是风热之邪侵袭，邪客肌表，卫气功能失调的证候；以恶寒发热为主症，兼见咳嗽，咳轻或不咳；病机以卫气功能失调为主，属于表证。

3.燥邪犯肺证与肺阴虚证的鉴别

（1）共同点：均有津伤肺燥的表现，干咳少痰，痰黏难咯，或胸痛咯血，或痰中带血，口燥咽干。

（2）不同点：肺阴虚证的主要病机是阴虚肺燥，属于内伤，为内燥，起病缓，病程长，发病与气候无关；有形体消瘦，潮热盗汗，两颧潮红，五心烦热，舌红少苔，脉细数等阴虚内热的表现。燥邪犯肺证的主要病因是燥邪犯肺，属于外感，为外燥，起病急，病程短，发病与气候有关；有恶寒发热，舌苔薄，脉浮等卫表的症状。

4.风寒犯肺证与寒痰阻肺证的鉴别

（1）共同点：咳嗽，咳吐白痰。

（2）不同点：风寒犯肺证以咳嗽为主，兼见风寒表证。寒痰阻肺证表现为咳嗽，气喘，痰稀色白量多，喉间痰鸣，有寒邪内盛的表现。

5.风热犯肺证与痰热壅肺证的鉴别

（1）共同点：发热，咳嗽，咳吐黄痰。

（2）不同点：风热犯肺证的主要病机是风热外袭，肺气失宣；主要症状以咳嗽为主；病位

较浅，邪在肺系，兼见表热症状，恶寒发热，鼻塞流涕，咽喉疼痛，苔薄脉浮等；病情较轻，病程较短，预后良好。痰热壅肺证的主要病机是痰热壅肺，肺失清肃；除咳嗽外，还可见气喘息粗，鼻翼扇动；病位较深，邪气壅阻于肺，兼见里热症状，高热，烦躁口渴，小便短赤，大便秘结，舌红，苔黄，脉数有力；病情较重，病程较长，有时有危险。

精选习题

扫码获取
同步习题

（一）单选题

1. 患者咳嗽，咯痰黄稠，口干咽痛，发热微恶风寒，舌红苔薄黄，脉数。其证候是（   ）

A. 风热表证   B. 风热犯肺证   C. 肺热炽盛证

D. 痰热壅肺证   E. 燥邪犯肺证

【正确答案】B   【易错答案】A、D

【答案分析】风热表证与风热犯肺证均可出现咳嗽、咯吐黄痰，均有表热的症状，但是风热表证以卫表症状为主，而风热犯肺证以咳嗽为主。痰热壅肺证为里热证，不兼有卫表症状。

2. 下列不属于痰热壅肺证表现的是（   ）

A. 痰多色黄   B. 鼻流清涕   C. 气喘息粗

D. 舌苔黄腻   E. 小便短赤

【正确答案】B   【易错答案】E

【答案分析】鼻流清涕多为风寒犯肺证的表现，而痰热壅肺证为里热证，一般不出现鼻流清涕。痰热壅肺证为里实热证，故有小便短赤的热象。

3. 患者恶风发热，口干咽燥，咳痰少而黏，不易咳出。其诊断为（   ）

A. 风热犯肺证   B. 风热表证   C. 燥邪犯肺证

D. 肺热炽盛证   E. 肺阴虚证

【正确答案】C   【易错答案】A、B、E

【答案分析】该患者既有口干咽燥、咳痰少而黏、不易咳出等津伤肺燥的表现，又有恶风发热等卫表症状，符合燥邪犯肺证的表现。

4. 患者咳嗽声音重浊，痰白清稀，兼鼻塞不通，恶寒发热，苔薄白，脉浮紧。其辨证为（   ）

A. 风寒表证   B. 风寒束肺证   C. 寒邪客肺证

D. 痰湿阻肺证   E. 寒痰阻肺证

【正确答案】B   【易错答案】A、C、D

【答案分析】该患者咳嗽，吐痰稀白，兼有风寒表证，故属风寒束肺证。风寒表证虽然也有咳嗽、吐白痰和卫表的症状，但是以恶寒发热的表证为主。寒邪客肺证、痰湿阻肺证虽有寒痰、痰湿的症状，但无卫表症状，可鉴别。

5. 燥邪犯肺证与肺阴虚证的主要鉴别要点是（　　　）

　　A. 有无发热恶寒　　　　　　　B. 有无胸痛咳血　　　　　　C. 有无口干咽燥

　　D. 痰量的多少　　　　　　　　E. 咯痰的难易

　　【正确答案】A　　　　　　　　【易错答案】B、C、D、E

　　【答案分析】本题主要考查燥邪犯肺证与肺阴虚证的鉴别。二者均有津伤肺燥的表现，即胸痛咳血、口干咽燥、痰量少、难咯吐。燥邪犯肺证属于外燥，兼有发热恶寒等卫表的症状；而肺阴虚证为内燥，兼有阴虚的表现，没有卫表的症状。

6. 对鉴别风寒犯肺证和风寒表证最有意义的是（　　　）

　　A. 咳嗽的轻重　　　　　　　　B. 口渴或不渴　　　　　　　C. 是否发热恶寒

　　D. 是否舌苔薄白　　　　　　　E. 有汗或无汗

　　【正确答案】A　　　　　　　　【易错答案】C、D、E

　　【答案分析】风寒犯肺证与风寒表证均可出现咳嗽和卫表的症状。风寒犯肺证的主要病机是肺气失宣，以咳嗽为主症，卫表症状轻微；而风寒表证的主要病机是卫气失调，恶寒发热为主症，兼有咳嗽，或不咳。

7. 下列不属于肠燥津亏证表现的是（　　　）

　　A. 大便秘结　　　　　　　　　B. 潮热盗汗　　　　　　　　C. 咽干口燥

　　D. 口气臭秽　　　　　　　　　E. 舌红少津

　　【正确答案】B　　　　　　　　【易错答案】D

　　【答案分析】潮热盗汗为阴虚内热的表现，肠燥津亏证为津液匮乏的证候，虽然津液属阴，但津亏证与阴虚证是不同的。肠燥津亏证一般不出现潮热盗汗、五心烦热等虚热表现。肠燥津亏，大便干燥，日久不解，浊气不得下泄而上逆，可出现口气臭秽。

8. 下列不属于大肠湿热证表现的是（　　　）

　　A. 下利脓血　　　　　　　　　B. 肛门灼热　　　　　　　　C. 里急后重

　　D. 泻下黄水　　　　　　　　　E. 重坠脱肛

　　【正确答案】E　　　　　　　　【易错答案】D

　　【答案分析】肛门重坠、脱肛多为脾虚气陷的表现。

（二）多选题

1. 风寒犯肺证、风热犯肺证、燥邪犯肺证的鉴别要点是（　　　）

　　A. 咳痰性质　　　　　　　　　B. 发热恶寒的轻重　　　　　C. 舌苔的变化

　　D. 病程的长短　　　　　　　　E. 有无胸闷、胸痛

　　【正确答案】ABC　　　　　　　【易错答案】D、E

　　【答案分析】三者病程都不长，一般胸闷也都不明显。在咳痰性质上，风寒犯肺证咳痰色白清稀；风热犯肺证咳痰色黄；燥邪犯肺证痰少而黏，难以咯吐。在发热恶寒轻重方面，风寒犯肺证恶寒明显，发热轻；风热犯肺证发热重，恶寒略轻；燥邪犯肺证发热恶寒均较轻微。在

舌苔方面，风寒犯肺证舌苔薄白；风热犯肺证舌苔薄黄；燥邪犯肺证舌苔干燥明显。

2.肺的病证可出现（　　　）

A.咳嗽 　　　　　　　B.咯痰 　　　　　　　C.喘促

D.咯血 　　　　　　　E.水肿

【正确答案】ABCDE 　　　　　　　【易错答案】漏选 E

【答案分析】肺主气、司呼吸，肺的病证的主要病机是肺失宣降，肺气上逆，故常见咳、痰、喘，并可见咯血。肺主通调水道，为水之上源，肺气失宣可导致水肿。

3.有卫表症状的证候是（　　　）

A.风热犯肺证 　　　　B.燥邪犯肺证 　　　　C.痰热壅肺证

D.风寒犯肺证 　　　　E.风水相搏证

【正确答案】ABDE 　　　　　　　【易错答案】漏选 B、E

【答案分析】风热犯肺证、燥邪犯肺证、风寒犯肺证、风水相搏证均有卫表的症状。

4.痰热壅肺证的临床表现有（　　　）

A.咳嗽气喘 　　　　　B.咯痰黄稠量多 　　　C.发热口渴

D.舌红苔黄腻 　　　　E.脉滑数

【正确答案】ABCDE 　　　　　　　【易错答案】漏选 C

【答案分析】痰热壅肺证有咳、喘、痰等肺的病状，有发热、口渴等实热证的表现，有痰多黄稠、舌红苔黄腻、脉滑数等痰热盛的表现。

5.风热犯肺证的临床表现有（　　　）

A.咳嗽、痰稠色黄 　　B.发热、微恶风寒 　　C.苔薄黄、脉浮数

D.气喘息粗 　　　　　E.口渴、咽痛

【正确答案】ABC 　　　　　　　【易错答案】D、E

【答案分析】风热犯肺证可出现咳嗽、吐黄痰，一般不出现喘促，常兼有风热表证，而不会出现口渴明显的里热症状。

6.肺气虚证的表现有（　　　）

A.久病咳喘 　　　　　B.咳痰清稀 　　　　　C.易于感冒

D.鼻流清涕 　　　　　E.自汗

【正确答案】ABCE 　　　　　　　【易错答案】D

【答案分析】肺气虚证多因久病咳喘，耗伤肺气而致。肺主表，外合皮毛，由于肺气虚，卫表不固，可见自汗、易于感冒。

7.大肠湿热证的大便改变有（　　　）

A.下利脓血 　　　　　B.大便干燥秘结 　　　C.暴注下泄，色黄而臭

D.泻下酸腐臭秽 　　　E.大便失禁

【正确答案】AC　　　　　　　　　【易错答案】B、D

【答案分析】大肠湿热多表现为泻痢，而泻下酸腐臭秽多为食滞胃肠的表现。

8.湿热痢疾的特点是（　　　　）

A.里急后重　　　　　　　B.肛门灼热　　　　　　　C.下利脓血

D.滑泻失禁　　　　　　　E.大便干燥

【正确答案】ABC　　　　　　　　【易错答案】漏选B

【答案分析】痢疾常见的临床表现是里急后重、下利脓血。湿热痢疾的病机是大肠湿热，故还可见肛门灼热。

（三）判断题

1.风寒犯肺证是以恶寒发热为主要表现的证候。（　　　　）

【正确答案】错误。

【答案分析】风寒犯肺证是风寒之邪侵袭肺卫的证候，虽然兼有卫表的症状，但是以咳嗽为主症。

2.风热犯肺证也就是风热表证。（　　　　）

【正确答案】错误。

【答案分析】风热犯肺证与风热表证，就外在表现而言二者相同，但是基本病机不同、症状表现有侧重。风热犯肺证的基本病机是肺气失宣，临床表现以咳嗽为主；风热表证的基本病机是卫气的功能失调，临床表现以发热恶寒和卫表症状为主。因此二者不是相同的证候。

3.风热犯肺证以咳喘息粗、痰多以及与里实热证并见为辨证要点。（　　　　）

【正确答案】错误。

【答案分析】风热犯肺证是风热之邪侵袭肺卫的证候。由于肺气失宣，故以咳嗽为主，一般不出现喘息，痰也不很多；邪袭肺卫，可兼见风热表证，而不会与里实热证并见。

三、脾与胃病辨证

◎ 重点 ◎

1.脾的病证的常见临床表现

2.脾气虚证、脾虚气陷证、脾阳虚证、脾不统血证、温热蕴脾证、寒湿困脾证的含义和临床表现

3.寒湿困脾证与湿热蕴脾证的鉴别

4.胃的病证的常见临床表现

5.胃气虚证、胃阳虚证、胃阴虚证、胃热炽盛证、食滞胃脘证的含义与临床表现

◎ 难点 ◎

1.脾气虚证、脾虚气陷证、脾不统血证的异同点

（1）共同点：均有脾运化无力的表现和气虚的表现，即食少、腹胀、便溏，神疲乏力，少气懒言，面色萎黄，或面白无华，舌淡脉弱。

（2）不同点：脾气虚证以运化功能低下、气血化生不足、形体失养为主要临床表现，食欲不振、腹胀便溏、食后胀甚为其主症。脾虚气陷证虽有脾虚运化无力的表现，但以清阳不升、升举无力为主要临床表现，脘腹坠胀、久泻久痢不止、内脏下垂为其主症。脾不统血证是在脾气虚的基础上出现各种出血现象，并以此为其主症。

$$\begin{cases} \text{纳呆腹胀便溏} + \text{气虚表现} \longrightarrow \text{脾气虚证} \\ \text{纳呆腹胀便溏} + \text{气虚表现} + \text{内脏下垂} \longrightarrow \text{脾虚气陷证} \\ \text{纳呆腹胀便溏} + \text{气虚表现} + \text{出血现象} \longrightarrow \text{脾不统血证} \end{cases}$$

2. 脾气虚证与脾阳虚证的鉴别

（1）共同点：纳呆食少，腹胀便溏，浮肿。

（2）不同点：脾气虚证兼有气虚的表现；脾阳虚证兼有虚寒的症状，有寒象。

3. 寒湿困脾证与脾阳虚证的鉴别

（1）共同点：纳呆，腹胀，腹痛，便溏，舌淡，苔白。

（2）不同点：寒湿困脾证有头身困重、口腻脘闷等湿浊内盛的表现。脾阳虚证有畏寒肢冷、神疲乏力、喜热饮食等虚寒症状。

4. 寒湿困脾证与湿热蕴脾证的鉴别

（1）共同点：均有湿邪中阻的表现，如脘腹胀闷、呕恶纳呆、肢体困重、身目发黄等。

（2）不同点：寒湿困脾证为寒湿致病，可见口淡不渴，阴黄，带下色白，苔白滑腻，脉象缓。湿热蕴脾证为湿热为患，可见身热起伏，阳黄，带下色黄，舌苔黄腻，脉濡数。

5. 胃的病证与脾的病证临床表现不同

（1）胃的病证：胃痛，胃胀。主要病机为胃失和降，胃气上逆，症见恶心、呕吐、呃逆、嗳气。

（2）脾的病证：腹痛，腹胀。主要病机为脾失健运，水谷、水湿不化，症见纳呆、腹胀、便溏。

6. 胃气虚证与脾气虚证的鉴别

（1）共同点：同属中焦，同有气虚与水谷运纳失常的表现。

（2）不同点：胃气虚证主要是胃气虚弱、胃失和降、胃气上逆的表现。脾气虚证主要是脾气虚弱、脾不健运的表现。

7. 胃阳虚证与脾阳虚证的鉴别

（1）共同点：同属中焦，同有水谷运纳失常和脘腹冷痛、喜温喜按的虚寒表现。

（2）不同点：胃阳虚证的主要病机是胃阳不足，胃失温养，胃失和降，症见胃脘冷痛、恶心呕吐等。脾阳虚证的主要病机是脾阳虚弱，脾失温运，运化无力，症见腹部冷痛、腹泻便溏等。

8.胃虚寒证与胃实寒证的鉴别

（1）共同点：胃脘冷痛，遇冷加重，得温缓解，泛吐清水，并伴有寒象。

（2）不同点：胃实寒证是寒邪犯胃，寒凝气滞的证候，症见胃脘拘急冷痛，痛势剧烈，疼痛拒按，舌苔白润，脉弦紧，有饮冷受寒史，多为新病，发病急，病程短。胃虚寒证是胃阳不足，虚寒内生的证候，症见胃脘绵绵冷痛，痛势较缓，喜温喜按，舌淡脉沉迟无力，有反复发作的病史，多为久病，发病缓，病程长。

9.胃火炽盛证与胃阴虚证的鉴别

（1）共同点：两者均有胃脘疼痛、胃纳异常、胃气上逆及热象。

（2）不同点：胃火炽盛证属实热证，表现为胃痛急迫拒按，或消谷善饥，或牙龈肿痛，口臭，舌红苔黄，脉滑数，多为新病，发病急，病程短。胃阴虚证属虚热证，表现为胃脘隐痛，饥不欲食，舌红少苔，脉细数，多为久病，发病缓，病程长。

精选习题

扫码获取
同步习题

（一）单选题

1.脾气虚弱与寒湿困脾的鉴别要点是（　　　）

A.不思饮食　　　　　　B.口淡不渴　　　　　　C.便溏腹胀

D.苔白厚腻　　　　　　E.脉缓

【正确答案】D　　　　　【易错答案】A、E

【答案分析】两证均有不思饮食、腹胀、便溏等脾失健运的表现，无燥热之象（无口渴），都可见缓脉。二者只有舌象不同，脾气虚弱为虚证，舌苔不厚，而寒湿困脾证为舌苔白厚腻。

2.下列不属于脾病常见表现的是（　　　）

A.纳呆　　　　　　　　B.腹胀　　　　　　　　C.便溏

D.呕吐　　　　　　　　E.浮肿

【正确答案】D　　　　　【易错答案】A

【答案分析】脾主运化，脾的病证常见纳呆、腹胀、便溏、浮肿。胃与脾相表里，虽然二者同位于中焦，但是胃的病证主要表现为胃气上逆，可见恶心呕吐。

3.患者皮下紫斑，月经量多，伴食少、便溏、乏力，舌淡脉弱。其辨证为（　　　）

A.脾气虚证　　　　　　B.脾不统血证　　　　　C.血瘀证

D.气血两虚证　　　　　E.脾虚气陷证

【正确答案】B　　　　　【易错答案】A、D

【答案分析】该患者有出血现象，并有脾气虚弱的表现，符合脾不统血证。若概念不明确，则易错选A、D。

4.脾气虚证与脾阳虚证的主要鉴别症状是（　　　）

A. 食欲不振　　　　　　B. 气短懒言　　　　　　C. 面色萎黄

D. 大便稀溏　　　　　　E. 腹痛喜暖

【正确答案】E　　　　　　　【易错答案】B

【答案分析】两证均有食欲不振、大便稀溏等脾失健运的表现，也都有脾气虚的表现，如气短懒言。二者不同的是脾阳虚证是虚寒证，有寒象，可见腹痛喜暖，而脾气虚证无寒象。阳虚证是阳气虚衰的证候，其表现就是在气虚的基础上有寒象，所以气短懒言不是二者的鉴别症状。

5. 患者出现黄疸，厌食油腻，脘闷呕恶，腹胀，舌苔黄腻。其辨证属（　　　）

A. 脾胃湿热证　　　　　　B. 肝胆湿热证　　　　　　C. 食滞胃脘证

D. 脾气虚证　　　　　　　E. 胆郁痰扰证

【正确答案】A　　　　　　　【易错答案】B、C、E

【答案分析】该患者有黄疸，并有脾胃症状、舌苔黄腻，可辨证为脾胃湿热证。胆郁痰扰证、食滞胃脘证一般不出现黄疸。

6. 下列对诊断脾气下陷证最有意义的是（　　　）

A. 食少腹胀，便溏乏力　　B. 面色萎黄，食少神疲　　C. 头晕目眩，舌淡脉细

D. 久泄脱肛，食少体倦　　E. 食少腹泻，畏寒肢冷

【正确答案】D　　　　　　　【易错答案】A、B、C

【答案分析】脾虚气陷证是脾气虚弱，致中气下陷，内脏下垂的证候。A、B、C是脾气虚的表现，无内脏下垂的表现。E为脾阳虚的表现。

7. 脾虚气陷证一般不出现（　　　）

A. 食少腹胀，便溏乏力　　B. 面色萎黄，食少神疲　　C. 食少腹泻，脘腹坠胀

D. 久泄脱肛，食少体倦　　E. 食少脘痞，呃逆嗳气

【正确答案】E　　　　　　　【易错答案】A、B

【答案分析】脾虚气陷证是脾气虚弱，导致中气下陷，内脏下垂的证候。E为胃气上逆的表现。A、B、C、D为脾气虚的表现，或有脾气虚内脏下垂的表现，均可见于脾虚气陷证。

8. 患者面色萎黄，神疲乏力，气短懒言，食少便溏，月经淋漓不断，经血色淡，舌淡无苔，脉沉细无力。其辨证为（　　　）

A. 脾不统血证　　　　　　B. 脾肾阳虚证　　　　　　C. 心气虚证

D. 脾肺气虚证　　　　　　E. 肝血不足证

【正确答案】A　　　　　　　【易错答案】D、E

【答案分析】该患者有脾气虚弱的表现，有出血现象，可辨证为脾不统血证。其尽管有气虚表现，但不具有心、肺的病证表现。面色萎黄、舌淡脉细与血虚证相似，但不具有肝的病证，整体症状表现不符合肝血不足。

9. 脾气虚、脾阳虚、脾气下陷、脾不统血的共同见症是（　　　）

A. 畏寒肢冷，肢体水肿　　B. 食少便溏，少气乏力　　C. 腹部疼痛，喜温喜按

D.脘腹重坠，食后益甚   E.便血、鼻出血，月经量多

【正确答案】B   【易错答案】A、C、E

【答案分析】脾阳虚证可见 A、C；脾气下陷证可见 D；脾不统血证可见 E。四证的共同病理变化是脾气虚弱，只有 B 为脾气虚的表现。

10.下列不属于脾阳虚证与寒湿困脾证共有表现的是（   ）

A.腹胀   B.纳呆   C.便溏

D.身目发黄   E.肢体浮肿

【正确答案】D   【易错答案】A、B、C、E

【答案分析】脾阳虚证与寒湿困脾证均有脾失健运的临床表现，可出现纳呆、腹胀、便溏、肢体浮肿。而身目发黄为寒湿困脾证的表现，脾阳虚证一般不出现黄疸。

11.胃阴虚证最具诊断意义的症状是（   ）

A.饥不欲食   B.腹胀脘痞不舒   C.干呕呃逆

D.口燥咽干   E.五心烦热

【正确答案】A   【易错答案】D、E

【答案分析】胃阴虚证最主要的表现是饥不欲食。口燥咽干、五心烦热为阴虚内热的表现，其他脏腑阴虚均可出现，而且胃阴虚证全身阴虚的表现一般不太突出。

12.患者胃脘冷痛喜按，吐清水，口淡不渴，舌淡嫩，脉沉迟无力。其诊断为（   ）

A.寒湿困脾证   B.脾阳虚证   C.胃阳虚证

D.寒滞胃脘证   E.胃气虚证

【正确答案】C   【易错答案】A、B、D

【答案分析】脾胃同位于中焦，病证易于混淆，但二者不同，胃脘疼痛、呕吐为胃病的常见表现。冷痛、口不渴、吐清水为寒象。C、D 均有胃病表现和寒象，但该患者的舌脉提示为虚证，故选 C。

13.鉴别胃气虚证与脾气虚证最有意义的症状是（   ）

A.是否面色萎黄   B.有无少气懒言   C.有无神疲肢倦

D.是否大便稀溏   E.是否舌淡脉弱

【正确答案】D   【易错答案】A、C

【答案分析】胃气虚证与脾气虚证均有气虚表现，故 A、B、C、E 不是二者鉴别的依据。脾胃虽然同位于中焦，但表现不同。胃的病证表现为恶心、呕吐等，而脾的病证表现为腹痛、泄泻等，故 D 对二证的鉴别最有意义。

14.胃火炽盛证与胃阴虚证的鉴别应除外（   ）

A.胃脘灼痛或隐痛   B.渴而喜饮或口燥咽干   C.大便秘结或便溏

D.舌红苔黄或少苔   E.消谷善饥或饥不欲食

【正确答案】C   【易错答案】A、B

【答案分析】胃火炽盛证与胃阴虚证分别为实热证、虚热证，二者表现有所不同，故A、B、D、E为二者鉴别的依据。而胃的病证一般不出现腹泻便溏，故C不是二者鉴别的依据。

15.胃脘水声辘辘，口泛清水者，属于（　　　）

A.寒湿困脾　　　　　　B.脾胃气虚　　　　　　C.食滞胃脘

D.胃寒　　　　　　　　E.中气下陷

【正确答案】D　　　　　　【易错答案】A

【答案分析】胃脘水声辘辘，吐清水，提示是胃的病证。其中胃寒证由于胃气虚寒，不能温化水液，致水饮内停，可见胃脘水声辘辘，口泛清水，故选D。而寒湿困脾，水湿内盛，多见腹泻、便溏。

（二）多选题

1.中气下陷证可见（　　　）

A.久泻久痢　　　　　　B.头晕目眩　　　　　　C.便中夹血

D.小便混浊如米泔　　　E.大便秘结

【正确答案】ABD　　　　　【易错答案】漏选B、D

【答案分析】脾虚气陷，清阳不升，可导致久泻久痢、头晕目眩、小便混浊如米泔。若理解、掌握不全面，易漏选B、D。

2.脾不统血证的临床表现为（　　　）

A.食少便溏，神疲乏力　　B.肢体困重　　　　　　C.便血、肌衄、崩漏

D.久痢脱肛　　　　　　E.便中夹血

【正确答案】AC　　　　　【易错答案】B、D

【答案分析】脾不统血证是脾气虚弱，无力摄血的证候，表现有脾气虚弱和出血两方面，故选AC。而久痢脱肛为脾虚气陷证的表现，肢体困重为湿邪困脾证的表现。

3.寒湿困脾证与湿热蕴脾证的鉴别要点是（　　　）

A.腹胀的程度　　　　　B.面目发黄的色泽　　　C.大便的稠稀

D.舌苔的颜色　　　　　E.小便的长短

【正确答案】BD　　　　　【易错答案】A、C、E

【答案分析】寒湿困脾证与湿热蕴脾证均有湿邪中阻的表现，均可出现腹胀、便溏。湿邪中阻，气化不利，均可见小便短少不利。故A、C、E不是二证鉴别的依据。二证均可出现身目发黄，但寒湿困脾证表现为阴黄，湿热蕴脾证表现为阳黄；二证均可见腻苔，但寒湿困脾证舌苔白腻，湿热蕴脾证舌苔黄腻。故选BD。

4.下列与湿热蕴脾有关的是（　　　）

A.脘腹痞满　　　　　　B.口腻身重　　　　　　C.身热不扬

D.肛门灼热　　　　　　E.下痢脓血

【正确答案】ABC　　　　　　【易错答案】D、E

【答案分析】湿热蕴脾证湿热蕴蒸，可见身热不扬；湿热中阻，气机不畅，可见脘腹痞满、口腻身重。而肛门灼热、下利脓血为大肠湿热的表现，不属湿热蕴脾。

5.脾阳虚证与寒湿困脾证皆可见（　　　）

A.倦怠乏力　　　　　　B.便溏　　　　　　C.泛恶欲吐

D.口淡不渴　　　　　　E.浮肿

【正确答案】BDE　　　　　　【易错答案】A、C

【答案分析】二者均无热象，故都无口渴；二者都有脾不健运，水湿不化的病机，故均有便溏、水肿。

6.脾气虚证与脾阳虚证的共有症状是（　　　）

A.下利清谷　　　　　　B.畏寒肢冷　　　　　　C.肢体浮肿

D.气短乏力　　　　　　E.头晕目眩

【正确答案】CD　　　　　　【易错答案】A、B

【答案分析】脾阳虚证是脾阳气虚衰的证候，故有脾气虚的表现。由于脾失健运，水湿不化，故二者均可出现浮肿。因此，二证的共有症状是C、D。畏寒肢冷为寒象，见于脾阳虚证，而不见于脾气虚证。虽然二证均可有腹泻下利，但脾阳虚证由于阳气虚，无法腐熟水谷，可见下利清谷、完谷不化，而脾气虚证不会出现此症。

7.胃气虚的临床表现为（　　　）

A.饮食无味，胃纳不佳　　B.脘腹胀满，隐痛　　C.恶心呕吐，呃逆嗳气

D.升举无力，内脏下垂　　E.肢体困重

【正确答案】ABC　　　　　　【易错答案】D

【答案分析】脾主升清，内脏下垂为脾的病证的表现。

8.形成胃阴虚的主要原因是（　　　）

A.情志内郁化火，煎灼阴液　　　　B.热病后期，邪热久留，耗伤阴液

C.高热汗出，灼伤阴液　　　　　　D.久病不复，消灼阴液

E.胃失温养，胃失和降

【正确答案】ABCD　　　　　　【易错答案】漏选A、C

【答案分析】一般而言，情志所伤，气郁化火，多伤肝阴，但是也可损伤胃阴。若掌握不全面，会漏选。

9.引起胃火的病因有（　　　）

A.邪热犯胃　　　　　　B.嗜食辛辣厚味　　　　　　C.肝胆火旺

D.胃病日久　　　　　　E.胃阳不足

【正确答案】ABC　　　　　　【易错答案】漏选C

【答案分析】导致胃火炽盛的原因有邪热犯胃、嗜食辛辣厚味、肝胆火旺。若是五志过极，化火犯胃，亦可导致胃火炽盛。如果认为肝胆与胃没有关系，容易漏选 C。若患胃病日久，耗伤胃阴，多形成胃阴虚证，而不是胃火实证。

10. 胃阴虚证与胃火炽盛证的共同表现有（　　）

A. 胃脘灼痛 　　　　B. 饥不欲食 　　　　C. 消谷善饥

D. 舌红 　　　　E. 下利清谷

【正确答案】AD 　　　　【易错答案】B、C

【答案分析】胃阴虚证与胃火炽盛证均为胃热证，A、D 为二者的共同表现。胃阴虚证多见饥不欲食，胃火炽盛证多见消谷善饥。

（三）判断题

1. 脾气虚证、脾虚气陷证、脾不统血证的基本病理变化是脾气虚弱。（　　）

【正确答案】正确。

【答案分析】脾的主要功能是主运化、主升清、主统血。脾气虚证是脾气虚弱，运化无力的证候；脾虚气陷证是脾气虚弱，无力升清的证候；脾不统血证是脾气虚弱，无力统摄血行的证候。故三证的基本病理变化是脾气虚弱。

2. 脾的病证一般常见纳呆食少，恶心呕吐，腹胀便溏。（　　）

【正确答案】错误。

【答案分析】脾的病证常见纳呆食少、腹胀便溏。而恶心呕吐为胃气上逆的表现，不是脾病的表现。

四、肝与胆病辨证

◎ 重点 ◎

1. 肝的病证的常见临床表现

2. 肝血虚证、肝阴虚证、肝郁气滞证、肝火炽盛证、肝阳上亢证、肝风内动证的含义与临床表现

3. 胆郁痰扰证的含义与临床表现

◎ 难点 ◎

1. 肝血虚证与肝阴虚证的鉴别

（1）共同点：均有肝所主的组织官窍如肝脉、目睛、筋脉、爪甲、冲任等失养的表现。

（2）不同点：肝血虚证有血虚的一般表现，如头晕、面白、舌淡、脉细。肝阴虚证有阴虚内热的表现，如潮热、盗汗、颧红、口燥、便干、舌红少苔、脉细数等。

2. 肝阳上亢证的病机与临床表现特点

（1）病机：肝肾阴虚，水不涵木，肝阳失潜，肝阳亢逆于上，属上盛下虚，本虚标实。

（2）表现：

$$\begin{cases} 阳亢于上（上盛）——头目胀痛，面红目赤，眩晕耳鸣 \\ 阴亏于下（下虚）——腰膝酸软，健忘 \\ 上盛下虚——头重脚轻，步履不正 \end{cases}$$

3. 肝火炽盛证与肝阳上亢证的鉴别

（1）共同点：头面症状突出，如眩晕耳鸣，头目胀痛，面红目赤，急躁易怒，失眠多梦。

（2）不同点：肝火上炎证病程较短，病势急，以胁肋灼痛、发热口苦、口干口渴、便干尿黄、舌红苔黄、脉数等火热症状为主，为火热之邪侵扰的实热证。肝阳上亢证病程较长，病势略缓，以眩晕耳鸣、头目胀痛、头重脚轻、腰膝酸软为主要表现，为阳用太过，阳亢耗阴，阴阳失调，上盛下虚的证候。

4. 肝风内动证的含义

肝风内动证是指以眩晕、麻木、震颤、抽搐等为主要临床表现的一类证候，包括肝阳化风证、热极生风证、血虚生风证、阴虚动风证。不能将肝风内动证等同为肝阳化风证。

5. 肝阳化风证的病机特点及临床表现

（1）病机：肝肾阴亏，水不涵木，肝阳失潜，亢逆无制，亢极化风，属于本虚标实。

（2）表现：

肝阳亢逆化风，肝风内旋
$$\begin{cases} 上扰头目——眩晕欲仆，头目胀痛，耳鸣头摇 \\ 风动筋挛——项强，手足麻木，肢体震颤，步履不稳 \\ 窜扰舌络——舌强，语言謇涩 \end{cases}$$

风阳暴升，气血逆乱，肝风夹痰，冲逆于上
$$\begin{cases} 上蒙清窍——猝然昏仆，不省人事 \\ 痹阻经络——半身不遂，口眼㖞斜 \\ 痰阻舌体——舌强不语，喉中痰鸣 \\ 舌脉——舌红，苔腻，脉弦有力 \end{cases}$$

6. 肝血虚证与血虚生风证的鉴别

（1）共同点：二者均存在血虚的病机，有晕、白、淡、细等血虚的一般表现。

（2）不同点：肝血虚证以肝及其所主的组织官窍等失养为主要表现。血虚生风证主要是筋脉失养，以手足震颤、麻木、拘急等为主要表现。

7. 肝阴虚证与阴虚动风证的鉴别

（1）共同点：二者均存在阴虚的病机，都有阴虚内热表现。

（2）不同点：肝阴虚证以肝及其所主的组织官窍等失养为主要表现。阴虚动风证主要是筋脉失养，以手足震颤、抽搐、蠕动等为主要表现。

8. 胆郁痰扰证的病机与临床表现的特点

胆郁痰扰证是胆气郁阻，痰热内扰的证候，临床以失眠多梦、惊悸不安为主症。

胆失疏泄，胆气郁阻——胸胁胀闷，善太息

气郁生痰，痰郁化热——痰多，口苦，呕恶，吐痰涎

痰热内扰，胆气不宁——胆怯易惊，失眠多梦，惊悸不宁，烦躁不安

痰热内蕴，舌象脉象——舌淡红或红，苔白腻或黄腻，脉弦数或滑数

精选习题

扫码获取
同步习题

（一）单选题

1. 肝阳上亢与肝阴不足均可见（ 　　 ）

A. 头目胀痛　　　　　　　　B. 失眠健忘　　　　　　　　C. 腰膝酸软

D. 手足蠕动　　　　　　　　E. 眩晕耳鸣

【正确答案】E　　　　　　　【易错答案】A

【答案分析】肝阳上亢证由于肝阳亢逆，升发太过，上扰清窍，可出现眩晕耳鸣；肝阴虚证由于肝阴不足，头目失养，亦可出现眩晕耳鸣。头目胀痛为肝阳上亢证与肝火上炎证的共同见症，而肝阴不足一般不出现头目胀痛。

2. 下列对诊断肝郁气滞证最无意义的是（ 　　 ）

A. 胁肋胀痛　　　　　　　　B. 情志抑郁　　　　　　　　C. 月经停闭

D. 少腹窜痛　　　　　　　　E. 身目发黄

【正确答案】E　　　　　　　【易错答案】C、D

【答案分析】身目发黄即黄疸，多为湿邪阻滞所导致，如肝胆湿热、脾胃湿热等，肝郁气滞证一般不导致黄疸。肝郁气滞证最常见的表现是胁肋、情志的症状，此外肝为血海，与女子月经密切相关；肝郁气滞可致肝经循行部位疼痛走窜。若掌握不全面，易错选C、D。

3. 肝火上炎可出现（ 　　 ）

A. 头晕胀痛　　　　　　　　B. 手足蠕动　　　　　　　　C. 目涩

D. 胸闷喜太息　　　　　　　E. 咽喉肿痛

【正确答案】A　　　　　　　【易错答案】D、E

【答案分析】肝火上炎证由于邪气上扰清窍，可导致头晕胀痛。

4. 下列属于本虚标实证的是（ 　　 ）

A. 肝火炽盛证　　　　　　　B. 肝阳上亢证　　　　　　　C. 血虚生风证

D. 阴虚动风证　　　　　　　E. 肝郁气滞证

【正确答案】B　　　　　　　【易错答案】C、D

【答案分析】肝阳上亢证是肝肾之阴亏虚，阴不制阳，肝阳亢逆于上，上盛下虚的证候，属于本虚标实证。肝火炽盛证、肝郁气滞证为实证，血虚生风证、阴虚动风证为虚证。

5. 下列不可出现胁痛的是（　　　）

A.肝气郁结　　　　　　　　B.肝火上炎　　　　　　　　C.肝胆湿热

D.气滞血瘀　　　　　　　　E.肝阳化风

【正确答案】E　　　　　　　　【易错答案】D

【答案分析】肝脉布胁肋，肝的病证常常有胁肋疼痛。但肝阳化风证为肝阳亢逆无制，化风、动风的证候，主要表现是眩晕欲仆，或猝然昏仆，一般不出现胁痛。肝主疏泄，调畅气机，肝气郁结，气滞导致血瘀，故常有胁痛。若掌握不全面，则易错选 D。

6. 患者突然昏倒，口眼歪斜，半身不遂，语言不利，面赤，脉弦劲有力。其诊断为（　　　）

A.肝阳上亢证　　　　　　　　B.热极生风证　　　　　　　　C.肝阳化风证

D.阴虚动风证　　　　　　　　E.痰热扰心证

【正确答案】C　　　　　　　　【易错答案】A、E

【答案分析】该患者为肝阳化风证的临床表现。肝阳化风证常常由肝阳上亢证进一步发展而来，肝阳上亢证亦常见眩晕。

7. 心血虚证与肝血虚证的主要鉴别症状是（　　　）

A.面色萎黄　　　　　　　　B.唇睑淡白　　　　　　　　C.月经量少

D.舌质淡白　　　　　　　　E.脉细无力

【正确答案】C　　　　　　　　【易错答案】A

【答案分析】心血虚证与肝血虚证均可见面色淡白、唇睑淡白、舌淡脉细等血虚的一般表现。月经量少是肝血亏虚，冲任失养的表现，一般心血虚证不出现。

8. 对诊断肝血虚证最有意义的是眩晕和（　　　）

A.面白舌淡　　　　　　　　B.心悸脉细　　　　　　　　C.胁肋隐痛

D.肢体麻木　　　　　　　　E.以上都不是

【正确答案】A　　　　　　　　【易错答案】C、D

【答案分析】在肝的病证中肝血虚、肝阴虚、肝火上炎、肝阳上亢、肝阳化风等均可出现眩晕。眩晕只有与面白无华、舌色淡并见，才提示为肝血虚证。胁肋隐痛、肢体麻木可见于肝血虚证，但只是肝的病症，眩晕与之共见只提示病位在肝，并不能提示为血虚证，所以对诊断肝血虚证无意义。

9. 热极生风证的主要临床特点是（　　　）

A.手足麻木　　　　　　　　B.半身不遂　　　　　　　　C.口眼歪斜

D.四肢抽搐　　　　　　　　E.头晕耳鸣

【正确答案】D　　　　　　　　【易错答案】C、E

【答案分析】热极生风证是邪热炽盛，燔灼心肝二经，引动肝风的证候，以高热、神昏、抽搐为主要临床表现。其他选项多见于肝阳化风证，不是热极生风证的临床特点。

10. 患者厌食油腻，胁肋胀痛，口苦，苔黄腻。其辨证属（　　　）

A. 湿热蕴脾   B. 食滞胃脘   C. 肝胆湿热

D. 肝气犯胃   E. 胆郁痰扰

【正确答案】C   【易错答案】A、E

【答案分析】该患者的临床表现提示为肝胆湿热。湿热蕴脾会有厌食油腻和湿热症状，但不出现胁肋胀痛。胆郁痰扰虽有口苦、舌苔黄腻等表现，但主症常常为失眠，一般不出现胁肋疼痛。肝气犯胃会出现胁肋胀痛，但更有胃气上逆等胃的病症。

11. 一般不出现眩晕症状的证候是（   ）

A. 肝气郁结证   B. 肝阳化风证   C. 肝阴虚证

D. 肝血虚证   E. 肝阳上亢证

【正确答案】A   【易错答案】B、C、D

【答案分析】在肝的病证中，肝血虚证、肝阴虚证、肝阳上亢证、肝阳化风证均可出现眩晕。而肝气郁结证是肝失疏泄，气机郁滞的证候，主要表现为胁肋及肝经循行部位胀痛，一般不出现眩晕。

12. 肝阴不足的表现是（   ）

A. 胸闷善太息，易怒，五心烦热   B. 口干口苦，胸胁或少腹胀闷窜痛

C. 面部烘热，口咽干燥，胁肋隐痛   D. 手足蠕动，眩晕耳鸣，夜寐多梦

E. 以上都不是

【正确答案】C   【易错答案】A、B、D

【答案分析】肝阴不足证既有肝的病症，又有阴虚的病症。手足蠕动、眩晕耳鸣、夜寐多梦可出现于肝阴虚证中，但这些症状本身不足以提示阴虚。B提示肝气郁结并兼有热象；A提示肝气郁结，并兼有阴虚症状。

13. 患者头晕目眩，口苦，呕恶，烦躁不寐，惊悸不宁，胸闷喜太息，苔黄腻，脉弦滑。其诊断为（   ）

A. 胆郁痰扰   B. 脾胃湿热   C. 肝胆湿热

D. 肝火上炎   E. 心肾不交

【正确答案】A   【易错答案】B、C

【答案分析】该患者的临床表现为胆郁痰扰证的症状。胆郁痰扰证为痰热内盛的证候，可见舌苔黄腻，脉弦滑。若掌握不准确，易错选B、C。

（二）多选题

1. 肝阳上亢证与肝火上炎证的共同表现有（   ）

A. 头晕耳鸣   B. 口苦咽干   C. 面红目赤

D. 舌红   E. 头重脚轻

【正确答案】ACD   【易错答案】B

【答案分析】肝火上炎证是由于火热之邪上扰清窍，肝阳上亢证是由于阳气亢逆上扰清窍，

二者均可出现头晕目眩、面红目赤、头重脚轻。肝阳上亢证为阴虚阳亢的证候，肝火上炎证为实热证，故二证皆可见舌红。而口苦咽干多为肝胆实热的表现，肝阳上亢一般不出现。

2.肝火炽盛证与肝阳上亢证的共同表现有（　　　）

A.头晕胀痛　　　　　　　　　B.急躁易怒　　　　　　　　　C.头重脚轻

D.腰膝酸软　　　　　　　　　E.脉象弦细

【正确答案】AB　　　　　　　【易错答案】C、D、E

【答案分析】本题主要考查肝火炽盛证与肝阳上亢证的鉴别。肝火炽盛证由于火热之邪上扰清窍，肝阳上亢证由于阳气亢逆上扰清窍，二者均可出现头晕目眩。由于肝火炽盛，阳气偏亢，肝失其柔和之性，故可见急躁易怒。肝阳上亢证为本虚标实、上盛下虚的证候，头重脚轻、腰膝酸软为肝阳上亢证的特征性表现，故C、D不是二证的共有表现。肝火炽盛证为实热证，一般脉弦数有力，多不表现为弦细脉。

3.肝郁气滞证进一步发展可导致（　　　）

A.肝火炽盛证　　　　　　　　B.肝阳上亢证　　　　　　　　C.肝胆湿热证

D.肝阴不足证　　　　　　　　E.肝血虚证

【正确答案】ABD　　　　　　【易错答案】C、E

【答案分析】肝郁气滞证，气郁日久化火，可形成肝火炽盛证；肝火炽盛证，日久灼伤肝阴，可形成肝阴不足证；肝阴亏虚证，日久阴不潜阳，肝阳亢逆于上，则形成肝阳上亢证。肝郁气滞证进一步发展一般不会导致肝胆湿热证和肝血虚证。

4.肝血虚证的主要临床表现有（　　　）

A.头目胀痛　　　　　　　　　B.手足震颤　　　　　　　　　C.视力减退

D.胁肋灼痛　　　　　　　　　E.急躁易怒

【正确答案】BC　　　　　　　【易错答案】A、D

【答案分析】肝血亏虚，筋失所养，目失所养，可出现手足震颤、视力减退。肝血亏虚，肝失所养，可出现胁肋隐痛，一般不出现胁肋灼痛。胁肋灼痛多为肝阴虚证、肝火炽盛证所见。头目胀痛、急躁易怒多见于肝火炽盛证、肝阳上亢证。

5.下列属于肝风内动的是（　　　）

A.阴虚动风　　　　　　　　　B.血虚生风　　　　　　　　　C.肝阳化风

D.麻风恶候　　　　　　　　　E.热极生风

【正确答案】ABCE　　　　　　【易错答案】D

【答案分析】肝风内动证是以"动摇"为临床表现的一类证候，其中包括肝阳化风、热极生风、血虚生风、阴虚动风4个证候。

6.阳亢化风可见（　　　）

A.眩晕头痛　　　　　　　　　B.半身不遂　　　　　　　　　C.舌强语涩

D.角弓反张　　　　　　　　　E.口苦咽干

【正确答案】ABC　　　　　　　　【易错答案】D

【答案分析】阳亢化风是指肝阳化风，本题主要考查肝阳化风证的临床表现。肝阳化风，风阳上扰则眩晕头痛，风阳窜扰舌络则舌强语涩，风痰阻滞经络则半身不遂。而角弓反张多为热极生风证高热抽搐时的表现以及痉证的表现。口苦咽干多为肝胆实热的表现。

7. 形成肝风内动的原因有（　　　　）

A. 邪热炽盛　　　　　　B. 阴虚阳亢　　　　　　C. 阴血亏耗

D. 外感风邪　　　　　　E. 饮食不节

【正确答案】ABC　　　　　　　　【易错答案】D

【答案分析】肝风内动证具体包括肝阳化风、热极生风、阴虚动风、血虚生风，属于风气内动，为内风，其形成与邪热炽盛、阴虚阳亢、阴血亏虚关系密切，一般不是外感风邪、饮食不节所导致。

8. 眩晕耳鸣、失眠多梦者，可见于（　　　　）

A. 肝气郁结　　　　　　B. 肝血虚　　　　　　C. 肝胆湿热

D. 肝阳上亢　　　　　　E. 肝风内动

【正确答案】BD　　　　　　　　【易错答案】A、C

【答案分析】肝血亏虚，头目失养，可见眩晕耳鸣；神魂失养，可见失眠多梦。肝阳上亢，风阳上扰，可见头晕耳鸣；阴虚阳亢，神魂不安，可见失眠多梦。而肝气郁结、肝胆湿热、肝风内动一般不出现此症，故选BD。

9. 胆郁痰扰证的临床表现有（　　　　）

A. 胆怯易惊　　　　　　B. 惊悸不宁　　　　　　C. 神昏谵语

D. 烦躁失眠　　　　　　E. 淡漠痴呆

【正确答案】ABD　　　　　　　　【易错答案】C、E

【答案分析】胆郁痰扰证是痰热内扰，胆气不宁的证候，以失眠、惊悸为主症。而神昏谵语、淡漠痴呆多见于心的病证。

10. 与胆郁痰扰证有关的病机是（　　　　）

A. 肝郁不舒　　　　　　B. 气郁生痰　　　　　　C. 痰郁化热

D. 心胆气虚　　　　　　E. 胆气不宁

【正确答案】ABCE　　　　　　　　【易错答案】D

【答案分析】胆郁痰扰证多因肝气郁滞，致胆气不畅，气郁生痰，痰郁化热，痰热内扰，胆气不宁。

（三）判断题

1. 肝阳上亢证是肝阳亢逆于上的实证。（　　　　）

【正确答案】错误。

【答案分析】肝阳上亢证是肝肾之阴亏于下，肝阳亢逆于上的证候。其病机特点是上盛下虚，为本虚标实的证候，不是单纯的实证。由于肝阳亢逆于上，头目症状突出，上盛症状明显，如果掌握不全面，记忆不准确，容易判断错误。

2. 肝血虚证就是血虚生风证。（　　　）

【正确答案】错误。

【答案分析】肝血虚证与血虚生风证都存在肝血亏虚的病机，但是两证的侧重点和临床表现特征有所不同。肝血虚证是肝血亏虚，肝所主的组织官窍失于濡养的证候。而血虚生风证则是以肝血亏虚，筋脉失养为主的证候。二者是有区别的，不可将两个证候混为一谈。

3. 肝风内动是指肝阳亢逆无制而动风的证候。（　　　）

【正确答案】错误。

【答案分析】肝风内动证是指一类证候，包括肝阳化风证、热极生风证、阴虚动风证、血虚生风证。肝阳亢逆无制导致动风的证候，称为肝阳化风证，属于肝风内动证的证候之一，不可理解为肝风内动证就是肝阳化风证。

五、肾与膀胱病辨证

◎ **重点** ◎

1. 肾的病证的常见临床表现

2. 肾阳虚证、肾阴虚证、肾精不足证、肾气不固证、肾不纳气证的含义与临床表现

3. 膀胱湿热证的含义与临床表现

◎ **难点** ◎

1. 对"肾无实证"的理解

肾主藏精，肾精可以化生肾气。肾内寄存元阴元阳，为脏腑阴阳之根本，故肾的病证主要是精气阴阳亏虚的证候。因此有"肾无实证"的说法。

2. 肾精不足证的临床表现

（1）小儿生长发育迟缓。

肾 $\begin{cases} 主骨——不能充肌长骨——身材矮小，囟门闭迟，骨骼痿软 \\ 生髓——无以充髓实脑——智力低下 \end{cases}$

（2）生殖功能低下。

男子精少不育，女子经闭不孕，性欲减退。

（3）成年人早衰。

$\begin{cases} 腰为肾之府——腰府失养——腰膝酸软无力 \\ 肾其华在发——发失充养——发脱、发白 \\ 肾开窍于耳——耳失充养——耳鸣耳聋 \\ 肾主骨生髓——骨失充养——两足痿软，动作迟缓 \\ 齿为骨之余——齿失充养——齿摇、脱落 \\ 脑为髓之海——脑失充养——健忘，恍惚，神情呆钝 \end{cases}$

3. 肾气不固证的病机与临床表现

（1）病机：肾气亏虚，固摄无权。

（2）表现：尿、精、带、经、胎之一失于固摄及肾气虚表现。

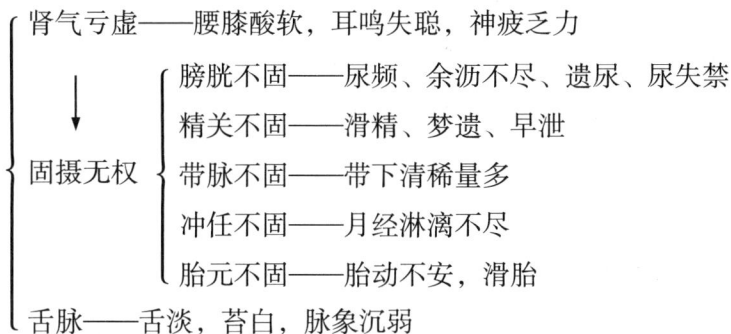

肾气亏虚——腰膝酸软，耳鸣失聪，神疲乏力

固摄无权
- 膀胱不固——尿频、余沥不尽、遗尿、尿失禁
- 精关不固——滑精、梦遗、早泄
- 带脉不固——带下清稀量多
- 冲任不固——月经淋漓不尽
- 胎元不固——胎动不安，滑胎

舌脉——舌淡，苔白，脉象沉弱

4. 肾中精、气、阴、阳亏虚，均可导致性功能、生殖功能异常

（1）肾阴虚证：男子阳强易举，遗精早泄；女子经少或经闭，崩漏。

（2）肾阳虚证：性欲减退，男子阳痿早泄、滑精精冷，女子宫寒不孕。

（3）肾精不足证：性欲减退，男子精少不育，女子经闭不孕。

（4）肾气不固证：男子滑精、早泄，女子胎动不安、滑胎。

5. 肾阴虚证与肾精不足证的鉴别

（1）共同点：由于肾阴亏虚，肾精不足，二者皆有肾所主失养的相关表现，如腰府失养、耳失充养、发失充养、齿失充养、脑失充养等。

（2）不同点：肾阴虚证有阴虚火旺的表现。而肾精不足证有小儿生长发育障碍等症状。

6. 膀胱湿热证与心火炽盛下移小肠的鉴别

（1）共同点：均有小便短赤、灼热涩痛及热象。

（2）不同点：心火炽盛下移小肠主要有心火盛的症状，如心烦、口舌生疮、口渴等，兼见小便短赤、舌尖红赤明显。膀胱湿热证是湿热蕴结膀胱的证候，主要表现是小便异常、腰痛，以下焦病状为主，另有舌苔黄腻等湿热之象。

精选习题

扫码获取
同步习题

（一）单选题

1. 患者未老先衰，头发枯萎、早脱、早白。其病机是（　　　）

A. 肝失疏泄　　　　　　　　B. 肾精不足　　　　　　　　C. 肾气不固

D. 脾虚不运　　　　　　　　E. 肺气虚衰

【正确答案】B　　　　　　　【易错答案】C、E

【答案分析】肾主藏精，肾中精气的盛衰决定了人的生长壮老。该患者为成年人早衰的表现，其病机为肾精不足。

2. 患者月经淋漓不尽，色淡，小便频数，腰膝酸软，神疲乏力，舌淡脉弱。其诊断为（　　　）

A. 脾不统血证　　　　　　　　B. 心脾两虚证　　　　　　　　C. 肾气不固证

D. 肾精不足证　　　　　　　　E. 心肝血虚证

【正确答案】C　　　　　　　　【易错答案】A、B

【答案分析】根据该患者的临床表现，为肾气虚弱、冲任不固而致月经异常，符合肾气不固证。脾不统血证、心脾两虚证虽然可见慢性失血、月经异常，但常兼见脾气虚的症状，而无肾的病证。肾精不足证虽有肾虚的表现，但一般不出现月经淋漓不断。

3. 肾精不足证的临床表现有（　　　）

A. 畏寒肢冷　　　　　　　　　B. 健忘耳聋　　　　　　　　　C. 遗精早泄

D. 遗尿失禁　　　　　　　　　E. 水肿

【正确答案】B　　　　　　　　【易错答案】C、D

【答案分析】肾精不足证是肾精亏虚，导致小儿生长发育迟缓、成年人早衰、生育功能低下的虚弱证候。肾中精气亏虚，脑失充养则健忘，耳失充养则耳聋。遗精早泄、遗尿失禁多见于肾的病证，但多为肾气不固的表现，肾精不足一般不出现。

4. 下列与肾气不固无关的是（　　　）

A. 尿频涩痛　　　　　　　　　B. 男子滑精　　　　　　　　　C. 女子崩漏

D. 小便失禁　　　　　　　　　E. 带下量多

【正确答案】A　　　　　　　　【易错答案】E

【答案分析】肾气不固证可出现尿频、小便失禁，但一般不出现小便涩痛。肾气不固证是肾气虚弱，失于封藏，以小便、月经、精液、带下、胎元不固为主要临床表现的证候。

5. 肾气不固的主要表现是（　　　）

A. 久病咳喘，呼多吸少　　　　B. 男子阳痿，女子经闭　　　　C. 五更泄泻，完谷不化

D. 男子滑精早泄，女子带下清稀　E. 大汗淋漓，四肢厥冷

【正确答案】D　　　　　　　　【易错答案】A、C、E

【答案分析】肾气不固证是肾气虚弱，下元固摄失职，以精关、带脉、冲任、胎元、膀胱不固为主要临床表现的证候，可见男子滑精早泄，女子带下清稀。久病咳喘、呼多吸少为肾不纳气证的表现，若概念不清，将肾气不固与肾不纳气二者混淆，易误选A。五更泄泻、完谷不化为大便不固；大汗淋漓、四肢厥冷为阳气亡脱，津液不固。二者虽然存在不固的病机，但不属于肾气不固的范围。

6. 肾虚水泛证最突出的表现是（　　　）

A. 腰膝酸冷　　　　　　　　　B. 水肿尿少　　　　　　　　　C. 夜尿频多

D. 小便失禁　　　　　　　　　E. 动则喘息

【正确答案】B　　　　　　　　【易错答案】A

【答案分析】肾虚水泛证的主要病机是肾阳虚弱，故可见腰膝酸冷。但是肾虚水泛证是肾阳

虚弱，气化无权，水液泛溢，以小便不利、水肿为主要临床表现的证候。因此腰膝酸冷不是其主要表现，其突出症状是尿少水肿。

7. 下列对诊断肾阳虚证最无意义的是（　　）

A. 早泄精冷　　　　　　　　B. 性欲减退　　　　　　　　C. 五更泄泻

D. 形寒肢冷　　　　　　　　E. 盗汗遗精

【正确答案】E　　　　　　　　【易错答案】C

【答案分析】肾阳虚证由于肾阳虚衰，形体失于温养，可见形寒肢冷；由于命门火衰，性功能减退，可见早泄精冷、性欲减退；由于肾阳不足，火不暖土，可见五更泄泻。而盗汗多为阴虚所致，故对肾阳虚证的诊断最无意义。

8. 患者临房早泄，面白神疲，少气乏力，腰酸耳鸣，舌淡脉弱。其诊断为（　　）

A. 肾阳虚　　　　　　　　　B. 肾气不固　　　　　　　　C. 肾阴虚

D. 肾精不足　　　　　　　　E. 心肾不交

【正确答案】B　　　　　　　　【易错答案】A

【答案分析】肾阳虚证有寒象，肾阴虚证、心肾不交证有热象，而该患者的临床表现既无热象，也无寒象，故可以排除A、C、E。该患者有早泄，为肾气虚的表现，与肾气不固最相符合，故选B。肾精不足证虽然也没有寒热之象，但一般不出现早泄。

9. 尿道灼痛，尿频尿急，尿有砂石者，属于（　　）

A. 小肠实热　　　　　　　　B. 大肠湿热　　　　　　　　C. 脾胃湿热

D. 肝胆湿热　　　　　　　　E. 膀胱湿热

【正确答案】E　　　　　　　　【易错答案】A

【答案分析】小肠实热、膀胱湿热都可出现小便异常，但小肠实热是在心火炽盛的基础上出现小便异常。

（二）多选题

1. 肾虚水泛证的表现可见（　　）

A. 咳喘，心悸，肢肿　　　　B. 失眠，健忘，痴呆　　　　C. 舌淡胖，苔白滑

D. 腰膝酸冷，气短　　　　　E. 盗汗遗精

【正确答案】ACD　　　　　　　【易错答案】漏选A

【答案分析】肾虚水泛证是肾阳虚衰，气化无力，尿少水肿的证候。水气内盛，凌心射肺，可出现心悸、气短、咳喘，舌淡胖、苔白滑为肾阳虚之象，故选ACD。肾虚水泛证的根本病机是肾阳虚衰，肾阳虚一般不会出现失眠、健忘、盗汗。

2. 肾阳虚证可出现（　　）

A. 小便多而清长　　　　　　B. 尿少　　　　　　　　　　C. 久泻

D. 夜尿频多　　　　　　　　E. 阳痿

【正确答案】ABCDE　　　　　　【易错答案】漏选B、C

【答案分析】肾阳虚衰，不能温化水液，可致小便多而清长、夜尿频多；不能温化水谷，可致久泻；气化无力，可致小便不利、尿少；性功能减退，可致阳痿。

3. 肾气不固证可出现（　　　）

A. 小便频数　　　　　　　　B. 遗尿　　　　　　　　C. 尿失禁

D. 癃闭　　　　　　　　　　E. 余沥不尽

【正确答案】ABCE　　　　　　【易错答案】D

【答案分析】肾气不固证是肾气虚弱，固摄无权的证候。肾气虚可导致癃闭，但不属肾气不固的表现。

4. 肾精不足证的临床表现有（　　　）

A. 健忘恍惚　　　　　　　　B. 足痿无力　　　　　　C. 发脱齿摇

D. 囟门闭迟　　　　　　　　E. 滑精早泄

【正确答案】ABCD　　　　　　【易错答案】E

【答案分析】肾精不足证是肾精亏虚，肾所主的脑、发、齿、骨等失于充养的证候，若掌握不全面，容易漏选。滑精早泄多是肾气不固的表现，肾精不足证一般不出现滑精早泄。

5. 肾阴虚的主要临床表现有（　　　）

A. 腰膝酸软　　　　　　　　B. 骨蒸盗汗　　　　　　C. 耳鸣遗精

D. 形体消瘦　　　　　　　　E. 崩漏

【正确答案】ABCDE　　　　　　【易错答案】漏选 D、E

【答案分析】肾阴虚可见阴虚和腰府失养的症状。同时阴虚火旺，虚火内扰，可致遗精、崩漏等。若掌握不全面，易漏选 D、E。

6. 肾阴虚证与肾精不足证的共同表现有（　　　）

A. 腰膝酸软　　　　　　　　B. 遗精　　　　　　　　C. 女子经少经闭

D. 男子精少不育　　　　　　E. 盗汗

【正确答案】ACD　　　　　　【易错答案】B

【答案分析】肾阴虚证与肾精不足证都有腰府失养和阴精不足的症状，故选 ACD。而遗精、盗汗多见于肾阴虚证，由阴虚火旺，虚火内扰而致，肾精不足证一般不出现。

7. 膀胱湿热患者的小便异常可见（　　　）

A. 尿频　　　　　　　　　　B. 尿急　　　　　　　　C. 尿痛

D. 尿失禁　　　　　　　　　E. 尿余沥

【正确答案】ABC　　　　　　【易错答案】E

【答案分析】尿失禁、尿余沥多为肾气不固的表现，一般不见于膀胱湿热证。

（三）判断题

1. 腰膝酸软是肾病诸虚证的共同临床表现。（　　　）

【正确答案】正确。

【答案分析】腰为肾之府，肾的各种病证常常出现腰膝酸软。

2. 肾精不足证就是小儿生长发育迟缓的证候。（   ）

【正确答案】错误。

【答案分析】肾精不足证是肾精亏虚，以小儿生长发育迟缓、成年人生育功能低下、早衰为主要临床表现的证候。因此，不能将肾精不足证等同于小儿生长发育迟缓的证候。

3. 肾气不固证就是膀胱失约、小便异常的证候。（   ）

【正确答案】错误。

【答案分析】肾气不固证是肾气虚弱，肾所主的各个方面失于固摄的证候，包括膀胱不固、精关不固、带脉不固、冲任不固、胎元不固5个方面，膀胱失约、小便不固仅是其中的一个方面。

4. 成年人早衰多责之于肾阳不足。（   ）

【正确答案】错误。

【答案分析】肾主藏精，肾中精气的盛衰决定了人的生长壮老，故成年人早衰多由肾中精气亏虚所致，虽然可与肾阳虚衰有关，但一般不完全归之为肾阳虚衰。

5. 膀胱湿热证与心火下移小肠是同样的证候。（   ）

【正确答案】错误。

【答案分析】膀胱湿热证和心火下移小肠均有小便短赤、灼热涩痛及热象。但膀胱湿热证是湿热蕴结膀胱的证候，而心火下移小肠以心火盛为主要表现。

六、脏腑兼病辨证

◎ 重点 ◎

1. 心肾不交证的含义与临床表现
2. 心肾阳虚证的含义与临床表现
3. 心肺气虚证的含义与临床表现
4. 心脾两虚证的含义与临床表现
5. 心肝血虚证的含义与临床表现
6. 脾肺气虚证的含义与临床表现
7. 肺肾阴虚证的含义与临床表现
8. 肝火犯肺证的含义与临床表现
9. 肝胆湿热证的含义与临床表现
10. 肝胃不和证的含义与临床表现
11. 肝郁脾虚证的含义与临床表现

12. 肝肾阴虚证的含义与临床表现

13. 脾肾阳虚证的含义与临床表现

◎ **难点** ◎

1. 心肾不交证的病机与临床表现特点

（1）病机：心肾水火既济失调。多由五志化火，耗伤心肾，或久病、房劳伤肾，肾阴不足，不能上济心阴，致心肾阴虚，不能制约心阳，心火偏盛。

（2）表现：

$$\begin{cases} 心火亢盛 —— 心烦失眠，心悸不安 \\ 肾水亏虚 —— 腰膝酸软，头晕耳鸣，健忘遗精 \\ 阴虚火旺 —— 潮热盗汗，五心烦热，口燥咽干 \\ 舌脉 —— 舌红，少苔，或无苔，脉细数 \end{cases}$$

2. 心肾不交证与肾阴虚证的鉴别

（1）共同点：均有腰膝酸软，头晕耳鸣，健忘遗精，以及阴虚内热、虚火内扰的表现。

（2）不同点：心肾不交证心烦失眠、心悸症状突出。而肾阴虚证则无。

3. 心脾两虚证的含义与临床表现特点

（1）心脾两虚证是气血两虚的证候，病机是心血不足，脾气虚弱。

（2）表现：

$$\begin{cases} 心神失养——心悸怔忡，失眠多梦 \\ 脾失健运——食欲不振，腹胀便溏 \\ 脾不统血——皮下紫斑，月经量少色淡，淋漓不断 \\ 气血亏虚——神疲乏力，少气懒言；面色萎黄，头晕眼花 \\ 舌脉——舌淡脉弱 \end{cases}$$

4. 心脾两虚证与脾不统血证的鉴别

（1）共同点：二者均可有脾失健运，可见纳少、腹胀、便溏；脾不统血，致慢性出血，以及气血不足的表现。

（2）不同点：心脾两虚证有心、神失养的症状，如心悸怔忡、失眠多梦等。

5. 肾不纳气证的含义与临床表现特点

（1）肺为气之主，主肃降；肾为气之根，主摄纳。肾不纳气证是久病咳喘，肺肾两脏气虚，降纳无权，气不归元的证候。

（2）表现：

$$\begin{cases} 肺气虚弱——咳喘无力，声低气短，自汗乏力 \\ 肾气虚弱——腰膝酸软，耳鸣，咳而遗尿 \\ 降纳无权——喘息气短，呼多吸少，动则喘甚 \\ 舌脉——舌淡，脉弱 \end{cases}$$

6. 肾不纳气证与肺气虚证的鉴别

（1）共同点：二者均有咳嗽无力，气短而喘，咳痰稀白及气虚表现。

（2）不同点：肾不纳气证兼有呼多吸少、腰酸耳鸣、咳而遗尿等肾失摄纳的表现。

7. 肝火犯肺证与肺热炽盛证的鉴别

（1）共同点：二者均有咳嗽，口干，尿黄，便结，舌红，苔黄，脉数有力等。

（2）不同点：肝火犯肺证的特点是气逆呛咳，咳嗽阵作，胸胁灼痛，性急易躁。

8. 心肾阳虚证与脾肾阳虚证的鉴别

（1）共同点：二者均有久泻久痢、水肿以及腰膝酸冷等虚寒症状。

（2）不同点：心肾阳虚证以心悸怔忡、胸闷气短、面唇青紫等心阳不振、血行不畅的症状突出。脾肾阳虚证以腹部冷痛、喜温喜按、腹胀便溏、完谷不化、运化无权的症状突出。

9. 肝胆湿热证与湿热蕴脾证的鉴别

（1）共同点：均是湿热之邪为患，都有黄疸、脾失健运和湿热内蕴的表现。

（2）不同点：二者病位、病机和临床表现均有所不同。肝胆湿热证，邪在肝胆，疏泄失职，以肝胆症状为主，见胁肋胀痛、胁下有痞块。湿热蕴脾证，邪阻中焦，运化失健，以脾的症状为主，无胁肋症状。

10. 肝胃不和证与肝郁脾虚证的鉴别

（1）共同点：二者均有肝郁气滞、肝失疏泄的症状。

（2）不同点：肝胃不和证兼见胃失和降，如脘痛、呃逆、嗳气等，以胃脘胀痛为主。肝郁脾虚证兼见脾失健运，如腹痛、腹胀、便溏等，以腹泻便溏为主。

11. 肝胃不和证与肝郁气滞证的鉴别

（1）共同点：二者均有肝郁气滞、肝失疏泄的症状。

（2）不同点：肝胃不和证有胃失和降，如胃脘胀痛、呃逆、嗳气等表现。肝郁气滞证有气郁生痰、气滞血瘀的表现，妇女可见月经不调、痛经等。

12. 肝郁脾虚证与脾气虚证的鉴别

（1）共同点：二者均有脾失健运，如纳少、腹胀、便溏等症状。

（2）不同点：肝郁脾虚证有肝郁气滞的表现；脾气虚证有气虚的临床表现。

13. 可出现黄疸的证候

黄疸的发生与湿邪密切相关，寒湿困脾证、湿热蕴脾证、肝胆湿热证可以出现黄疸。其中湿热所致为阳黄，寒湿所致为阴黄。

14. 可出现咯血的证候

咯血多见于肺的病证，见于有热、有火的病证。肺阴虚证、肺肾阴虚证、燥邪犯肺证、肺热炽盛证、肝火犯肺证均可致咯血。

15. 肝郁气滞证进一步发展可导致的证候

肝郁气滞，肝气横逆，克犯脾土，可致肝脾不调证、肝胃不和证；气郁生痰，可致胆郁痰扰证、痰迷心窍证等。气郁化火，可致肝火炽盛证、肝火犯肺证；气郁化火，炼液为痰，可致痰火扰心证。气郁化火伤阴，可导致肝阴虚证、肝肾阴虚证、肝阳上亢证。

精选习题

（一）单选题

1. 下列不符合脾肺气虚临床表现的是（　　　）

A. 咳喘短气，痰稀色白　　　　B. 胸闷，善太息　　　　C. 食欲不振，腹胀便溏

D. 倦怠乏力，少气懒言　　　　E. 舌质淡，苔白，脉弱

【正确答案】B　　　　【易错答案】D

【答案分析】B 为肝郁气滞的表现，不符合脾肺气虚的表现。

2. 下列关于肺肾阴虚证和肝火犯肺证的说法，错误的是（　　　）

A. 均可见大量咯血　　　　B. 均见舌红脉数之象　　　　C. 均见咳嗽

D. 均可见烦热口苦　　　　E. 均可见声音嘶哑

【正确答案】D　　　　【易错答案】A

【答案分析】肺肾阴虚证和肝火犯肺证均可出现咳嗽、咯血、舌红、脉数。虽然两者均可见热象，但是烦热口苦为肝火犯肺证的表现，而不是肺肾阴虚证的表现。

3. 患者不易入睡，兼见心烦多梦，心悸不安，腰膝酸软，潮热盗汗。其辨证属（　　　）

A. 心肾不交证　　　　B. 心脾两虚证　　　　C. 心阴虚证

D. 肾阴虚证　　　　E. 肝肾阴虚证

【正确答案】A　　　　【易错答案】C、D

【答案分析】该患者有心、肾的病症，还有阴虚症状，因而符合心肾不交证。

4. 下列对诊断心肾不交证最有意义的是（　　　）

A. 眩晕耳鸣，腰膝酸软　　　　B. 心悸怔忡，尿少浮肿　　　　C. 心悸失眠，头晕目眩

D. 心烦失眠，腰酸盗汗　　　　E. 嗜睡神疲，腰酸腿肿

【正确答案】D　　　　【易错答案】A、C

【答案分析】心肾不交证的病理本质是阴虚火旺，所以 D 对心肾不交证的诊断最有意义。

5. 患者形寒肢冷，脘腹冷痛，纳呆呕恶，大便稀溏，肢体水肿，腰膝酸软，舌淡苔白滑。其辨证属（　　　）

A. 脾气虚　　　　B. 脾阳虚　　　　C. 脾肾阳虚

D. 寒湿困脾　　　　E. 寒滞胃肠

【正确答案】C　　　　【易错答案】B、D、E

【答案分析】脾阳虚、脾肾阳虚、寒湿困脾、寒滞胃肠均可见泄泻和寒象。但该患者还有腰膝酸软，故选 C。

6. 肾不纳气最突出的表现为（　　　）

A. 小便失禁　　　　　　　　　B. 久泻不止　　　　　　　　C. 呼多吸少

D. 耳鸣腰酸　　　　　　　　　E. 胎动易滑

【正确答案】C　　　　　　　　【易错答案】A、E

【答案分析】肾不纳气证是肺肾两脏气虚，摄纳无权，气不归元的证候，主要表现是久病咳喘，呼多吸少。如果概念不清，与肾气不固证混淆，易错选 A、E。

7. 患者胁肋胀痛，胸闷太息，纳食减少，腹胀便溏，肠鸣胀气。其诊断为（　　　）

A. 肝气郁结　　　　　　　　　B. 肝胃不和　　　　　　　　C. 食滞胃脘

D. 脾胃气虚　　　　　　　　　E. 肝郁脾虚

【正确答案】E　　　　　　　　【易错答案】A、B、C

【答案分析】该患者既见肝郁气滞的表现，又见纳少、腹胀、便溏等脾的病症，故为肝郁脾虚证。

8. 心脾两虚证可见（　　　）

A. 面浮肢肿　　　　　　　　　B. 腹胀如鼓　　　　　　　　C. 咳嗽痰少

D. 面色萎黄　　　　　　　　　E. 舌淡暗

【正确答案】D　　　　　　　　【易错答案】A、B

【答案分析】心脾两虚证是心血亏虚，脾气虚弱的证候，可见面色萎黄。浮肿、腹胀虽然也为脾的病症，但心脾两虚证不会出现腹胀如鼓，亦较少见水肿。

9. 下列不符合肝经湿热下注临床表现的是（　　　）

A. 黄疸　　　　　　　　　　　B. 小便短赤　　　　　　　　C. 睾丸肿胀热痛

D. 舌红苔黄腻　　　　　　　　E. 脉弦数

【正确答案】A　　　　　　　　【易错答案】B、E

【答案分析】黄疸多为肝胆湿热蕴蒸所致。肝胆湿热下注则表现为下部、小便、外阴的症状。因此黄疸不是肝胆湿热下注导致的。

（二）多选题

1. 肺肾阴虚证的临床表现有（　　　）

A. 失眠多梦　　　　　　　　　B. 声音嘶哑　　　　　　　　C. 男子遗精

D. 心悸咳喘　　　　　　　　　E. 健忘

【正确答案】BC　　　　　　　【易错答案】A

【答案分析】肺阴亏虚，声门失于濡润，可出现声音嘶哑；肾阴亏虚，虚火内扰，可出现遗精；心阴亏虚，心神不安，可出现失眠多梦、健忘。

2. 干咳无痰，或痰少而黏，或痰中带血者，可见于（　　　）

A. 肝肾阴虚证　　　　　　　　B. 燥邪犯肺证　　　　　　　C. 肺阴虚证

D. 肝火犯肺证　　　　　　　　E. 心脾两虚证

【正确答案】BCD　　　　　　　【易错答案】A

【答案分析】干咳无痰，或痰少而黏，或痰中带血，一般会想到肺阴虚证，但其还可见于燥邪犯肺证、肝火犯肺证。

3. 脏腑兼证中多表现为气虚的脏腑有（　　　）

A. 心、肾　　　　　　　　B. 脾、肺　　　　　　　　C. 肝、胃

D. 心、肺　　　　　　　　E. 肝、脾

【正确答案】BD　　　　　　　【易错答案】A、C

【答案分析】在脏腑兼证中，表现为气虚的证候有脾肺气虚证、心肺气虚证。心、肺虽然分别有气虚的证候，但是在脏腑兼证中所见为心肾不交证、心肾阳虚证。而肝胃相兼的证候为肝胃不和证，不存在二者相兼的气虚证候。

4. 失眠可见于（　　　）

A. 心肾不交证　　　　　　B. 心脾两虚证　　　　　　C. 心肾阳虚证

D. 肾不纳气证　　　　　　E. 胆郁痰扰证

【正确答案】ABE　　　　　　　【易错答案】C

【答案分析】以失眠为主症的证候有心肾不交证、心脾两虚证、胆郁痰扰证。心肾阳虚证多表现为神衰欲睡。

5. 脾肾阳虚证的大便异常可见（　　　）

A. 五更泄泻　　　　　　　B. 黄糜臭秽　　　　　　　C. 大便干结

D. 下利清谷　　　　　　　E. 完谷不化

【正确答案】ADE　　　　　　　【易错答案】B、C

【答案分析】脾肾阳虚，无法腐熟水谷，故可见五更泄泻、下利清谷、完谷不化。

6. 心脾两虚证的主要症状有（　　　）

A. 心悸失眠，面色萎黄　　B. 心悸怔忡，畏寒肢冷　　C. 眩晕耳鸣，两目干涩

D. 神疲食少，腹胀便溏　　E. 肢体麻木，视物模糊

【正确答案】AD　　　　　　　【易错答案】C、E

【答案分析】心脾两虚证是心血亏虚、脾气虚弱的证候，故选AD。C、E为肝血虚的表现。

7. 下列证候可出现身目发黄的是（　　　）

A. 肝胆湿热证　　　　　　B. 寒湿困脾证　　　　　　C. 湿热蕴脾证

D. 胆郁痰扰证　　　　　　E. 寒凝肝脉证

【正确答案】ABC　　　　　　　【易错答案】D

【答案分析】黄疸不仅与肝胆关系密切，还与脾胃密切相关，故选ABC。胆郁痰扰证一般不出现黄疸。

（三）判断题

1. 心脾两虚证是气血两虚的证候。（　　）

【正确答案】正确。

【答案分析】心脾两虚证是心血亏虚、脾气虚弱的证候，其本质是气血两虚的证候。

2. 肾不纳气证就是肺肾气虚证。（　　）

【正确答案】正确。

【答案分析】肾不纳气证是肺肾两脏气虚，降纳无权，气不能归于下元的证候。其本质上是肺肾气虚的证候。

3. 肾不纳气证就是肾气虚弱，下元不能固摄的证候。（　　）

【正确答案】错误。

【答案分析】肾气虚弱，下元不能固摄的证候是肾气不固证，而不是肾不纳气证。

4. 心肾不交证是心肾水火既济失调的证候。（　　）

【正确答案】正确。

【答案分析】心肾不交证是肾阴亏虚，不能上济心火，心火独亢于上，心神不安的证候。其本质是心肾水火既济失调。

第二节　六经辨证、卫气营血辨证、三焦辨证

◎ **重点** ◎

1. 太阳病证的含义

2. 太阳伤寒证、太阳中风证的含义与临床表现

3. 阳明病证的含义

4. 阳明经证、阳明腑证的含义与临床表现

5. 少阳病证的含义与临床表现

6. 太阴病证的含义与临床表现

7. 少阴病证的含义

8. 少阴寒化证、少阴热化证的含义与临床表现

9. 厥阴病证的含义与临床表现

10. 卫气营血辨证的概念

11. 卫分证、气分证、营分证、血分证的含义和主要临床表现

12. 三焦辨证的概念

13. 上焦、中焦、下焦病证的含义和主要临床表现

◎ 难点 ◎

1. 太阳伤寒证的机制与临床特点

太阳伤寒证是指以寒邪为主，侵袭太阳经脉，卫阳被郁，营阴郁滞所表现的证候，又称"伤寒表实证"。临床表现以恶寒发热、头项强痛、身体疼痛、无汗而喘、脉浮紧为特点。

2. 太阳中风证的机制与临床特点

太阳中风证是指以风邪为主，侵袭太阳经脉，卫强营弱，营卫不和所表现的证候，又称"太阳表虚证"。临床表现以发热、恶风、汗出、脉浮缓等为特点，或见鼻鸣、干呕。太阳中风证并不是指急性脑血管病中风，二者不同。

3. 阳明经证的含义与临床特点

阳明经证是指邪热亢盛，充斥阳明经，弥漫全身，而肠中无燥屎内结所表现的证候，又称"阳明里热证"。本证为里热亢盛，无形之邪热充斥内外，而尚未出现燥屎内结。临床表现以"四大"，即大热、大汗、大渴、脉洪大为特点。

4. 阳明腑证的含义与临床特点

阳明腑证是指邪热内盛，与肠中糟粕相搏结所表现的证候。临床表现以日晡潮热、手足濈然汗出、腹满胀痛、大便秘结为特点。

5. 少阳病证的机制与临床特点

少阳病证是指邪郁少阳胆府，枢机不利所表现的证候，又称"半表半里证"。少阳主半表半里，主枢机，邪郁少阳，枢机不利，表现为少阳病。临床表现以口苦、咽干、目眩、寒热往来、胸胁苦满、默默不欲饮食、心烦喜呕、脉弦为特点。

6. 太阴病证的机制与临床特点

太阴病证是指脾阳虚衰，寒湿内生的证候，属里虚寒证。临床表现以腹满时痛、自利、口不渴为主要特点。

7. 少阴寒化证的含义与临床特点

少阴寒化证指少阴阳气虚衰，病邪入里从阴化寒，阴寒极盛的虚寒证候。临床表现以无热恶寒、下利、肢厥、脉微为特点。由心肾阳衰，温煦失职，或火不生土，温运失职所致。

8. 少阴热化证的含义与临床特点

少阴热化证指少阴阴虚阳亢，邪从阳化热所表现的虚热证候。临床表现以心烦不得眠、虚热证表现为特点。由素体心肾阴虚，或热伤真阴，病入少阴，入阳化热所致。

9. 厥阴病证的病机与临床特点

厥阴病证是伤寒病发展到较后阶段所表现的阴阳对峙、寒热错杂的证候。病至厥阴，正气已衰，阴阳紊乱，易出现阴阳对峙、寒热错杂、厥热胜复。临床表现以上热下寒、寒热错杂为特点，症见消渴、气上冲心、心中痛热、饥不欲食、食则吐蛔等。

10. 卫分证的含义和主要临床特点

卫分证指温热病邪侵袭肌表，卫气功能失常所表现的证候。本证见于温热病初起阶段，属表热证候。临床表现以发热、微恶风寒、舌边尖红、苔薄黄、脉浮数为特点，也可有咽喉肿痛、头痛、咳嗽等症状。

11. 气分证的含义和主要临床特点

气分证指温热病邪内传脏腑，正盛邪实，阳热亢盛所表现的证候。本证多由温热病邪在卫不解，入于脏腑，致邪热亢盛所致，属里实热证。临床表现以发热、不恶寒反恶热、舌红苔黄、脉数有力等为特点，常兼口渴、汗出、心烦、尿赤等。此为辨证气分证之主要依据，由里热亢盛，邪正交争剧烈所致。邪气在不同脏腑可有不同脏腑的症状。邪气常常影响的脏腑有肺、肠、胸膈、胆等。

12. 营分证的含义和主要临床特点

营分证是指温热病邪内陷，劫灼营阴，心神被扰所表现的证候。营分通心，心主神明，热入营分，营阴被灼，心神被扰。本证属邪盛正虚，虚实夹杂，但仍以邪热炽盛为主，为温热病发展之深重阶段。临床以身热夜甚、心烦不寐、斑疹隐隐、舌绛、脉细数等为特点。

13. 血分证的含义和主要临床特点

血分证指温热病邪深入血分，闭扰心神，迫血妄行，或燔灼肝经所表现的证候，是温热病发展过程中最为危重的阶段，表现为耗血、伤阴、动血、动风，分为血分实热证和血分虚热证两种证型。临床表现以发热、神昏谵语、抽搐，或手足蠕动，斑疹显露，吐血衄血，舌深绛等为特点。

精选习题

扫码获取
同步习题

（一）单选题

1. 太阳中风证可见（ ）

A. 恶风汗出，脉象浮缓　　　B. 自汗少气，畏寒肢冷　　　C. 恶寒脉浮，无汗而喘

D. 猝然昏仆，不省人事　　　E. 牙关紧闭，四肢抽搐

【正确答案】A　　　　　　　【易错答案】D

【答案分析】太阳中风证是指外邪侵袭肌表和太阳经，使营卫失调的证候。临床以恶风汗出、脉象浮缓为特征。太阳中风证与脑血管病中风不同，若概念不清，易将二者混淆。

2. 以里虚寒湿为主要病机的病证是（ ）

A. 少阴病　　　　　　　　　B. 太阴病　　　　　　　　　C. 厥阴病

D. 太阳病　　　　　　　　　E. 少阳病

【正确答案】B　　　　　　　【易错答案】A

【答案分析】太阴病是脾阳不足，寒湿偏盛的证候，主要病机是里虚寒湿。少阴病有寒化证，但其病机是心肾两脏阳虚，与太阴病不同。

3. 少阴热化证出现心烦不寐的原因是（ ）

A. 热扰胸膈　　　　　　　　B. 热扰心神　　　　　　　　C. 内有燥屎

D.肝阳上亢　　　　　　　　E.水亏火旺

【正确答案】E　　　　　　　【易错答案】B

【答案分析】少阴在脏主心肾，少阴热化证出现心烦不寐是心肾两脏阴虚，水亏火旺，热扰心神而致。

4.外感病热入营血，最常见的舌象是（　　　）

A.红舌　　　　　　　　　　B.绛舌　　　　　　　　　C.青舌

D.紫舌　　　　　　　　　　E.淡白舌

【正确答案】B　　　　　　　【易错答案】A、D

【答案分析】外感病热入营血，最常见的舌象是绛舌。

5.患者日晡潮热，腹胀痛拒按，大便秘结，狂乱谵语，舌苔黄厚干燥，脉沉迟。其辨证属（　　　）

A.真寒假热证　　　　　　　B.真热假寒证　　　　　　C.阳明经证

D.阳明腑实证　　　　　　　E.寒热错杂证

【正确答案】D　　　　　　　【易错答案】B、E

【答案分析】根据该患者的临床表现，可辨证为阳明腑实证。脉沉迟虽然多见于寒证，但是邪热与燥屎搏结于内，阻碍气血的运行，亦可见脉沉迟，不可因此而认为是真热假寒证、寒热错杂证。

6.下列属于厥阴病证的是（　　　）

A.腹满而吐　　　　　　　　B.下利清谷　　　　　　　C.时腹自痛

D.饥不欲食　　　　　　　　E.无热恶寒

【正确答案】D　　　　　　　【易错答案】B

【答案分析】厥阴病的特点是寒热错杂，上部有热，胃中有热，故消谷而知饥；下部有寒，故不欲食。

7.太阴病证的临床表现有（　　　）

A.脉微细　　　　　　　　　B.饥不欲食　　　　　　　C.四肢厥冷

D.时腹自痛　　　　　　　　E.下利清谷

【正确答案】D　　　　　　　【易错答案】A、C、E

【答案分析】太阴病为里虚寒证，少阴寒化证亦为里虚寒证，但是二者病机有所不同。太阴病是脾阳虚衰，寒湿内盛的证候，可见时腹自痛。而少阴寒化证是心肾阳虚，阴寒内盛的证候，可见脉微细、四肢厥冷、下利清谷。

8.患者发热，不恶寒反恶热，心烦口渴，舌红苔黄，脉数。其诊断为（　　　）

A.少阴热化证　　　　　　　B.卫分证　　　　　　　　C.气分证

D.营分证　　　　　　　　　E.血分实热证

【正确答案】C　　　　　　　【易错答案】A、D、E

【答案分析】该患者为里热证的表现，口渴、舌红苔黄、脉数提示为里实热证。营分证、血分实热证的表现为舌红绛，脉细数。血分实热证并不完全是实证，存在营阴灼伤、阴血受损的病机。

9. 温病血分证主要累及的脏腑是（　　）

A. 心、肝、肾   B. 心、肝、肺   C. 肝、肾、肺

D. 心、肺、肾   E. 以上都不是

【正确答案】A   【易错答案】B、D、E

【答案分析】温热病血分证主要累及心、肝、肾。若掌握不准确，认为肺朝百脉，与血脉关系密切，易错选B、D、E等有肺的选项。

10. 在温病的辨证中，斑疹隐现属于（　　）

A. 卫分证候   B. 气分证候   C. 中焦证候

D. 营分证候   E. 血分证候

【正确答案】D   【易错答案】E

【答案分析】温热病营分证、血分证可出现斑疹。营分证为邪热入营，窜扰血络，灼伤血络，可见斑疹隐现。而血分证为邪热迫血妄行，可见斑疹显露。

11. 患者持续低热，暮热早凉，形瘦，手足蠕动，舌绛无苔，脉细数。其辨证属（　　）

A. 血分虚热   B. 血分实热   C. 营分证候

D. 热扰胸膈   E. 热在肺卫

【正确答案】A   【易错答案】D、E

【答案分析】本题根据舌光无苔、脉细数，可排除D、E。营分证、血分实证均可见斑疹、出血等，故选A。

（二）多选题

1. 少阴病证的临床表现有（　　）

A. 口燥咽干   B. 下利清谷   C. 面赤

D. 心烦不得卧   E. 肢厥

【正确答案】ABCD   【易错答案】漏选C

【答案分析】少阴病证包括少阴热化证和少阴寒化证，临床表现既有热象，又有寒象。少阴热化证心肾阴虚，阴虚火旺，可出现面色红赤；少阴寒化证心肾阳衰，阴寒内盛，若阴盛格阳，虚阳浮越于上，亦可出现面红赤。若认为只有实热证才出现面红，易漏选C。

2. 阳明经证与阳明腑证的共有表现是（　　）

A. 发热   B. 汗出   C. 腹痛

D. 苔黄   E. 盗汗

【正确答案】ABD   【易错答案】漏选B

【答案分析】阳明经证与阳明腑证均为实热证，可见发热、苔黄。阳明经证可见大汗出，阳明腑证可见手足溅然汗出，故二者均有汗出。若掌握不准确，只知阳明经证大汗出，则易漏选 B。

3.厥阴病证可见（　　）

A.腹满呕吐 　　　　　　 B.消渴 　　　　　　 C.饥而不欲食，食则吐蛔

D.心中疼热 　　　　　　 E.口不渴

【正确答案】BCD 　　　　 【易错答案】A

【答案分析】厥阴病证是胃中有热，肠中有寒，上寒下热的证候。上热则消渴、心中疼热；下寒则饥而不欲食，食则吐蛔。腹满呕吐、口不渴为太阴病的表现。

4.患者面赤身热，烦躁多言，谵语，大便干结，苔黄，脉滑数。其辨证不属（　　）

A.里实证 　　　　　　 B.少阴热化证 　　　　　　 C.阳明经证

D.里热证 　　　　　　 E.阳明腑实证

【正确答案】BC 　　　　 【易错答案】A、D、E

【答案分析】根据该患者的临床表现，辨证属阳明腑实证。阳明腑实证的性质为里、实、热证。少阴热化证为里虚热证。阳明经证虽然亦为里实热证，但是偏于无形之里热，没有便秘等表现。

5.少阴寒化证的临床表现有（　　）

A.无热恶寒 　　　　　　 B.下利清谷 　　　　　　 C.脉微细

D.但欲寐 　　　　　　 E.口苦咽干

【正确答案】ABCD 　　　 【易错答案】漏选 A

【答案分析】少阴寒化证是心肾阳气虚衰，阴寒内盛的证候，临床表现有无热恶寒、下利清谷、脉微细、但欲寐等。其中无热恶寒是指但怕冷、不发热，若看到恶寒就认为是表证，易漏选 A。

6.患者发热微恶风寒，舌边尖红，脉浮数。其诊断为（　　）

A.表热证 　　　　　　 B.表实证 　　　　　　 C.卫分证

D.上焦病证 　　　　　　 E.里热证

【正确答案】ACD 　　　 【易错答案】B

【答案分析】该患者的临床表现用八纲辨证为表热证，用卫气营血辨证为卫分证，用三焦辨证为上焦病证。表实证一般是指感受风寒邪气后，腠理致密，无汗、脉浮紧的表寒证。若掌握不全面、准确，易错选 B。

7.气分证的脏腑病位是（　　）

A.大肠 　　　　　　 B.胸膈 　　　　　　 C.肺

D.胆 　　　　　　 E.肝

【正确答案】ABCD 　　　 【易错答案】漏选

【答案分析】气分证是温热病邪内传脏腑，正盛邪实的证候。温热病邪侵犯的脏腑有肺、胸

膈、肠、胆等。

8. 血分证的临床表现主要有（　　）

A. 暮热朝凉 　　　　　　B. 神昏谵语 　　　　　　C. 烦渴下利

D. 舌上少津 　　　　　　E. 心烦口渴

【正确答案】ABD 　　　　　　【易错答案】漏选 B

【答案分析】温热病血分证分为血分实热证和血分虚热证。心烦口渴多见于营分证。若概念不清，认为血分证为温热病的最后阶段，都是虚证，则易漏选 B。

A 卷

一、A1型题(每题1分,共45分)

1. 面色黧黑,唇舌紫暗,腹部有青筋暴露者,为瘀血内阻于( )

   A. 胃　　　　　　　B. 脾

   C. 肝　　　　　　　D. 心

   E. 肠道

2. 患者腹中痛,常表现为( )

   A. 鼻端色黄　　　　B. 鼻端色白

   C. 鼻端色青　　　　D. 鼻端色赤

   E. 鼻端色黑

3. 观察舌体的荣枯可以了解疾病( )

   A. 属阴属阳　　　　B. 属表属里

   C. 属寒属热　　　　D. 属吉属凶

   E. 以上都不是

4. 舌体不自主抖动者,属于( )

   A. 吐舌　　　　　　B. 弄舌

   C. 强硬舌　　　　　D. 颤动舌

   E. 歪斜舌

5. 数脉一般是一息( )

   A. 四五至　　　　　B. 五六至

   C. 六七至　　　　　D. 七八至

   E. 八九至

6. 弦脉与紧脉的主要鉴别点为( )

   A. 脉位　　　　　　B. 脉律

   C. 脉形脉力　　　　D. 脉率

   E. 脉势

7. 痰热、湿热,或食积生热应见( )

   A. 弦数　　　　　　B. 洪数

   C. 滑数　　　　　　D. 浮数

   E. 沉数

8. 表虚证的主要临床表现为( )

   A. 恶寒、发热、汗出、脉浮缓

   B. 恶寒、发热、汗出、脉浮数

   C. 恶寒、发热、无汗、脉浮紧

   D. 恶寒、发热、无汗、脉浮数

   E. 发热、汗出、口渴、脉洪大

9. 下列不属于里证的是( )

   A. 形寒肢冷　　　　B. 口渴心烦

   C. 寒热往来　　　　D. 小便短赤

   E. 纳谷不香

10. 表证之恶寒是由于( )

    A. 风性开泄,腠理疏松

    B. 阳气不足

    C. 外邪束表,卫阳失宣

    D. 肺气不足

    E. 表气不固

11. 寒证的典型舌象是( )

    A. 舌淡红苔薄白

    B. 舌淡苔白而润

    C. 舌淡紫苔白腻

    D. 舌淡苔黄腻

    E. 舌淡苔白而干

12. 下列不可见于寒证的是( )

    A. 畏寒肢冷　　　　B. 腹痛喜暖

C. 小便清长　　　　D. 苔黄而干

E. 脉紧

13. 肾阳虚证的面色常见（　　）

A. 面色淡白　　　　B. 面色萎黄

C. 面色苍白　　　　D. 面色黄而虚浮

E. 面色白或黧黑

14. 肾阳虚证与肾气不固证均可见（　　）

A. 小便量少　　　　B. 小便色黄

C. 小便混浊　　　　D. 溺血

E. 小便频数清长

15. 成人早衰多见于（　　）

A. 肾阴虚证　　　　B. 肾精不足证

C. 肾阳虚证　　　　D. 肾气不固证

E. 心肾不交证

16. 肾虚水泛证的舌象为（　　）

A. 舌淡胖苔白腻

B. 舌淡胖苔白滑

C. 舌淡苔白

D. 舌淡苔黑而水滑

E. 舌淡瘦瘪苔薄

17. 患者腰膝酸软，小便余沥不尽，夜尿频
多。其辨证为（　　）

A. 肾阳虚　　　　　B. 肾气不固

C. 肾不纳气　　　　D. 肾精不足

E. 肾阴虚

18. 心肾不交证的脉象为（　　）

A. 细脉　　　　　　B. 数脉

C. 濡数脉　　　　　D. 细数脉

E. 洪数脉

19. 肝肾阴虚可见（　　）

A. 阳痿　　　　　　B. 早泄

C. 遗精　　　　　　D. 滑精

E. 精少

20. 下列属于中医诊断基本原理的是（　　）

A. 以常衡变　　　　B. 重察整体

C. 辨证施治　　　　D. 四诊合参

E. 审证求因

21. 脾阳虚证口渴饮水的特点为（　　）

A. 口干欲饮　　　　B. 口干不欲饮

C. 口干饮冷　　　　D. 口淡不渴

E. 口干但欲漱水不欲咽

22. 寒滞胃肠证胃脘疼痛的特点为（　　）

A. 冷痛　　　　　　B. 灼痛

C. 挛痛　　　　　　D. 胀痛

E. 隐痛

23. 胃热炽盛证的舌象可见（　　）

A. 舌红苔黄腻　　　B. 舌红苔黄

C. 舌红少苔　　　　D. 舌红无苔

E. 舌红苔薄黄

24. 肠热腑实证的脉象为（　　）

A. 沉脉　　　　　　B. 实脉

C. 弦脉　　　　　　D. 沉数有力脉

E. 牢脉

25. 患者高热，脐腹硬满疼痛，大便秘结，神
昏谵语。其辨证属（　　）

A. 胃热炽盛证　　　B. 热入心包证

C. 食滞胃脘证　　　D. 肠热腑实证

E. 胃肠气滞证

26. 饮留胃肠证口渴与饮水的特点为（　　）

A. 口干不渴　　　　B. 口干多饮

C. 口淡不渴　　　　D. 口干不欲饮

E. 口中酸馊

27. 肝血虚证的舌象可见（　　）

A. 舌淡苔白腻　　　B. 舌淡苔白

C. 舌淡暗苔润　　　D. 舌淡胖苔白滑

E. 舌淡苔腐

28. 瘿瘤多见于（　　）
    A. 肝血虚证　　　　　B. 肝阴虚证
    C. 肝郁脾虚证　　　　D. 肝郁气滞证
    E. 肝胆湿热证

29. 呃逆在唐代以前称为（　　）
    A. 哕　　　　　　　　B. 噫气
    C. 干呕　　　　　　　D. 恶心
    E. 嗳气

30. 神识不清，语无伦次，声高有力，称为（　　）
    A. 谵语　　　　　　　B. 郑声
    C. 独语　　　　　　　D. 错语
    E. 狂言

31. 患者右上腹突然剧痛，阵阵发作，面白汗出，四肢厥冷，恶心、呕吐，并吐出蛔虫。其辨证属（　　）
    A. 寒邪内积　　　　　B. 气滞腹痛
    C. 虫积肠道　　　　　D. 湿热壅滞
    E. 蛔厥

32. 盛夏，突然昏倒、口渴、汗出、气急者，诊断是（　　）
    A. 中风　　　　　　　B. 癫证
    C. 中暑　　　　　　　D. 痫证
    E. 薄厥

33. 肢体关节游走疼痛见于（　　）
    A. 风毒窜络　　　　　B. 风邪袭表
    C. 风寒阻痹经络　　　D. 风邪犯肺
    E. 风客肌肤

34. 恶热、胸闷、腹痛、呕恶、无汗见于（　　）
    A. 暑闭心烦　　　　　B. 暑闭气机
    C. 暑湿袭表　　　　　D. 热入心包
    E. 阳明腑实

35. 皮肤瘙痒，或见血疹见于（　　）

A. 热极生风　　　　　B. 风邪犯肺
C. 风水相搏　　　　　D. 风客肌肤
E. 风邪中络

36. 患者头晕眼花，如考虑为痰湿内阻时，尚可见（　　）
    A. 面色淡白，脉沉细
    B. 脸红目赤，脉弦
    C. 胸闷苔腻，脉滑
    D. 胸闷心烦，足肿
    E. 四肢倦怠，脉细弱

37. 中午寒战，午后即发热恶热，汗出好转，每日一次者，多属（　　）
    A. 湿温病　　　　　　B. 少阳病
    C. 疟疾病　　　　　　D. 瘟疫病
    E. 太阳病

38. 下列脉象中脉位浮的是（　　）
    A. 迟脉　　　　　　　B. 牢脉
    C. 濡脉　　　　　　　D. 伏脉
    E. 弱脉

39. 血虚头痛的特征是（　　）
    A. 头脑空痛　　　　　B. 头痛连项
    C. 头隐痛　　　　　　D. 一侧头痛
    E. 头痛如刺

40. 灰黑苔辨寒热的关键是观察（　　）
    A. 舌苔之厚薄　　　　B. 舌苔之腐腻
    C. 舌形之胖瘦　　　　D. 舌苔之润燥
    E. 舌之老嫩

41. 里热炽盛证多表现为（　　）
    A. 口渴不欲饮
    B. 口不渴
    C. 口渴喜冷饮
    D. 口渴欲饮，饮入即吐
    E. 口渴欲漱水，但不欲咽

42. 下列不属于膀胱湿热证特征的是（　）
    A．尿频　　　　　　B．尿急
    C．遗尿　　　　　　D．尿痛
    E．尿黄赤

43. 尿后余沥不尽多见于（　）
    A．肾阴不足　　　　B．淋证
    C．脾约　　　　　　D．肾气不固
    E．下焦湿热

44. 下列不属于肠燥津亏证表现的是（　）
    A．大便秘结　　　　B．头晕
    C．里急后重　　　　D．口干
    E．口臭

45. 第一部舌诊专著是（　）
    A．《黄帝内经》　　B．《伤寒论》
    C．《难经》　　　　D《金匮要略》
    E．《敖氏伤寒金镜录》

二、A2 型题（每题 1 分，共 14 分）

46. 患者，女，10 岁。身体素弱，面黄肌瘦，稍一动作即感劳累气短，懒于玩耍，食少，便溏，舌淡，脉缓。其辨证为（　）
    A．脾气虚证　　　　B．肝郁脾虚证
    C．寒湿困脾证　　　D．胃气亏虚证
    E．脾虚气陷证

47. 患者，男，36 岁。入睡困难，睡而易醒 2 年。平素形体消瘦，手心热，舌红干而少苔，脉细数。其辨证为（　）
    A．心阳虚证　　　　B．心阴虚证
    C．心气虚证　　　　D．心血虚证
    E．肝阴虚证

48. 患者，男，60 岁。头晕目眩，常发生昏仆，昨日因恼怒而眩晕加重，自觉身摇欲仆，头颠顶胀痛，耳鸣，心烦寐少，阵发性肢端麻木，手足心热，纳食不佳。舌质红，脉细数。血压为 150/110mmHg。其辨证为（　）
    A．肝阳上亢证　　　B．肝阴虚证
    C．肝阳化风证　　　D．肝血虚证
    E．肝火炽盛证

49. 患者，男，27 岁。口臭，牙龈肿痛 1 个月。刷牙易出血，平素喜冷饮，大便干燥，面红目赤，舌红苔薄黄，脉洪。其辨证为（　）
    A．胃阴虚证　　　　B．湿热蕴脾证
    C．胃阳虚证　　　　D．胃热炽盛证
    E．肠热津亏证

50. 患者，青年男性，劳动后汗出，洗浴时不慎着凉，出现咳嗽，喷嚏，鼻塞，流清涕，微有恶寒发热，咽不红，舌苔薄白，脉浮紧。其辨证为（　）
    A．风热犯肺证　　　B．肺阴虚证
    C．肺热炽盛证　　　D．肺气虚证
    E．风寒犯肺证

51. 患者，女，68 岁。慢性支气管炎 4 年。现发病数日，咳嗽，喘促，咯痰黏稠，胸闷，整夜喘促不能平卧，深以为苦，舌质红，苔黄腻，脉弦数有力。其辨证为（　）
    A．痰热壅肺证　　　B．风水相搏证
    C．寒痰阻肺证　　　D．饮停胸胁证
    E．风寒犯肺证

52. 患者脘胁胀闷疼痛，嗳气呃逆，烦躁易怒，嘈杂纳少，舌红苔薄黄，脉弦数。其辨证为（　）
    A．肝郁脾虚证　　　B．肝胃不和证
    C．肝郁气滞证　　　D．肝火炽盛证
    E．肝肾阴虚证

53. 患者，男，16岁。口舌赤烂疼痛，心烦、失眠，面赤，口渴，尿黄，大便干结，舌尖红赤，苔黄，脉数。其辨证为（　）
    A. 痰火扰神证　　　B. 心脉痹阻证
    C. 心火亢盛证　　　D. 心阴虚证
    E. 心血证

54. 患者，中年男性，常感腰膝酸软，久立后足跟痛五心烦热，时有盗汗，形体偏瘦，口燥咽干，舌红少苔，脉象细数。其辨证为（　）
    A. 肾阳虚证　　　B. 肾精不足证
    C. 肾气不固证　　　D. 肾阴虚证
    E. 肾虚水泛证

55. 患者，女，60岁。面部、四肢浮肿2个月。2个月来面部及四肢浮肿，按之凹陷，脘腹胀满，胃中嘈杂不适，口淡不喜饮，食欲不振，大便不爽，2日一行，舌苔白腻，脉沉缓。其辨证为（　）
    A. 脾虚气陷证　　　B. 脾阳虚证
    C. 寒湿困脾证　　　D. 湿热蕴脾证
    E. 脾气虚证

56. 患者，青年女性，分娩失血较多，其后时有心悸，失眠多梦，头晕眼花，面白无华，口唇色淡，舌色淡，脉细。其辨证为（　）
    A. 心血虚证　　　B. 肝血虚证
    C. 心阴虚证　　　D. 心阳虚证
    E. 痰蒙心神证

57. 患者有心悸、气短、乏力、肢冷、脉弱等表现，在此基础上又出现心胸绞痛、唇舌青紫、脉涩等表现。其属于（　）
    A. 表寒里热　　　B. 表实里虚
    C. 实中夹虚　　　D. 本虚标实
    E. 实证转虚

58. 患者突发昏厥，伴二便闭塞，呼吸气粗、声高，脉沉实有力。其诊断为（　）
    A. 气虚证　　　B. 气滞证
    C. 气陷证　　　D. 气脱证
    E. 气闭证

59. 患者神疲乏力，少气懒言，时常自汗，胁痛如刺，舌色淡紫，脉涩无力。其诊断为（　）
    A. 气血两虚　　　B. 气滞血瘀
    C. 气不摄血　　　D. 气虚
    E. 气虚血瘀

三、B1型题（每题1分，共11分）

（60～61题共用备选答案）
    A. 手足软弱无力，行动不灵
    B. 关节肿痛，肢体动作困难
    C. 四肢不用，麻木不仁
    D. 四肢震颤，独头动摇
    E. 四肢抽搐，项背强直

60. 痿证的特征是（　）

61. 痹证的特征是（　）

（62～64题共用备选答案）
    A. 表证　　　B. 里证
    C. 半表半里证　　　D. 表里同病
    E. 由表入里

62. 恶寒发热，头身疼痛，无汗，脉浮紧者属（　）

63. 寒热往来，口苦咽干，脉弦者属（　）

64. 壮热恶热，大汗，脉洪大者属（　）

（65～66题共用备选答案）
    A. 面色苍白，冷汗淋漓，手足厥冷，脉微欲绝
    B. 潮热盗汗，五心烦热，口干咽燥，大便干结，脉细数

C．形寒肢冷，口淡不渴，小便清长，大便稀溏，脉迟无力

D．汗出而黏，口渴欲饮，燥扰不宁，手足温，脉疾无力

E．发热，腹痛拒按，烦躁不安，大便秘结，脉滑无力

65．亡阳证为（　　）

66．亡阴证为（　　）

（67～70题共用备选答案）

A．手足蠕动　　　　B．肌肉瞤动

C．角弓反张　　　　D．半身不遂

E．烦躁不安

67．血虚生风证可见（　　）

68．阴虚动风证可见（　　）

69．肝阳化风证可见（　　）

70．热极生风证可见（　　）

四、简答题（每题6分，共18分）

71．何谓泄泻？如何鉴别不同性质的泄泻？

72．成人肾精不足证的临床表现有哪些？

73．何谓血瘀证？临床表现有哪些？

五、病例分析题（共12分）

74．患者，女，50岁。心悸、头晕半年余。1年前月经不调、量多、色淡、淋漓不断，持续5个月，经诊刮及药物治疗后月经停止，已有半年多未再行径，但相继出现心悸、心慌，并有头晕、睡眠不实、健忘。查体：面色淡白，唇舌甲色浅淡，苔薄白，脉细无力。试按脏腑辨证并分析。

A卷答案解析

一、A1型题

1．C。**解析**：肝部气血运行不畅，脉络阻滞，瘀血之色显见，则面色紫暗，皮肤青筋暴露。

2．C。**解析**：鼻端色白，多为气血亏虚；色赤，多为肺脾蕴热；色黄，多为有湿热；色青，多为阴寒腹痛。

3．D。**解析**：《辨舌指南》曰："荣者谓有神……凡舌质有光有体，不论黄、白、灰、黑刮之而里面红润，神气荣华者，诸病皆吉。"《辨舌指南》曰："若舌质无光无体，不拘有苔无苔，视之里面枯晦，神气全无者，诸病皆凶。"

4．D。**解析**：颤动舌指舌体震颤抖动，不能自主，轻者仅伸舌时颤动，重者不伸舌时亦抖颤难宁，多主肝风内动。

5．B。**解析**：正常成人一息脉来四五至为平脉，一息五至以上为数脉，一息不足四至为迟。

6．E。**解析**：弦脉与紧脉，二者均为脉气紧张，但弦脉如按琴弦之上，无绷急之势；紧脉端直绷急，弹指如牵绳转索，比弦脉更有力。

7．C。**解析**：滑脉多见于痰湿、食积和实热等病证。数脉多见于热证，亦见于里虚证。因此，滑数脉可见痰热、湿热或食积生热。

8．A。**解析**：太阳主表，统摄营卫，风邪外袭，营卫失调，肌表失于温煦则恶风；风为

阳邪，邪正交争于表，则发热；风性开泄，卫外不固，腠理疏松，营阴不能内守，则自汗出；汗出肌腠疏松，营阴不足，脉道松弛，故脉浮缓。

9．C。**解析：** 寒热往来属于半表半里证。

10．C。**解析：** 外邪侵袭肌表，卫阳被遏，肌腠失于温煦，则恶寒。

11．B。**解析：** 寒不消水，津液未伤，故口淡不渴，苔白而润。

12．D。**解析：** 苔黄而干，主邪热伤津，燥结腑实之证。

13．E。**解析：** 面色黧黑晦暗，多属肾阳亏虚，为阳虚火衰，失于温煦，浊阴上泛所致。

14．E。**解析：** 二者都是肾固摄失司而导致小便频数清长。

15．B。**解析：** 肾精不足证是指肾精亏损，脑与骨、髓失充，以生长发育迟缓、生育功能低下、成人早衰等为主要表现的证。

16．B。**解析：** 肾的阳气亏虚，气化无权，水液泛溢，表现为舌淡胖，苔白滑，脉沉迟无力，均为肾阳亏虚、水湿内停之征。

17．B。**解析：** 肾气不固证是指肾气亏虚，失于封藏、固摄，以腰膝酸软，小便、精液、经带、胎气不固及肾虚症状为主要表现的证。

18．D。**解析：** 心肾不交的原因之一为劳神太过，或情志忧郁化火伤阴，心火内炽，不能下交于肾，则出现便结尿黄，舌红，少苔，脉细数，为阴虚火旺之征。

19．C。**解析：** 肝肾阴虚证是指肝肾两脏阴液亏虚，虚热内扰，以腰酸胁痛、两目干涩、眩晕、耳鸣、遗精及阴虚症状为主要表现的证。

20．A。**解析：** 中医诊断的基本原理是司外揣内、见微知著、以常衡变、因发知受。

21．D。**解析：** 因脾胃阳气亏虚，运化腐熟功能低下，或寒湿内停，阴不耗液，故口淡不渴。

22．A。**解析：** 寒滞胃肠，使胃肠气机不利，和降、传导失常，则见局部拘急冷痛、无汗、面色苍白、舌苔白、脉弦紧或沉迟有力等寒邪偏盛的表现。

23．B。**解析：** 热盛伤津，则口渴喜冷饮，小便短黄，大便秘结；舌红、苔黄、脉滑数为火热内盛之象。

24．D。**解析：** 邪热炽盛，致使肠中干燥，里热更甚表现为舌红，苔黄厚而燥，或焦黑起刺，脉沉数有力，或沉迟有力，均为里热炽盛之象。

25．D。**解析：** 肠热腑实证即六经辨证中的阳明腑实证，邪热与燥屎胶结，火热愈炽，上扰心神，故见神昏谵语；里热蒸达，迫津外泄，故见壮热，汗出口渴，小便短黄，均为里热炽盛之象。

26．D。**解析：** 饮停胃肠，致津液输布障碍，阳气不能气化津液上承于口，故见口渴喜热饮。

27．B。**解析：** 肝血不足，机体失养，血虚不能上荣于面、唇、舌，则见面、唇、舌淡白。

28．D。**解析：** 瘿瘤多因肝郁气结，痰凝血瘀，或因水土失调，痰气凝结所致。

29．A。**解析：** 呃逆，唐代以前称为哕。

30．A。**解析**：神识不清，语无伦次，声高有力，称为谵语。郑声是指神识不清，语言重复，时断时续，语声低弱模。两者要分清楚。

31．E。**解析**：右上腹突然剧痛，阵阵发作，面白汗出，四肢厥冷，恶心、呕吐，并吐出蛔虫，此属蛔厥。

32．C。**解析**：中暑证是由于人在夏令烈日之下劳动过久，暑热上扰清窍，内灼神明，引动肝风，则见发热，甚至猝然昏倒、昏迷、抽搐；暑热炽盛，营阴受灼，故见汗出不止、气急、舌绛干燥、脉细数等表现。

33．C。**解析**：风与寒湿相兼，侵袭筋骨关节，痹阻经络，则见肢体关节游走疼痛。

34．B。**解析**：暑闭气机，则见胸闷脘痞，腹痛，呕恶；邪气闭阻，玄府不通，则无汗；苔黄腻、脉濡数为暑湿之征。

35．D。**解析**：风客肌肤可由风邪袭表、血虚风燥、湿热浸淫等所致，多见于风疹、瘾疹、疮疥、黄疸等疾患。

36．C。**解析**：痰湿内阻，则见肥胖、腹胀、胸闷、恶心、呕吐、食欲不振、易犯困、大便溏稀、经常头晕、舌苔厚腻等。

37．C。**解析**：恶寒战栗与高热交替发作，每日或二三日发作一次，发有定时者，常见于疟疾。

38．C。**解析**：浮脉与濡脉、芤脉、革脉、散脉的脉位均表浅，轻取皆可得。

39．C。**解析**：血虚头痛之虚证的疼痛多为隐隐作痛。

40．D。**解析**：苔质的润燥是辨别灰黑苔寒热属性的重要指征。在寒湿病中出现灰黑苔，多由白苔转化而成，其舌苔灰黑必湿润多津；在热性病中出现，多由黄苔转变而成，其舌苔灰黑必干燥无津液。

41．C。**解析**：口大渴喜冷饮，兼见壮热面赤，汗出心烦，小便短黄，脉洪数者，属实热证，多因里热炽盛，耗伤津液所致。

42．C。**解析**：膀胱湿热证是指湿热侵袭，蕴结膀胱，以小便频急、灼涩疼痛，尿频，尿急，尿道灼痛，小便短黄或混浊等为主要表现的证。

43．D。**解析**：肾气亏虚，固摄无权，膀胱失约，则小便频数，尿后余沥不尽。

44．C。**解析**：肠燥津亏证又名大肠津亏证，其证候表现为大便干燥、状如羊屎、数日一行，腹胀作痛，或见左少腹包块，口干，或口臭，或头晕，舌红少津，苔黄燥，脉细涩。

45．E。**解析**：《敖氏伤寒金镜录》是我国历史上第一部舌诊专著。

二、A2 型题

46．A。**解析**：脾气虚证是指脾气不足，运化失职，以纳少、腹胀、便溏，神疲乏力，少气懒言，肢体倦怠，或浮肿，或消瘦，或肥胖，面色萎黄，舌淡苔白，脉缓或弱为主要表现的证。

47．B。**解析**：心阴虚证是指阴液亏损，心失滋养，虚热内扰，以心悸、心烦、失眠及阴虚症状为主要表现的证。

48．C。**解析**：肝阳化风证表现为眩晕欲仆，头摇而痛，言语謇涩，手足震颤，肢体麻木，步履不正，或猝然昏倒，不省人事，口眼歪斜，半身不遂，喉中痰鸣，舌红苔腻，脉弦。其多因素体肝肾阴液不足，或久病阴亏，或肝火内伤营阴等，阴亏不能制阳，肝阳亢逆化风，导致肝风内动。

49．D。**解析**：胃热炽盛证是指以胃脘灼痛、拒按，消谷善饥，口气臭秽，齿龈红肿疼痛，甚则化脓、溃烂，或见齿衄，渴喜冷饮，大便秘结，小便短黄，舌红苔黄，脉滑数为主要表现的证。其多因过食辛热、肥甘、温燥之品，化热生火，或五志过极，化火犯胃，或为邪热内侵，胃火亢盛而致。

50．E。**解析**：风寒犯肺证是指风寒侵袭，肺卫失宣，以咳嗽，痰稀色白，恶寒发热，鼻塞流清涕，头身疼痛，无汗，苔薄白，脉浮紧为主要表现的证。其多因风寒邪气，侵犯肺卫所致。

51．A。**解析**：痰热壅肺证是指痰热交结，壅滞于肺，肺失清肃，以咳喘、痰黄稠及痰热症状为主要表现的证。

52．B。**解析**：肝胃不和证是指肝气郁结，横逆犯胃，胃失和降，以脘胁胀痛、嗳气、吞酸、情绪抑郁及气滞症状为主要表现的证。

53．C。**解析**：心火亢盛证是指心火内炽，扰神迫血，火热上炎下移，以心烦失眠、舌赤生疮、吐衄、尿赤及火热症状为主要表现的证。

54．D。**解析**：肾阴虚证是指肾阴亏损，失于滋养，虚热内扰，以腰酸而痛、遗精、经少头晕耳鸣及阴虚症状为主要表现的证。

55．C。**解析**：寒湿困脾证是指寒湿内盛，困阻脾阳，运化失职，以脘腹痞闷、纳呆、便溏、身重与寒湿症状为主要表现的证。

56．A。**解析**：心血虚证是指血液亏虚，心失濡养，以心悸、失眠、多梦及血虚症状为主要表现的证。

57．D。**解析**：该患者有心悸、气短、乏力、肢冷、脉弱等本虚的表现，在此基础上又出现心胸绞痛、唇舌青紫、脉涩等标实的症状，故其属于本虚标实。

58．E。**解析**：气闭证是指邪气阻闭神机或脏器、管窍，以致气机逆乱，闭塞不通，以神昏晕厥、绞痛等为主要表现的证。

59．E。**解析**：气虚血瘀证是指由于气虚运血无力，而致血行瘀滞，以气虚和血瘀症状相兼为主要表现的证。

三、B1型题

60．A。**解析**：首先，痿证为肢体力弱，无疼痛症状；其次，观察肢体的活动障碍，痿证是无力运动，痹证是因痛而影响活动；再者，部分痿证病初即有肌肉萎缩，而痹证则是由于疼痛甚或关节僵直不能活动，日久废而不用导致肌肉萎缩。

61．B。**解析**：痹证是由风、寒、湿、热之邪留注肌腠经络，痹阻筋脉关节而致。其与痿证的鉴别要点首先在于痛与不痛，痹证以关节疼痛为主。

62．A。**解析**：表证是指六淫、疫疠等邪气，经皮毛、口鼻侵入机体的初期阶段，正气抗邪于肌表，以新起恶寒发热为主要表现的证。

63．C。**解析**：半表半里证是指病变既非完全在表，又未完全入里，病位处于表里进退变化之中，以寒热往来等为主要表现的证。

64．B。**解析**：里证是指病变部位在内，脏腑、气血、骨髓等受病，以脏腑受损或功能失调症状为主要表现的证。

65．A。**解析**：亡阳证是指人体阳气极度衰微而欲脱，以冷汗、肢厥、面白、脉微等为主要表现的危重证。

66．D。**解析**：亡阴证是指人体阴液严重耗损而欲竭，以汗出如油、身热烦渴、面赤、唇焦、脉数疾为主要表现的危重证。

67．B。**解析**：血虚生风证可见手足震颤，头晕眼花，夜盲，失眠多梦，肢体麻木，肌肉瞤动，皮肤瘙痒，爪甲不荣，面唇淡白，舌淡苔白，脉细或弱。

68．A。**解析**：阴虚动风证可见手足震颤或蠕动，眩晕耳鸣，两目干涩，视物模糊，五烦热，潮热盗汗，舌红少苔，脉弦细数。

69．D。**解析**：肝阳化风证可见眩晕欲仆，头摇而痛，言语謇涩，手足震颤，肢体麻木，步履不正，或猝然昏倒，不省人事，口眼歪斜，半身不遂，喉中痰鸣，舌红苔腻，脉弦。

70．C。**解析**：热极生风证可见高热神昏，躁动谵语，颈项强直，四肢抽搐，角弓反张，牙关紧闭，舌质红绛，苔黄燥，脉弦数。

四、简答题

71．泄泻是指便次增多，大便稀软不成形，或呈水样的病症（1分）。常见的有湿热泻、食积泻、脾虚泻、肾虚泻和肝郁脾虚泻等。临证可据大便的性状及兼症鉴别不同原因所致之泻。暴注下泄，便如黄糜，伴肛门灼热者，为大肠湿热泻（1分）；腹痛即泻，泻后痛减，伴嗳腐吞酸者，为伤食泻（1分）；食后腹痛而泻，伴有纳少者，为脾虚泻（1分）；泻在黎明，下利清谷，伴腰膝酸软者，为肾虚泻（1分）；泄泻与情绪变化有关者，为肝郁脾虚泻（1分）。

72．成人肾精不足证表现在两大方面：一是生殖异常，男子精少不育，女子经闭不孕，性功能低下（3分）；二是成人早衰，耳鸣耳聋，健忘恍惚，神情呆钝，两足痿软，发脱齿摇，舌淡，脉细弱（3分）。

73．血瘀证是指瘀血内阻，以疼痛、肿块、出血、瘀血色脉征为主要表现的证候（1分）。临床表现为疼痛、肿块、出血、瘀血色脉征等（1分）。其疼痛特点为痛如针刺、痛处拒按、固定不移、常在夜间痛甚（1分）。肿块在体表者，色呈青紫，在腹内者为癥积（触之坚硬，推之不移）（1分）。出血的特点是出血反复不止，色紫暗或夹有血块（1分）。瘀血色脉征主要有青紫黑：面部、唇甲、肌肤、舌质紫暗、紫斑、紫点，或舌下络脉曲张等，脉涩或结、代（1分）。

五、病例分析题

74. 患者主诉心悸、头晕，可判断病位在心，故诊断为心血虚证（4分）。从其病史看，女性，51岁，月经不调，有经血淋漓不断的病史达5月余，可因此导致血液丢失而血虚（2分）。由于经漏血液亏虚，心脉失养，则见心悸心慌（1分）；心主神志，心血不足，脑失所养，则见头晕、健忘（1分）；血不养心、心神不安，则见睡眠不实（1分）；心血亏虚，导致肠道阴血不足，则见大便干结（1分）；心主血脉，其华在面，开窍于舌，心血不足，面、唇、舌、甲失养，则见色淡白（1分）；血少脉道失充，则见脉细无力（1分）。故其辨证为心血虚证。

B卷

一、A1型题（每题1分，共46分）

1. 大便夹有不消化的食物，酸腐臭秽者，多因（　　）

   A．大肠湿热　　　B．寒湿内盛

   C．食滞胃肠　　　D．脾胃虚弱

   E．肝胃不和

2. 下列对诊断肾阴虚证最有意义的是（　　）

   A．腰酸耳鸣　　　B．舌红无苔

   C．经少经闭　　　D．遗精潮热

   E．眩晕健忘

3. 因外界因素变动而发生相应变化的肤色是（　　）

   A．主色　　　　　B．客色

   C．善色　　　　　D．恶色

   E．病色

4. 痰色白清稀而量多者属（　　）

   A．寒痰　　　　　B．风痰

   C．湿痰　　　　　D．燥痰

   E．热痰

5. 下列与虚喘发作关系最密切的是（　　）

   A．心、肺　　　　B．肝、肺

   C．肺、肾　　　　D．脾、肺

   E．脾、肾

6. 下列不属于寒湿困脾证临床表现的是（　　）

   A．面黄鲜明　　　B．腹胀便溏

   C．口腻纳呆　　　D．肢体困重

   E．脉象濡缓

7. 痰湿困脾所致嗜睡的表现是（　　）

   A．困倦嗜睡，头脑昏沉

   B．精神疲惫，似睡非睡

   C．饭后嗜睡，神疲倦怠

   D．高热神迷，昏昏欲睡

   E．昏睡伴有鼾声、痰鸣

8. 结、代、促脉的共同特点是（　　）

   A．脉来时一止　　B．止有定数

   C．止无定数　　　D．脉来缓慢

   E．脉来急促

9. 面色青黑主病为（　　）

   A．痛　　　　　　B．热

   C．湿　　　　　　D．虚

   E．燥

10. 鼻头红肿生疮者属（　　）

   A．胃热或血热　　B．肺胃湿热

   C．外感风热　　　D．湿热郁结

   E．阴虚肺燥

11. 湿邪困阻气机所致疼痛的特点是（　　）

   A．胀痛　　　　　B．冷痛

   C．隐痛　　　　　D．重痛

   E．绞痛

12. 以少腹冷痛，牵引阴部坠胀作痛，遇寒痛甚，畏寒肢冷，舌淡苔白，脉沉紧或弦紧为主要表现的证候是（　　）

   A．寒滞肝脉证　　B．肝胆湿热证

   C．肝郁气滞证　　D．热极生风证

   E．肝阴虚证

13. 疮疡红肿高大，根盘紧束，伴有焮热疼痛，称为（　　）

   A．痈　　　　　　B．疽

   C．疹　　　　　　D．疖

   E．疔

14. 胃脘冷痛，喜温喜按，食后痛减，畏寒肢冷者，证属（　）

A. 胃气虚证　　　B. 胃阳虚证

C. 食滞胃脘证　　D. 脾气虚证

E. 脾阳虚证

15. 形成脉象动力的是（　）

A. 心脏搏动　　　B. 脉道通利

C. 气血盈亏　　　D. 脏腑协同

E. 肾藏精化血

16. 本已极度衰竭，突然出现神气暂时"好转"者为（　）

A. 得神　　　　　B. 少神

C. 失神　　　　　D. 假神

E. 神乱

17. 下列不属于佝偻病常见表现的是（　）

A. 方颅　　　　　B. 鸡胸

C. 肋如串珠　　　D. 梭状指

E. 项软

18. 对人体生命活动外在表现高度概括的是（　）

A. 神　　　　　　B. 精

C. 气　　　　　　D. 血

E. 液

19. 热证常见的面色是（　）

A. 青色　　　　　B. 赤色

C. 黄色　　　　　D. 白色

E. 黑色

20. 半表半里证的寒热特点是（　）

A. 但寒不热　　　B. 但热不寒

C. 寒热往来　　　D. 发热重恶寒轻

E. 恶寒重发热轻

21. 表现为咳声重浊紧闷，痰多色白易咯的是（　）

A. 风寒束表　　　B. 寒邪客肺

C. 痰湿阻肺　　　D. 阴虚肺燥

E. 热邪壅肺

22. 妊娠后期出现音哑或失音者，称为（　）

A. 金实不鸣　　　B. 夺气

C. 金破不鸣　　　D. 子瘖

E. 恶阻

23. 辨别虚实真假的关键是（　）

A. 脉沉取之有力无力

B. 舌质的红与白

C. 病情的轻重程度

D. 患者体质的强弱

E. 腹痛喜冷或喜暖

24. 小便频数，黄赤急迫者，属于（　）

A. 肾阳不足　　　B. 肾气不固

C. 肾阴亏虚　　　D. 膀胱湿热

E. 瘀血阻滞

25. 五色晦暗枯槁者为（　）

A. 主色　　　　　B. 客色

C. 善色　　　　　D. 恶色

E. 常色

26. 只有通过问诊可知的症状是（　）

A. 苔黄　　　　　B. 耳鸣

C. 水肿　　　　　D. 汗出

E. 面赤

27. "见微知著"的诊断原理最主要的是（　）

A. 从轻微的表现预测严重的病变

B. 从局部的微小变化测知整体状态

C. 从隐蔽的症状测知明显的症状

D. 从易忽略的体征中求得病情

E. 运用特殊诊法诊断出病证

28. 口角流涎而不自知，睡则更甚者，多属（　）

A．肾寒　　　　　B．肾虚

C．胃寒　　　　　D．湿热

E．脾虚

29．下列不属于望头部内容的是（　　）

A．脑的病变　　　B．肾的病变

C．肺的病变　　　D．精气盛衰

E．血的虚实

30．面色淡白无华者多属（　　）

A．气滞　　　　　B．血虚

C．阴虚　　　　　D．亡阴

E．血瘀

31．色红或青紫，点大成片，平摊于皮肤下，摸之不碍手，称为（　　）

A．痈　　　　　　B．疹

C．斑　　　　　　D．疽

E．痱子

32．证候真假的"假"是指（　　）

A．临床不常见的症状表现

B．因个体差异而出现的特殊表现

C．患者叙述虚假的病情资料

D．起病时出现，一段时间后消失的症状

E．与病理本质不符的症

33．面色青黄者多属（　　）

A．阴寒内生　　　B．寒邪凝滞

C．心脉瘀阻　　　D．热盛动风

E．肝郁脾虚

34．提出"独取寸口"诊脉法的是（　　）

A．《黄帝内经》　　B．《难经》

C．《脉经》　　　　D．《伤寒杂病论》

E．《中藏经》

35．肛门气坠，常于劳累或排便后加重者，多属（　　）

A．湿热下注　　　B．肝气郁结

C．脾虚气陷　　　D．寒滞肝脉

E．大肠湿热

36．月经推迟7天以上，量少、色淡而质稀者，属于（　　）

A．血虚　　　　　B．血寒

C．血热　　　　　D．血瘀

E．气滞

37．乳痈多发生于女性（　　）

A．青春期　　　　B．妊娠期

C．哺乳期　　　　D．更年期

E．老年

38．多食易饥，大便溏泄者，多属（　　）

A．胃火亢盛　　　B．胃阴不足

C．胃强脾弱　　　D．阴虚火旺

E．肝气犯胃

39．皮肤、面目发黄，鲜明如橘子色，伴汗液、尿液颜色深黄如黄柏汁，口渴，舌苔黄腻者，属于（　　）

A．阳黄　　　　　B．阴黄

C．萎黄　　　　　D．黄疸

E．苍黄

40．对心肝血虚证最有诊断意义的是（　　）

A．心悸健忘、面白舌淡

B．头晕目眩、月经停闭

C．手足震颤、头晕目眩

D．视物模糊、爪甲不荣

E．失眠多梦、肢麻脉细

41．辨别疾病类别的纲领为（　　）

A．表里　　　　　B．标本

C．寒热　　　　　D．虚实

E．阴阳

42．卧时向外，躁动不安者，多属（　　）

A．阳证　　　　　B．阴证

C．寒证　　　　　D．虚证

E. 虚寒证

43. 水肿以眼睑头面浮肿、上半身肿甚为特点者属于（　）
A. 心阳不足证　　　B. 风水搏肺证
C. 脾虚失运证　　　D. 肾虚水泛证
E. 脾肾阳虚证

44. 久流浊涕不止者属于（　）
A. 鼻渊　　　B. 肺痿
C. 鼻衄　　　D. 肺痈
E. 外感风寒

45. 失眠伴有心悸、纳差及便溏者属于（　）
A. 心脾两虚　　　B. 心阴不足
C. 心血亏虚　　　D. 心肾不交
E. 食积胃脘

46. 尿后余沥不尽多因（　）
A. 肾精不足　　　B. 肾阴亏虚
C. 瘀血内阻　　　D. 肾气不固
E. 结石阻塞

二、B1型题（每题1分，共24分）

（47~49题共用备选答案）
A. 浮脉　　　B. 洪脉
C. 芤脉　　　D. 革脉
E. 散脉

47. 脉象浮大中空，如按葱管，称为（　）

48. 脉象浮而无根，至数不齐，按之则无，称为（　）

49. 脉体宽大而浮，充实有力，来盛去衰，称为（　）

（50~52题共用备选答案）
A. 精血不足　　　B. 血虚受风
C. 疳积病　　　D. 先天遗传
E. 肾虚或血热

50. 发黄干枯，稀疏易落者，多辨证为（　）

51. 突然片状脱发，显露圆形或椭圆形光亮头皮而无自觉症状者，多辨证为（　）

52. 青壮年头发稀疏易落，有伴见症者，多辨证为（　）

（53~54题共用备选答案）
A. 寒呕　　　B. 热呕
C. 痰饮　　　D. 气滞
E. 食积

53. 呕吐不化食物而无酸腐味者，多属（　）

54. 呕吐清水痰涎，伴口干不渴，苔腻者，多属（　）

（55~56题共用备选答案）
A. 语无伦次，笑骂不定
B. 语无伦次，声高有力
C. 语言重复，声低断续
D. 语言错乱，错后自知
E. 自言自语，见人则止

55. 患者谵语时可表现为（　）

56. 患者郑声时可表现为（　）

（57~58题共用备选答案）
A. 邪浅病轻
B. 邪深病重
C. 邪气深入脏腑，可能危及生命
D. 病情凶险，预后不佳
E. 健康无病

57. 络脉显于风关时（　）

58. 络脉显于命关时（　）

（59~61题共用备选答案）
A. 肝经风热　　　B. 外感风热
C. 心火上炎　　　D. 脾胃湿热
E. 肾精亏耗

59. 目胞色黑可见于（　）

60. 白睛色红可见于（　）

61. 全目赤痛可见于（　）

（62~63题共用备选答案）

   A．呕吐清水痰涎

   B．呕吐黏痰黄水

   C．呕吐酸臭

   D．呕吐脓汁

   E．呕吐血液

62．胃有实热证可见（　　）

63．胃有虚寒证可见（　　）

（64~65题共用备选答案）

   A．心火上炎   B．肝胆热盛

   C．胃阴不足   D．胃肠热盛

   E．疫疠初起

64．舌质中部生芒刺常提示（　　）

65．舌尖生芒刺、抚之碍手常提示（　　）

（66~68题共用备选答案）

   A．虚脉   B．紧脉

   C．微脉   D．弱脉

   E．濡脉

66．极细而软、若有若无、按之欲绝的脉象是（　　）

67．极软而沉细的脉象是（　　）

68．浮而细软无力的脉象是（　　）

（69~70题共用备选答案）

   A．舌色浅深   B．舌质老嫩

   C．舌苔厚薄   D．舌苔润燥

   E．舌体胖瘦

69．望舌辨虚实主要观察（　　）

70．反映体内津液盈亏和输布情况主要观察（　　）

三、简答题（每题6分，共18分）

71．肝血虚证与心血虚证如何鉴别？

72．阴虚证与阳虚证的临床表现如何鉴别？

73．何谓气虚证？其主要临床表现有哪些？

四、病例分析题（共12分）

74．患者，女，35岁。自诉半年前由于工作紧张，出现月经淋漓不尽，精神不振，开始并未在意，近2周加重。症见月经淋漓不尽，持续15天左右，每隔1~2周月经即复来，精神不振，头晕，失眠，多梦，健忘，时有心悸，不思饮食，食后腹胀。诊其面色萎黄，身体消瘦，舌淡苔薄白，脉沉细。请写出主诉，确定证名，并进行证候分析。

B卷答案解析

一、A1型题

1．C。**解析**：大便酸腐臭秽，臭如败卵，夹有不消化的食物，为伤食。

2．D。**解析**：阴虚不能制阳，阳气偏亢，故见发热；肾阴不足，相火妄动，扰乱精室，则见遗精。腰酸耳鸣可见于肾虚（包括肾阴虚、肾阳虚）；舌红无苔见于阴虚，而不仅见于肾阴虚；经少经闭多见于气血亏虚；眩晕健忘多属精微不能上荣于脑。

3．B。**解析**：因季节、气候等外界因素变动而发生相应变化的肤色，称为客色。

4．C。**解析**：痰色白质清稀者属寒痰，色白质滑量多易于咳出者属湿痰。

5．C。**解析**：虚喘，多为肺气不足，肺肾亏虚，气失摄纳所致。

6．A。**解析**：寒湿困脾证可见面色发黄，但其面色晦暗。

7．A。**解析**：痰湿困脾，导致清阳不升，痰蒙神窍，故见困倦嗜睡、头脑昏沉；饭后嗜睡、神疲倦怠属脾气虚弱的表现。

8．A。**解析**：结脉，脉来缓慢，时有一止，止无定数；代脉，脉来一止，止有定数；促脉，脉来数而时有一止，止无定数。

9．A。**解析**：面色青黑，多属阴寒内盛、剧烈疼痛。

10．A。**解析**：望鼻可诊肺、脾、胃等脏腑的病变。鼻头红肿生疮属邪热盛，常见于胃热或血热。

11．D。**解析**：由于湿性重浊黏滞，故有沉重而疼痛的感觉。

12．A。**解析**：足厥阴肝经绕阴器，循少腹，上颠顶，寒邪侵袭肝经，凝滞气血，收引筋脉，故少腹冷痛，牵引阴部坠胀作痛；阴寒损伤人体阳气，机体失温，故畏寒肢冷；舌苔白、脉沉紧或沉弦乃寒盛之征。

13．A。**解析**：红肿高大、根盘紧束、焮热疼痛为痈的特点。

14．B。**解析**：胃阳不足，虚寒内生，寒凝气机，故胃脘冷痛；得温可使胃得暂时温养、气机暂时疏通，故疼痛食后缓解，喜温喜按。

15．A。**解析**：心脏搏动是形成脉象的主要动力。

16．D。**解析**：久病重病患者，精气本已极度衰竭，却突然出现神气暂时"好转"的假象，为假神。古人喻为"回光返照""残灯复明"。

17．D。**解析**：杵状指多因风湿久蕴，痰瘀结聚所致。

18．A。**解析**：神是人体生命活动的总称，是对人体生命活动外在表现的高度概括。

19．B。**解析**：赤色多主热证。

20．C。**解析**：寒热往来是指患者自觉恶寒与发热交替发作的症状，是正邪相争、互为进退的病理反映，为邪在半表半里的特征。

21．C。**解析**：咳声重浊、痰多易于咳出为痰浊阻肺的表现。

22．D。**解析**：妊娠后期出现音哑或失音者，称为妊娠失音，古称"子喑"，多因胞胎阻碍肾之络脉，肾精不能上荣于咽喉所致。

23．A。**解析**：辨别虚实真假的关键有沉取脉象、舌质的胖嫩与苍老、言语发声的响亮与低怯、体质的强弱、发病的原因以及病证的新久。

24．D。**解析**：湿热蕴结膀胱，气化不利，下迫尿道，则尿频、尿急、尿道灼痛；湿热熏灼津液，则小便短黄或混浊。

25．D。**解析**：人体在疾病状态时面部显示的色泽称为病色。其中，凡五色光明润泽者为善色，凡五色晦暗枯槁者为恶色。

26．B。**解析**：耳鸣为患者的主观症状，只能通过问诊发现。

27．B。**解析**：见微知著是指通过机体局部的某些微小变化，可以测知整体的情况。

28．E。**解析**：睡时口角流涎多见于脾虚。

29．C。**解析：**头为精明之府、元神所居之处，内藏脑髓，髓为肾精所化；头为诸阳之会，手足三阳经及督脉皆上行于头，足厥阴肝经和任脉亦上达于头，故脏腑精气皆荣于头部；面为心之华，脏腑精气上荣于面；肾之华在发，发为血之余。

30．B。**解析：**面色淡白无华，唇、舌色淡者，多属气血不足。

31．C。**解析：**斑是指皮肤出现的深红色或青紫色片状斑块，平铺于皮下，抚之不碍手，压之不褪色。

32．E。**解析：**证候的"假"是指疾病发展到后期严重阶段出现与疾病本质相反的假象。

33．E。**解析：**面色青黄者，多属肝郁脾虚、血瘀水停，可见于鼓胀或胁下癥积患者。

34．B。**解析：**《难经》提出"独取寸口"的诊脉方法。

35．C。**解析：**脾虚气陷证是指脾气虚弱，升举无力反而下陷，以眩晕、泄泻、脘腹重坠、内脏下垂及气虚症状为主要表现的证。

36．A。**解析：**月经后期是指连续2个月经周期以上出现月经来潮延后超过7天以上的疾病。其经色淡红、质稀、唇淡面白者，为血虚。

37．C。**解析：**乳痈是指妇女哺乳期乳房局部红肿热痛，乳汁不畅，甚至破溃流脓，身发寒热的疾病。

38．C。**解析：**多食易饥，兼见大便溏泄者，为胃强脾弱。胃的腐熟水谷功能亢进，故多食易饥；而脾的运化功能低下，故大便溏泄。

39．A。**解析：**面目一身俱黄，称为黄疸。其中黄而鲜明如橘皮色者，称为阳黄。

40．E。**解析：**心肝血虚证是指血液亏少，心肝失养，以心悸、多梦、眩晕、爪甲不荣、肢麻及血虚症状为主要表现的证。

41．E。**解析：**阴阳是区分疾病类别、归纳病证的总纲。

42．A。**解析：**卧时常喜向外，身轻自能转侧，躁动不安者，多属阳证、热证、实证。

43．B。**解析：**风水搏肺证是指由于风邪袭肺，宣降失常，通调水道失职，水湿泛溢肌肤，以突起头面浮肿及卫表症状为主要表现的证。其证候表现为浮肿始自眼睑、头面，继及全身，上半身肿甚，来势迅速，皮薄光亮，小便短少，或见恶寒重、发热轻，无汗，苔薄白，脉浮紧；或见发热重、恶寒轻，咽喉肿痛，苔薄黄，脉浮数。

44．A。**解析：**常流浊涕，量多不止，其气腥臭，常伴头痛、鼻塞、嗅觉减退者，为鼻渊，多因外感风热，或胆经蕴热上攻于鼻所致。

45．A。**解析：**心脾两虚证是指脾气亏虚，心血不足，以心悸怔忡、失眠多梦、食少、腹胀、便溏及气血两虚症状为主要表现的证。

46．D。**解析：**余沥不尽是指排尿后仍有小便点滴不尽的症状，多属肾阳虚、肾气不固。其常见于老年人或久病体虚者，因年老体弱，肾脏阳气虚衰，肾关不固，开合失司所致。

二、B1型题

47．C。**解析：**芤脉的脉象特征为浮大中空，如按葱管。

48．E。**解析：** 散脉的脉象特征为浮散无根，稍按则无，至数不齐。

49．B。**解析：** 洪脉的脉象特征为脉体宽大而浮，充实有力，来盛去衰，状若波涛汹涌。

50．A。**解析：** 发黄干枯，稀疏易落，多属精血不足，可见于大病后或慢性虚损患者。

51．B。**解析：** 头发突然呈片状脱发，显露圆形或椭圆形光亮头皮，称为斑秃，俗称"鬼剃头"，多为血虚受风。

52．E。**解析：** 青壮年头发稀疏易落，若兼眩晕、健忘、腰膝酸软者，为肾虚；若兼头皮发痒、多屑、多脂者，为血热生风所致头发部分或全部脱落。

53．A。**解析：** 呕吐物清稀无酸臭者，属寒呕，多因脾胃阳虚，腐熟无力，或寒邪犯胃，损伤胃阳，水饮内停，使胃失和降所致。

54．C。**解析：** 呕吐清水痰涎，胃有振水声，口干不饮者，为痰饮，多因脾失健运，水饮内停，胃失和降所致。

55．B。**解析：** 谵语是指神识不清，语无伦次，声高有力，多由邪热内扰神明所致，属实证，即《伤寒论》所言的"实则谵语"。其多见于外感热病，温病邪入心包或阳明腑实证、痰热扰乱心神等。

56．C。**解析：** 郑声是指神识不清，语言重复，时断时续，语声低弱模糊，多因久病脏气衰竭，心神散乱所致，属虚证，即《伤寒论》所谓的"虚则郑声"。其多见于多种疾病的晚期、危重阶段。

57．A。**解析：** 三关测轻重，即根据络脉在食指三关出现的部位，可以测定邪气的浅深、病情的轻重。指纹显于风关，是邪气入络，邪浅病轻，可见于外感初起；指纹达于气关，是邪气入经，邪深病重；指纹达于命关，是邪入脏腑，病情严重。指纹直达指端，称为"透关射甲"，提示病情凶险，预后不良。

58．C。**解析：** 指纹达命关，提示邪入脏腑，病情严重。

59．E。**解析：** 目胞色黑晦暗者，多属肾虚。

60．B。**解析：** 白睛属肺，白睛发红者多属肺火，常见于外感风热。

61．A。**解析：** 全目赤肿，多为肝经风热上攻所致。

62．B。**解析：** 呕吐是胃气上逆所致，外感、内伤皆可引起。呕吐物有多种多样，有饮食物、清水或痰涎，亦可能混有脓、血等。通过观察其形、色、质、量的变化，有助于了解呕吐的原因和病性的寒热虚实。呕吐物清稀无酸臭者，多属寒呕，多因脾胃阳虚，腐熟无力，或寒邪犯胃，损伤胃阳，水饮内停，使胃失和降所致。呕吐物秽浊有酸臭味者，多属热呕，多因邪热犯胃，胃失和降，邪热蒸腐胃中饮食所致。呕吐清水痰涎，胃有振水声，口干不饮者，为痰饮，多因脾失健运，水饮内停，胃失和降所致。呕吐不消化、气味酸腐的食物者，多属伤食，多因暴饮暴食，损伤脾胃，食积不化，胃气上逆，推邪外出所致。呕吐黄绿苦水者，多属肝胆湿热或郁热。

63．A。**解析：** 呕吐物清稀无酸臭者，多属寒呕，多因脾胃阳虚，腐熟无力，或寒邪犯胃，损伤胃阳，水饮内停，使胃失和降所致。

64. D。**解析**：舌质中部属脾胃，芒刺主热盛。

65. A。**解析**：舌尖属心，芒刺主热盛。

66. C。**解析**：微脉的脉象特征为极细极软，按之欲绝，若有若无。

67. D。**解析**：弱脉的脉象特征为沉细无力而软。

68. E。**解析**：濡脉的脉象特征为浮细无力而软。

69. B。**解析**：舌质老、嫩是疾病虚实的标志之一。实邪亢盛，充斥体内，而正气未衰，邪正交争，邪气壅滞于上，故舌质苍老。气血不足，舌体脉络不充，或阳气亏虚，运血无力，寒湿内生，以致舌嫩色淡白。正如《辨舌指南》所说："凡舌质坚敛而苍老，不论苔色白、黄、灰、黑，病多属实；舌质浮胖兼娇嫩，不拘苔色灰、黑、黄、白，病多属虚。"

70. D。**解析**：润、燥苔主要反映机体津液盈亏和输布情况。

三、简答题

71. 肝血虚与心血虚均可见面色淡白、唇舌色淡、眩晕、脉细等血虚失养的表现（2分）。肝血虚以筋脉、眼睛、爪甲失养的表现为突出，如视物模糊、雀目、手足震颤、关节拘急、肢体麻木、指甲色淡等（2分）。心血虚者以心神失养、舌脉失充的表现为突出，如心悸、失眠、健忘、面唇舌色淡白、脉细弱等（2分）。

72. 阴虚则阳偏亢，虚热内生，阳虚则阴偏盛，虚寒内生，故阴虚证多有热象表现，阳虚证必有寒的症状（2分）。阴虚多见咽干口燥，形体消瘦，潮热盗汗，颧红，五心烦热，小便短赤，大便干结，舌红少津少苔，脉细数（2分）。阳虚多见畏寒肢冷，面色白，口淡不渴，或渴喜热饮，神疲乏力，少气懒言，自汗，大便溏薄，小便清长，舌淡胖嫩，苔白滑，脉沉迟无力（2分）。

73. 气虚证指元气亏虚，气的基本功能减退，或脏腑组织的功能活动减退所表现的虚弱证（3分）。其临床表现主要有神疲乏力，少气懒言，头晕目眩，自汗，活动时诸症加剧，舌淡苔白，脉虚无力等（3分）。

四、病例分析题

74. 主诉：月经提前、淋漓不断半年，加重2周（2分）。

证名：心脾气血虚证（2分）。

证候分析：患者半年来由于工作紧张劳累，思虑过度劳伤心脾，导致耗气伤血，气虚不能摄血，血不归经，故月经提前、淋漓不尽（2分）；慢性失血，渐致心脾气血两虚，脾气虚弱，运化失职，水谷不化，故不思饮食、食后腹胀（2分）；气血不足，心失所养，心神不宁，故心悸、头晕、失眠、健忘（2分）；精神不振、面色萎黄、身体消瘦、舌淡苔薄白、脉沉细均为气血亏虚之征（2分）。

C 卷

一、A1 型题(每题 1 分,共 48 分)

1. 面黄鲜明如桔皮色者多属( )
   A. 寒湿郁滞 　　　B. 湿热交蒸
   C. 脾虚肝郁 　　　D. 气血不荣
   E. 以上都不是

2. 小儿惊风多在眉间、鼻柱、口唇四周显现
   ( )
   A. 苍白 　　　B. 青黑
   C. 青絮 　　　D. 青色
   E. 青灰

3. 面色苍白、两颧时而泛红如妆者属( )
   A. 湿热 　　　B. 阴虚火旺
   C. 虚阳浮越 　　　D. 实热
   E. 气虚发热

4. 全目赤肿者为( )
   A. 心火 　　　B. 肺火
   C. 脾火 　　　D. 痰火
   E. 肝火

5. 将舌按部位而划分,舌中部属( )
   A. 心、肺 　　　B. 脾、胃
   C. 肝、胆 　　　D. 肾
   E. 三焦

6. 下列不属于望舌形的是( )
   A. 胖大 　　　B. 瘦薄
   C. 歪斜 　　　D. 裂纹
   E. 齿痕

7. 察舌苔有根与无根主要是了解( )
   A. 邪气盛衰 　　　B. 脏腑虚实
   C. 胃气有无 　　　D. 津液存亡
   E. 气血盈亏

8. 舌中生芒刺者多为( )
   A. 心火上炎 　　　B. 肝胆热盛
   C. 胃阴不足 　　　D. 胃肠热盛
   E. 疫疠初起

9. 下列食物不会使舌苔变黄的是( )
   A. 蛋黄 　　　B. 橘子
   C. 柿子 　　　D. 杏仁
   E. 有色糖果

10. 淡白舌而有裂纹者多是( )
    A. 阴虚 　　　B. 阳虚
    C. 气血两虚 　　　D. 血虚不润
    E. 热盛伤阴

11. 举之无力、按之空豁、应指松软的脉象是
    ( )
    A. 浮脉 　　　B. 洪脉
    C. 革脉 　　　D. 虚脉
    E. 涩脉

12. 滑脉的临床意义不包括( )
    A. 痰饮 　　　B. 食滞
    C. 实热 　　　D. 妊娠
    E. 气虚

13. 具有滑、数、短 3 种脉象特征的是( )
    A. 滑脉 　　　B. 数脉
    C. 动脉 　　　D. 洪脉
    E. 涩脉

14. 紧脉的脉象是( )
    A. 如按琴弦 　　　B. 如按葱管
    C. 如按鼓皮 　　　D. 如转绳索
    E. 如按刀刃

15. 浮而细软、应指无力的脉象是( )

A. 弱脉   B. 细脉

C. 濡脉   D. 微脉

E. 涩脉

16. 脉数而时止、止无定数者为（ ）

A. 疾脉   B. 动脉

C. 结脉   D. 促脉

E. 代脉

17. 患者大呕血后，出现大汗淋漓，四肢发凉，意识恍惚，呼吸气微，面色苍白，舌色淡白，脉微欲绝。其证属（ ）

A. 亡阴证   B. 亡阳证

C. 虚证   D. 寒证

E. 真实假虚证

18. 久病、重病患者面色苍白，时而颧赤泛红如妆、游移不定。其证属（ ）

A. 实热证   B. 虚热证

C. 阴虚证   D. 戴阳证

E. 虚寒证

19. 患者胸中烦热，频欲呕吐，腹痛喜暖，大便稀溏。其证属（ ）

A. 表寒里热   B. 上热下寒

C. 表里俱热   D. 真热假寒

E. 真寒假热

20. 男子阳痿早泄，精冷，常见于（ ）

A. 肾精不足   B. 肾气不固

C. 心肾不交   D. 肾阳虚

E. 肾阴虚

21. 成人肾精不足证的审证要点为（ ）

A. 腰膝酸软

B. 头晕目眩

C. 少寐

D. 生殖功能低下及早衰

E. 耳鸣

22. 患者心烦少寐，惊悸多梦，腰膝酸软，舌红少苔，脉细数。其辨证为（ ）

A. 肝肾阴虚证   B. 肺肾阴虚证

C. 心肾不交证   D. 肾阴虚证

E. 心阴虚证

23. 用手指或手掌轻轻接触患者局部皮肤，以了解肌肤的情况，称为（ ）

A. 按法   B. 触法

C. 摸法   D. 压法

E. 叩法

24. 患者腹部肿块按之有形，推之不移，痛有定处。其诊断为（ ）

A. 癥积   B. 瘕聚

C. 痞满   D. 结胸

E. 肠痈

25. 湿热蕴脾证发热的特点为（ ）

A. 日晡潮热   B. 夏季发热

C. 骨蒸潮热   D. 身热不畅

E. 五心烦热

26. 脾气虚证的病机为（ ）

A. 脾不升清   B. 脾失健运

C. 脾不统血   D. 中阳不足

E. 气血不足

27. 牙龈肿痛溃烂多见于（ ）

A. 肝火上炎证   B. 心火亢盛证

C. 胃热炽盛证   D. 肺热壅盛证

E. 痰火扰心证

28. 肝郁气滞证临床可见（ ）

A. 胸胁胀痛走窜   B. 胸胁灼痛

C. 胸胁痞满   D. 胸胁刺痛

E. 胸胁隐痛

29. 神识不清，语言重复，时断时续，声音低弱，称为（ ）

A. 谵语　　　　　　B. 独语

C. 错语　　　　　　D. 郑声

E. 呓语

30. 烂苹果气味多见于（　　）

A. 水肿病晚期　　　B. 消渴病危重期

C. 失血证　　　　　D. 脏腑败坏

E. 瘟疫病

31. 患者咳嗽阵发，连声不绝，咳止时常有鸡鸣样回声。其诊断为（　　）

A. 白喉　　　　　　B. 百日咳

C. 燥咳　　　　　　D. 寒咳

E. 痰饮

32. 痰白滑而量多，易咯出者，属于（　　）

A. 风痰　　　　　　B. 寒痰

C. 热痰　　　　　　D. 湿痰

E. 燥痰

33. 心胸汗多见于（　　）

A. 心脾两虚　　　　B. 里热炽盛

C. 外感发热　　　　D. 上焦热盛

E. 风痰阻络

34. 妇女带下黄臭多属于（　　）

A. 脾虚生湿　　　　B. 湿热下注

C. 肝经郁热　　　　D. 肾气不固

E. 冲任亏虚

35. 导致实证耳鸣的病机多为（　　）

A. 肺热痰阻　　　　B. 心火亢盛

C. 肝胆火盛　　　　D. 胃火亢盛

E. 小肠湿热

36. 小便不畅、点滴而出者为（　　）

A. 癃　　　　　　　B. 闭

C. 淋证　　　　　　D. 尿失禁

E. 尿急

37. 气化无力、水湿内停者可出现（　　）

A. 小便短少而清

B. 小便多而清

C. 小便黄赤而艰涩

D. 小便频数而短少

E. 小便短赤而急迫

38. 日晡潮热可见于（　　）

A. 湿热交阻于气分

B. 热入营血

C. 阴虚火旺

D. 阳明腑实证

E. 阳明病经证

39. 头痛连项者属于（　　）

A. 太阳经头痛　　　B. 少阳经头痛

C. 阳明经头痛　　　D. 厥阴经头痛

E. 少阴经头痛

40. 五脏六腑之精气皆上注于（　　）

A. 头　　　　　　　B. 咽喉

C. 髓海　　　　　　D. 目

E. 耳

41. 小便量多而清者见于（　　）

A. 伤寒热病，津液未伤

B. 湿热蕴结，气化不利

C. 寒邪凝滞，水湿不化

D. 肾阳亏虚，开合失度

E. 热盛津伤，化源不足

42. 大便泻下黄糜，肛门有灼热感者，多属（　　）

A. 大肠湿热　　　　B. 伤食积滞

C. 肝郁脾虚　　　　D. 脾胃气虚

E. 湿困脾胃

43. 小便频数，色清而量多者，属于（　　）

A. 湿热下注　　　　B. 寒湿困脾

C. 风寒束肺 D. 小肠虚寒

E. 肾气不固

44. 大便夹有不消化的食物，酸腐臭秽者，多因（ ）

A. 大肠湿热 B. 寒湿内盛

C. 伤食积滞 D. 脾胃虚弱

E. 肝胃不和

45. 望小儿指纹适用于（ ）

A. 6岁 B. 小于5岁

C. 大于3岁 D. 小于3岁

E. 以上都不是

46. 根据五轮学说，风轮是指目的（ ）

A. 瞳仁 B. 黑睛

C. 两眦 D. 白睛

E. 眼睑

47. 阳虚证与气虚证的主要区别是（ ）

A. 有无少气懒言 B. 有无神疲乏力

C. 脉象是否无力 D. 寒象是否明显

E. 舌质是否淡嫩

48. 痈的特征为（ ）

A. 平铺于皮下，摸之不碍手

B. 高出皮肤，摸之碍手

C. 皮肤上出现晶莹如粟的透明小疱疹

D. 范围较小，初起如粟，根脚坚硬较深而痛

E. 红肿高大，根盘紧束，焮热疼痛

二、A2型题(每题1分，共12分)

49. 患者，男，60岁。头晕目眩，常发生昏仆，昨日因恼怒而眩晕加重，自觉身摇欲仆，头颠顶胀痛，耳鸣，心烦寐少，阵发性肢端麻木，手足心热，纳食不佳，舌质红，脉细数。其辨证为（ ）

A. 肝阳上亢证 B. 肝阴虚证

C. 肝阳化风证 D. 肝血虚证

E. 肝火炽盛证

50. 患者，女，68岁。患慢性支气管炎4年。现发病数日，咳嗽，喘促，咯痰黏稠，胸闷，整夜喘促不能平卧，深以为苦，舌质红，苔黄腻，脉弦数有力。其辨证为（ ）

A. 痰热壅肺证 B. 风水相搏证

C. 寒痰阻肺证 D. 饮停胸胁证

E. 风寒犯肺证

51. 患者脘胁胀闷疼痛，嗳气呃逆，烦躁易怒，嘈杂纳少，舌红苔薄黄，脉弦数。其辨证为（ ）

A. 肝郁脾虚证 B. 肝胃不和证

C. 肝郁气滞证 D. 肝火炽盛证

E. 肝肾阴虚证

52. 患者，男，16岁。口舌赤烂疼痛，心烦，失眠，面赤，口渴，尿黄，大便干结，舌尖红赤，苔黄，脉数。其辨证为（ ）

A. 痰火扰神证 B. 心脉痹阻证

C. 心火亢盛证 D. 心阴虚证

E. 心血证

53. 患者脘腹坠重、乏力气短2年，脘腹坠胀2年余，活动后加重，食少不香，食后腹胀，大便稀溏，神疲乏力，少气懒言，舌质淡，苔薄白，脉缓无力。其辨证为（ ）

A. 脾气虚证 B. 脾阳虚证

C. 寒湿困脾证 D. 湿热蕴脾证

E. 脾虚气陷证

54. 患者3年来胁肋胀痛、便溏、腹痛，尤以劳累、精神紧张之时加重，每逢不随心愿

之事则易怒，肠鸣腹痛欲泻，泻后痛减，纳呆，舌淡红苔白润，脉弦。其辨证为（　　）

A．肝胆湿热证　　　B．肝郁气滞证

C．肝郁脾虚证　　　D．肝胃不和证

E．肝火犯肺证

55．患者形瘦体弱，近5年稍受外感则易发热、咳嗽，稍有劳累则气喘息促，咳甚则痰中带血，伴口燥咽干，形体消瘦，自觉手足心热，颧红，时有盗汗，舌红少津，脉细数。其辨证为（　　）

A．心阴虚证　　　B．肺阴虚证

C．肝阴虚证　　　D．燥邪犯肺证

E．肝火犯肺证

56．患者腹部痞胀，纳呆呕恶，肢体困重，身热起伏，汗出热不解，尿黄便溏。其舌象应是（　　）

A．舌红苔黄腻　　　B．舌红苔黄糙

C．舌绛苔少而干　　D．舌绛苔少而润

E．舌红苔白而干

57．患者，女，42岁。自觉脘腹胀闷，纳呆，伴见泛恶欲吐，大便溏泻，肢体困重，舌淡胖苔腻，脉濡缓。其辨证为（　　）

A．胃寒证　　　B．寒湿困脾证

C．脾阳虚证　　　D．食滞胃脘证

E．脾气虚证

58．患者，女，32岁。近来常感胸胁胀闷窜痛，易怒，月经不能按时，舌淡红苔薄白，脉弦。其辨证为（　　）

A．肝阴虚证　　　B．肝血虚证

C．肝郁气滞证　　　D．肝阳上亢证

E．肝火炽盛证

59．患者，女，21岁。昨日因受凉出现鼻塞流

清涕，今日又出现咳嗽，痰色白，有恶寒感，不发热，舌淡苔薄，脉浮。其辨证为（　　）

A．寒痰阻肺证　　　B．风寒犯肺证

C．脾肺气虚证　　　D．痰湿阻肺证

E．肺肾气虚证

60．患者心悸，胸闷气短，畏寒肢冷，神疲自汗，舌淡白，脉沉迟无力。其辨证为（　　）

A．心阴虚证　　　B．心血虚证

C．心阳虚证　　　D．心气虚证

E．心阳暴脱证

三、X型题（每题1分，共10分）

61．囟填的形成原因有（　　）

A．吐泻伤津　　　B．脑髓失充

C．温病火邪上攻　D．颅内水液停聚

E．脑髓有病

62．我国正常人的面色是（　　）

A．五色鲜明　　　B．红黄隐隐

C．光泽明润　　　D．夏季稍黄

E．冬季稍白

63．瘀血导致疼痛的特点是（　　）

A．刺痛　　　B．固定痛

C．夜间加重　　　D．随情绪变化明显

E．胀痛

64．革脉的主病为（　　）

A．亡血　　　B．失精

C．痰饮　　　D．半产

E．漏下

65．阳虚证的临床表现为（　　）

A．脉迟无力　　　B．肢冷不渴

C．小便清长　　　D．盗汗

E．舌淡苔白

66. 肾气不固证小便异常的特点为（　）
    A. 小便频数而痛　　B. 夜尿多
    C. 尿后余沥不尽　　D. 遗尿
    E. 小便短赤

67. 心脉痹阻证审证求因的依据是（　）
    A. 心悸怔忡　　　　B. 心胸憋闷
    C. 疼痛特点　　　　D. 兼证
    E. 病程

68. 检查腹部肿块时要注意肿块的（　）
    A. 部位　　　　　　B. 形态
    C. 大小　　　　　　D. 硬度
    E. 压痛和移动

69. 下列不属于胃气虚证的是（　）
    A. 胃脘隐痛
    B. 胃脘绵绵冷痛
    C. 胃脘隐隐灼痛
    D. 胃脘胀痛走窜

    E. 胃脘灼痛

70. 下列与气逆证发生有关的是（　）
    A. 肝　　　　　　　B. 心
    C. 脾　　　　　　　D. 肺
    E. 肾

四、简答题（每题6分，共18分）

71. 在脾病虚证中脾气虚可以导致哪些病证？简述其各自的临床表现。
72. 如何鉴别肝火炽盛证与肝阳上亢证？
73. 何为饮证，其证候表现有哪些？

五、病例分析题（共12分）

74. 患者，女，48岁。因产后劳累而致心悸多年不愈，近1年病情加重，心悸怔忡，腰膝酸冷，肢体浮肿，小便不利，形寒肢冷，神疲乏力，唇甲青紫，舌淡紫苔白滑，脉沉微。请写出证名诊断，并进行证候分析。

C卷答案解析

一、A1型题

1. B。**解析**：面目一身俱黄者，称为黄疸。其中黄而鲜明如橘皮色者，称为阳黄，多由湿热蕴结所致。

2. D。**解析**：小儿眉间、鼻柱、唇周发青者，多属惊风或欲作惊风之象，可见于高热抽搐患儿。

3. C。**解析**：久病重病患者面色苍白，却时而颧赤泛红如妆、游移不定，为戴阳证，多因久病阳气虚衰，阴寒内盛，阴盛格阳，虚阳浮越所致。

4. E。**解析**：全目赤肿者，多为肝经风热上攻所致。

5. B。**解析**：将舌以五脏划分，各家学说略有不同，但比较一致的观点是舌尖属心、肺，舌边属肝、胆，舌中属脾、胃，舌根属肾。

6. C。**解析**：舌形是指舌质的形状，包括老嫩、胖瘦、点刺、裂纹、齿痕等方面的特征。

7. C。**解析**：判断舌苔真假，以有根无根为依据。真苔是胃气所生或胃气熏蒸食浊等邪气上聚于舌面而成，苔有根蒂，故舌苔与舌体不可分离。假苔是因胃气匮乏，不能续生新苔，而已生之旧苔逐渐脱离舌体，浮于舌面，故苔无根蒂，刮后无垢。

8．A。**解析：**一般舌尖红起芒刺者，属心火亢盛。

9．D。**解析：**杏仁呈乳白色，不会使舌苔变黄。

10．D。**解析：**舌淡白而有裂纹者，多为血虚不润。

11．D。**解析：**举之无力、按之空豁、应指松软的脉象是虚脉。

12．E。**解析：**滑脉的临床意义多见于痰湿、食积和实热等病证。育龄妇人经停而见脉滑，应考虑有妊娠可能。

13．C。**解析：**动脉的脉象特点是同时见有短、滑、数脉的特点。

14．D。**解析：**紧脉的脉象特征是脉来绷急弹指，状如牵绳转索。

15．C。**解析：**濡脉的脉象特征是浮细软而无力。

16．D。**解析：**促脉的脉象特征是脉来数而时有一止，止无定数。

17．B。**解析：**亡阳证是指人体阳气极度衰微而欲脱，以冷汗、肢厥、面白、脉微等为主要表现的危重证。

18．D。**解析：**久病重病患者面色苍白，却时而颧赤泛红如妆、游移不定，为戴阳证。

19．B。**解析：**上热下寒是指患者同时存在胸中烦热、咽痛口干、频频呕吐等上焦热证及腹痛喜暖、大便稀薄等中焦脾胃虚寒证的表现。

20．D。**解析：**肾阳虚证是指肾阳亏虚，机体失其温煦，以腰膝酸冷、性欲减退、夜尿多及阳虚症状为主要表现的证。

21．D。**解析：**肾精不足证的辨证要点是小儿生长发育迟缓、成人生育功能低下、早衰等。

22．C。**解析：**心肾不交证是指心肾水火既济失调，以心烦、失眠、梦遗、耳鸣、腰膝酸软等为主要表现的证。

23．B。**解析：**触法是医生将自然并拢的第2、3、4、5指掌面或全手掌轻轻接触或轻柔地进行滑动触摸患者局部皮肤，如额部、四肢及胸腹部，以了解肌肤的凉热、润燥等情况。

24．A。**解析：**凡肿块按之有形，推之不移，痛有定处者，为癥积，病属血分；肿块推之可移，或痛无定处，聚散不定者，为瘕聚，病属气分。

25．D。**解析：**若初扪之不觉很热，但扪之稍久即感灼手，称为身热不扬，为湿热内蕴所致。

26．B。**解析：**脾气虚证是指脾气不足，运化失职，以纳少、腹胀、便溏及气虚症状为主要表现的证。

27．C。**解析：**胃热炽盛证的证候表现为胃脘灼痛、拒按，消谷善饥，口气臭秽，齿龈红肿疼痛，甚则化脓、溃烂，或见齿衄，渴喜冷饮，大便秘结，小便短黄，舌红苔黄，脉滑数。

28．A。**解析：**肝郁气滞证的证候表现为胸胁、少腹胀满疼痛，走窜不定，情志抑郁，善太息，妇女可见乳房胀痛、月经不调、痛经、闭经，苔薄白，脉弦。

29．D。**解析：**神识不清，语言重复，时断时续，声音低弱，称为郑声。

30．B。**解析**：病室有烂苹果样气味，多见于重症消渴病。

31．B。**解析**：咳呈阵发、连续不断，咳止时常有鸡鸣样回声，称为顿咳。因其病程较长，缠绵难愈，又称"百日咳"。顿咳多因风邪与痰热搏结所致，常见于小儿。

32．D。**解析**：痰白质滑量多，易于咯出者，多属湿痰，多因脾失健运，水湿内停，湿聚为痰，上犯于肺所致。

33．A。**解析**：心胸汗出指心胸部易出汗或汗出过多的症状，多见于虚证。若兼见心悸、失眠、腹胀、便溏者，多为心脾两虚；若兼见心悸心烦、失眠、腰膝酸软者，多为心肾不交。

34．B。**解析**：以阴痒、带下黄臭及湿热症状为主要表现者，称为肝经湿热（下注）证。

35．C。**解析**：突发耳鸣，声大如雷，按之尤甚者，属实证，多由肝胆火扰，肝阳上亢，或痰火壅结，气血瘀阻，风邪上袭，或药毒损伤耳窍等所致。

36．A。**解析**：小便不畅、点滴而出者为"癃"，小便不通、点滴不出者为"闭"，统称为"癃闭"。

37．A。**解析**：肾虚水泛证是指肾的阳气亏虚，气化无权，水液泛溢，以浮肿下肢为甚、尿少及肾阳虚症状为主要表现的证。

38．D。**解析**：日晡潮热常见于伤寒之阳明腑实证。

39．A。**解析**：后头连项痛者，病在太阳经。

40．D。**解析**：目为肝之窍、心之使，五脏六腑之精气皆上注于目，因而目与五脏六腑皆有密切联系。

41．D。**解析**：小便清长量多，形寒肢冷者，属虚寒证。因阳虚寒盛，不能温化水液，水液下渗，故小便清长量多。

42．A。**解析**：大肠湿热证的证候表现为腹痛，腹泻，肛门灼热，或暴注下泻，色黄味臭，或下痢赤白脓血，里急后重，口渴，小便短赤，或伴恶寒发热，或但热不寒，舌红苔黄腻，脉滑数或濡数。

43．E。**解析**：老年人或久病患者小便频数，色清量多，夜间明显，多因肾阳虚衰，或肾气不固，膀胱失约所致。

44．C。**解析**：若暴饮暴食，见大便完谷不化，腹胀腹痛，泻下臭秽者，为伤食，多因饮食停滞，胃腑失和，不能腐熟水谷所致。

45．D。**解析**：望小儿食指络脉，又称望小儿指纹，是观察3岁以内小儿食指掌侧前缘部的浅表络脉形色变化以诊察病情的方法。

46．B。**解析**：五轮学说，即瞳仁属肾，称为水轮；黑睛属肝，称为风轮；两眦血络属心，称为血轮；白睛属肺，称为气轮；眼睑属脾，称为肉轮。

47．D。**解析**：阳虚证与气虚证的主要区别是寒象是否明显。

48．E。**解析**：红肿高大，根盘紧束，焮热疼痛者，多属痈。其具有未脓易消、已脓易溃、疮口易敛的特点。

二、A2型题

49．C。**解析：**肝阳化风证是指阴虚阳亢，肝阳升发无制，引动肝风，以眩晕头痛、肢麻震颤、口眼歪斜、半身不遂为主要表现的证。

50．A。**解析：**痰热壅肺证是指痰热交结，壅滞于肺，肺失清肃，以咳喘、痰黄稠及痰热症状为主要表现的证。

51．B。**解析：**肝胃不和证是指肝气郁结，横逆犯胃，胃失和降，以脘胁胀痛、嗳气、吞酸、情绪抑郁及气滞症状为主要表现的证。

52．C。**解析：**心火亢盛证是指心火内炽，扰神迫血，火热上炎下移，以心烦失眠、舌赤生疮、吐衄、尿赤及火热症状为主要表现的证。

53．E。**解析：**脾虚气陷证，又名中气下陷证，是指脾气虚弱，升举无力而反下陷，以眩晕、泄泻、脘腹重坠、内脏下垂及气虚症状为主要表现的证。

54．C。**解析：**肝郁脾虚证是指肝失疏泄，脾失健运，以胸胁胀痛、腹胀、便溏、情志抑郁症状为主要表现的证。

55．B。**解析：**肺阴虚证是指肺阴亏虚，虚热内生，肺失滋润，清肃失司，以干咳无痰或痰少而黏及阴虚症状为主要表现的证。

56．A。**解析：**湿热阻滞于中焦，脾气受困，故见胸脘痞闷，泛恶欲呕，大便不爽或溏泄；苔黄腻、脉细而濡数为湿热内蕴之象。

57．B。**解析：**寒湿困脾证是指寒湿内盛，困阻脾阳，运化失职，以脘腹痞闷、纳呆、便溏、身重与寒湿症状为主要表现的证。

58．C。**解析：**肝郁气滞证，又名肝气郁结证，是指肝失疏泄，气机郁滞，以情志抑郁，胸胁、少腹胀痛及气滞症状为主要表现的证。

59．B。**解析：**风寒犯肺证是指由于风寒侵袭，肺卫失宣，以咳嗽及风寒表证症状为主要表现的证。其证候表现为咳嗽，痰稀色白，恶寒发热，鼻塞流清涕，头身疼痛，无汗，苔薄白，脉浮紧。

60．C。**解析：**心阳虚证是指心阳虚衰，温运失司，虚寒内生，以心悸怔忡或心胸疼痛及阳虚症状为主要表现的证。其证候表现为心悸怔忡，胸闷气短，或心胸疼痛，畏寒肢冷，自汗，神疲乏力，面色白，或面唇青紫，舌质淡胖或紫暗，苔白滑，脉弱或结代。

三、X型题

61．CDE。**解析：**囟填即囟门突起，多属实证，多因热邪炽盛，火毒上攻，或颅内水液停聚，或脑髓有病所致。

62．BC。**解析：**常色是指人体健康时面部皮肤的色泽。我国正常人的常色特点是红黄隐隐，明润含蓄。

63．ABC。**解析：**瘀血导致疼痛的特点为刺痛、固定痛，夜间加重。胀痛指疼痛兼有胀感的症状，是气滞作痛的特点，常表现为部位不固定，受情绪波动影响，嗳气、矢气后减轻。

64．ABDE。**解析：**革脉多见于亡血、失精、半产、漏下等病证。

65. ABCE。**解析：**阳虚证的证候表现为畏寒，肢冷，口淡不渴或喜热饮，或自汗，小便清长或尿少浮肿，大便稀薄，面色白，舌淡胖嫩，苔白滑，脉沉迟无力，可兼有神疲、乏力、气短等气虚表现。

66. BCD。**解析：**肾气不固证肾气亏虚，固摄无权，膀胱失约，则见小便频数，尿后余沥不尽，遗尿，夜尿多，甚则尿失禁。

67. ABCD。**解析：**心脉痹阻证的辨证要点是心悸怔忡、心胸憋闷疼痛与血瘀、痰阻、寒凝或气滞症状共见。

68. ABCDE。**解析：**若腹部有肿块，按诊时要注意肿块的部位、形态、大小、硬度、有无压痛和能否移动等情况。

69. BCDE。**解析：**胃气虚证是指胃气虚弱，胃失和降，以纳少、胃脘痞满、隐痛及气虚症状为主要表现的证。胃脘绵绵冷痛多见于胃阳虚证；胃脘隐隐灼痛多见于胃阴虚证；胃脘胀痛走窜多见于肝胃不和证；胃脘灼痛多见于胃热炽盛证。

70. AD。**解析：**气逆证有肺气上逆、胃气上逆、肝气上逆之分。

四、简答题

71. 脾气虚弱，升举无力，可导致脾虚气陷证，表现为气虚证候及内脏下垂、脱肛、久泻等（2分）；脾气虚进一步发展，累及脾阳，可导致脾阳虚证，表现为气虚证及腹冷痛、得温痛减、畏寒、大便溏（2分）；脾气虚弱，失其固摄，可导致脾不统血证，表现为气虚证及各种出血症状（2分）。

72. 两证当从病因、病性及临床表现加以鉴别。肝火炽盛证多由气郁化火或火邪内侵所致；而肝阳上亢证多因肝肾之阴不足，阴不制阳而致。前者属实热证，后者为本虚标实证（2分）。肝火炽盛证临床可见头晕胀痛，痛势若劈，面红目赤，口苦口干，急躁易怒，耳鸣如潮、耳聋、不寐，或胸胁灼痛，便干溲赤，吐血，衄血，舌红苔黄，脉弦数（2分）。肝阳上亢证临床可见头晕耳鸣，头目胀痛，腰膝酸软，头重脚轻及阴虚舌脉（2分）。

73. 病理性的饮是指体内水液停聚而转化成的病理性产物，其质地较痰清稀，由饮邪停聚于胃肠、心肺、胸胁等处所致的证候，即为饮证（2分）。其证候随饮停部位而变化（1分）。或为脘腹痞胀，水声辘辘泛吐稀涎或清水（1分）；或见咳嗽气喘，吐痰多而质稀色白，胸闷心悸，甚或喉中哮鸣有声（1分），或胸胁饱满，支撑胀痛，随呼吸、咳嗽、转侧而痛增，并可见眩晕、舌淡嫩、苔白滑、脉弦等症（1分）。

五、病例分析题

74. 证名诊断：心肾阳虚证（4分）。

证候分析：该患者久病不愈，致心肾阳气俱虚（1分）。心失温阳鼓动，故心悸或怔忡（1分）；运血无力，故唇、甲、舌紫暗（1分）；心阳不足，气行无力，故气短而喘（1分）；卫阳不固，故自汗（1分）；阳失温煦，故形寒肢冷（1分）；肾阳不振，气化失司，水湿内停，故肢体浮肿、小便不利（1分）；脉沉微为阳衰之象（1分）。